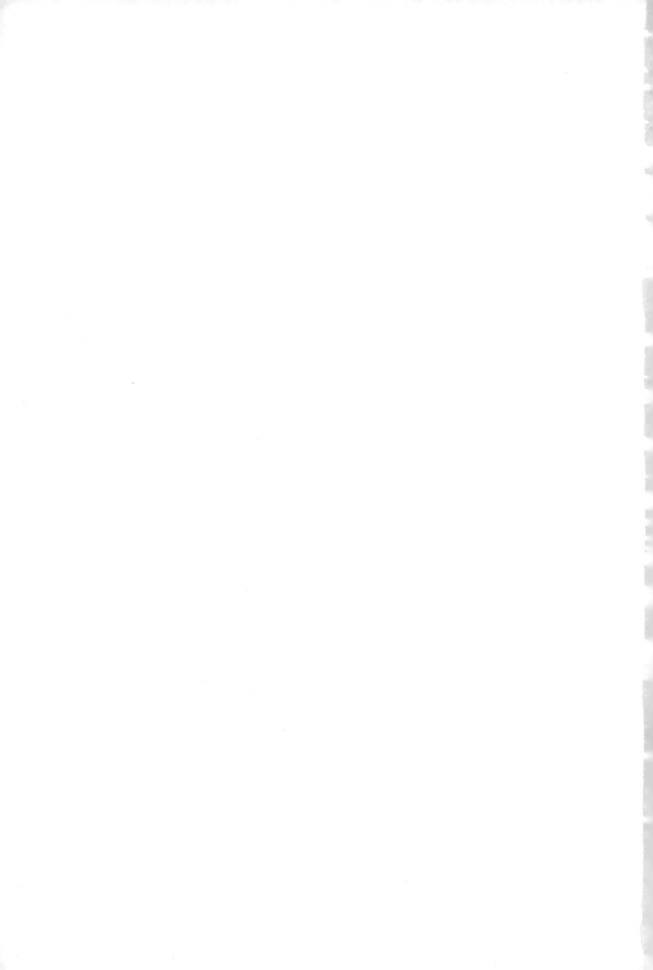

訪問看護が支える

在宅
ターミナル
ケア

第2版

編集：一般社団法人 全国訪問看護事業協会

日本看護協会出版会

＊本書は「訪問看護が支える　がんの在宅ターミナルケア」（2015年11月発行）を改訂・改題しています。

● 執筆者一覧

● 編　集

一般社団法人全国訪問看護事業協会

● 執　筆 （執筆章）

髙砂　裕子　一般社団法人全国訪問看護事業協会副会長
南区医師会訪問看護ステーション（第2版の刊行に寄せて）

和田　忠志　ひだまりホームクリニック院長（第1章）

宮田　乃有　医療法人社団恵仁会なごみ訪問看護ステーション副所長／地域看護専門看護師
（第2章・第3章・第8章）

田代　志門　東北大学大学院文学研究科教授（第2章）

中島　朋子　一般社団法人全国訪問看護事業協会常務理事
株式会社ケアーズ 東久留米白十字訪問看護ステーション所長／
緩和ケア認定看護師・在宅看護専門看護師
（第4章・第8章）

加賀谷　肇　湘南医療大学薬学部臨床薬剤学研究室教授（第4章）

三輪　恭子　大阪公立大学大学院看護学研究科在宅看護学分野教授／
地域看護専門看護師（第5章）

後藤　智子　泉佐野泉南医師会看護専門学校
前近畿大学奈良病院患者支援センター／在宅看護専門看護師（第5章）

高橋　洋子　公益財団法人日本訪問看護財団事業部部長／
在宅看護専門看護師（第6章）

秋山　正子　株式会社ケアーズ 白十字訪問看護ステーション統括所長
認定NPO法人マギーズ東京共同代表・センター長（第7章）

沼崎美津子　一般財団法人脳神経疾患研究所 在宅看護センター結の学校事業統括所長（第7章）

柴田三奈子　株式会社ラピオン代表取締役／訪問看護認定看護師（第7章）

松本　京子　認定NPO法人神戸なごみの家理事長（第7章）

第2版の刊行に寄せて

　わが国は、超高齢化社会を迎え、2040年には、団塊の世代が90歳以上になり、団塊ジュニア世代が65歳以上となる多死時代のピークを迎えます。訪問看護ステーションの地域包括ケアシステムにおける役割は、ターミナルケアの中核となり、「人生の最期を自宅で迎えたい」と考える方に寄り添い、質の高い訪問看護を提供することです。その訪問看護を実践いただくために、この書籍『訪問看護が支える　在宅ターミナルケア　第2版』を発刊します。

　ターミナルケア療養費・ターミナルケア加算の算定要件には、厚生労働省「人生の最終段階における医療・ケアの決定プロセスに関するガイドライン」等の内容を踏まえ、利用者本人およびその家族等との話し合いを行い、利用者本人の意思決定を基本に、他の関係者との連携の上、対応することとなっています。対象が、がん・非がんに関係なく、訪問看護等におけるターミナルケアの内容は同様であることを踏まえ、診療報酬・介護報酬の2024（令和6）年度改定により評価が見直されました。超高齢化社会において、非がんのターミナルケアが必要な方が増加すると予測され、アドバンス・ケア・プランニング（ACP）の重要性が問われています。訪問看護においては、在宅ターミナルケアのプロセスにおけるケアやさまざまな疼痛・苦痛などの症状緩和が十分行われることにより、利用者や家族の意思決定支援が行えるのではないでしょうか。

　このたび第2版として主に見直した点は、診療報酬・介護報酬や薬剤関連の情報の更新・追加、「ACPの推進と意思決定支援」の追加などです。さらに読みやすくなるよう、章立ても整理しました。そもそも本書は、全国訪問看護事業協会が実施している「訪問看護ターミナルケア集中講座」研修の内容をまとめることから始まりました。本研修も受講いただけると理解がさらに深まるでしょう。

　地域包括ケアシステムの深化により、暮らしたい場所で、一緒に過ごしたい方と時間を共に過ごせることを実現する訪問看護──その実践を通じて、自ら選択した人生を歩む利用者の方々に多くのことを教えていただき、心より感謝します。

　最後に、ご多忙のところ、本書の執筆や編集にご尽力いただいた先生方に御礼を申し上げます。

令和6年9月

一般社団法人全国訪問看護事業協会副会長　　髙砂　裕子

「2040 年を見据えた訪問看護のあり方に関する提案」について

　訪問看護師の皆さま、少子高齢化が進む在宅療養の利用者や家族等を取り巻く暮らしの変化は、介護力の脆弱化をはじめ、価値観の多様性やかかわる人々の複雑化、さらに医療機関の平均在院日数の減少による医療依存度の高い利用者の増加などです。その変化を含め在宅療養の利用者が安心して最期まで自宅等など利用者が希望する場所で生活が継続できる支援を工夫し最善のケアを訪問看護で提供なさっていると思います。

　令和 6 年度の診療報酬・介護報酬改定では、社会情勢の現状、物価高騰・賃金上昇、経営の状況、人材確保の必要性から、ベースアップ評価料と医療 DX の推進によるオンライン請求や訪問看護医療 DX 情報活用加算など、今までと異なる改定内容でした。少子高齢化に社会全体の対応が急速に進んでいることを感じていらっしゃると思います。

　訪問看護は、地域包括ケアシステムの深化において、医療サービスの中核としての役割を担い継続的に訪問看護サービスを提供するため、働き方改革を意識した 24 時間対応の体制を新たに整備し、ターミナルケアを提供する際に必須である 24 時間対応を実践なさっていると思います。

　地域で必要とされる訪問看護を継続的に提供していくために「訪問看護アクションプラン」を策定しました。この度 2025 年を目前にし、「2040 年を見据えた訪問看護のあり方に関する提案」を全国訪問看護事業協会で策定しました。訪問看護ステーションの管理者は、人材確保が困難な状況で訪問看護事業を継続していくことは容易なことではありません。訪問看護ステーションの皆様が、安心して訪問看護を提供するための一助としていただければ幸いです。

一般社団法人全国訪問看護事業協会副会長　髙砂 裕子

2040 年を見据えた訪問看護のあり方に関する提案

2040 年を見据えた訪問看護のあり方検討チーム

令和 6 年 3 月

はじめに

　訪問看護制度が 1992 年に創設され 30 年が経過しました。人口の高齢化と減少、医療技術の進展などにより、在宅医療が推進され、在宅療養者の増加とともに、訪問看護利用者は、小児から高齢者までの約 94.5 万人[1] に増加しました。また、2023 年に訪問看護ステーションは、15,697[2] 箇所になり、訪問看護ステーションに従事する看護職は約 10 万人[1] になりました。

その後、社会情勢が大きく変化し、そのニーズに対応できる訪問看護ステーションを支援するため、2025 年に向けて訪問看護が目指す姿とその達成に向けたアクションプラン『訪問看護アクションプラン 2025』を、訪問看護推進連携会議[3] が 2014 年に策定しました。

　2040 年には、団塊の世代が 90 歳以上に、団塊ジュニア世代が 65 歳以上となり少子高齢・多死時代のピークを迎えます。全国訪問看護事業協会では、2023 年に『訪問看護アクションプラン 2025 の評価と課題』として振り返りました。2040 年にも訪問看護ステーションが地域包括ケアシステムの深化とともに、それぞれの地域で役割を担い、訪問看護を継続的に提供できることを目指し、「2040 年を見据えた訪問看護のあり方に関する提案」を策定しました。

　「2040 年を見据えた訪問看護のあり方に関する提案」の作成にあたり、訪問看護事業だけでなく、幅広い視野で地域全体やサービスのあり方を検討するため、有識者・訪問看護事業所の管理者・訪問看護事業の経営者等をチームメンバーとし「2040 年を見据えた訪問看護のあり方検討チーム」を発足しました。検討においては、チームメンバーだけでなく外部の有識者からの知見も伺い意見交換を重ねました。この「2040 年を見据えた訪問看護のあり方に関する提案」を『訪問看護アクションプラン 2040 （仮）』の策定に提案したいと考えています。

2040 年を見据えた訪問看護のあり方検討チーム

チームリーダー　髙砂 裕子

Ⅰ　サスティナブル（持続可能）な訪問看護提供の実現

　誰もが、地域で安心して健やかに暮らせるよう、それぞれの地域性を尊重した在宅療養を支援するため、訪問看護がいつでも提供できる体制を整備しましょう。

1．訪問看護事業所の全国的な整備

- 必要な時に訪問看護サービスを提供でき、かつ、事業所が存続できるよう、人口や高齢化率など地域の実情に応じた事業所の設置や仕組み（サテライト活用含む）を整備する。

- 24 時間 365 日訪問看護サービスを提供できるよう、事業所の状況に応じた対応体制や地域の実情に応じた連携の仕組み作りをする。また、オンコール対応や夜間・休日に緊急訪問を実施した際の勤務間インターバルの確保、振替休日、代休の付与、時間外手当の支給等の体制を整備する。

- 安定的な訪問看護サービスの提供と事業所運営のために、規模拡大・多機能化に向けた事業所の整備を行う。

---

1) 厚生労働省統計情報部，令和 3 年介護サービス施設・事業所調査
2) 全国訪問看護事業協会，令和 5 年訪問看護ステーション数調査
3) 訪問看護推進連携会議：国民の安全・安心な在宅療養生活の実現や訪問看護のさらなる推進を目指して、「公益社団法人日本看護協会」と「公益財団法人日本訪問看護財団（当時、日本訪問看護財団）」と「一般社団法人全国訪問看護事業協会」が設置したもの

- 自事業所の経営理念や組織風土、組織文化を引き継いでいけるよう、事業承継について検討し、適切な時期から取り組む。

2. 訪問看護師の安定的な確保と定着

- 新卒看護師から看護経験豊かなプラチナナースまで、すべての世代の看護師が在宅看護で役割を発揮できるよう、訪問看護従事希望者の円滑な就職や定着につながるための対策、魅力の発信、認知度アップ等の取り組みを行う。
- 多様な背景を持つ訪問看護師が安心して仕事を継続でき、離職を防止できるよう、看護師の処遇改善（休暇、休憩時間、給与面、インターバル時間等）、ワークライフバランスを考慮した勤務体制の整備を行う。
- 訪問看護師を目指す学生へのアプローチとして、看護基礎教育機関と就職相談等の強化を図る。
- 看護基礎教育機関や医療機関と協働して、新卒訪問看護師の育成に関する効果や課題を明確にし、今後の継続的な育成支援体制を行う。

3. 訪問看護業務の効率化

- 訪問看護サービス提供の効率化を図るため、テレナーシング、遠隔看護を推進するとともに、新たな訪問看護師の働き方や役割を明確にする。
- シフト作成や記録等（指示書、計画書、報告書等）にかかる時間と労力を省力化するために、ICT化やDX化を進める。
- 訪問看護師が看護業務に専念できるよう、看護周辺業務のタスクシフト/タスクシェア（介護職、事務職、看護助手、運転手等）、他職種へのタスクシフト/タスクシェア（介護福祉士、栄養士、歯科衛生士、薬剤師、理学療法士、作業療法士、言語聴覚士等）に取り組む。
- AI、ロボット、エコー等を活用した科学的かつ効率的な訪問看護の提供に取り組む。

Ⅱ　訪問看護の機能拡大

　　訪問看護を必要とする療養者のニーズが多様化しています。自宅に限らず、必要なケアが受けられるよう訪問看護の提供の場の拡大を検討しましょう。また、地域において必要な訪問看護の機能を維持するための取り組みを行いましょう。

1. 訪問看護の提供の場の拡大

- どこに住んでいても、医療的ケア児等が安心して育つことができるよう、保育所や学校へ訪問看護を提供できる体制を整備する。
- 入居者の意思決定に沿って、住み慣れた場所で、安心して医療を受け、最期まで暮らし続けることができるよう、施設への訪問看護を行う。
- 障害児・者が必要な看護や医療を適切に受けることができるよう、障害者施設への訪問看護の仕組みづくりを行う。

2. 訪問看護事業所の機能の拡大

- 訪問看護事業所の安定的な経営と利用者への効果的なサービス提供に向けて、他サービスの併設（訪問介護事業所、療養通所介護事業所、定期巡回・随時対応型訪問介護看護事業所等）による多機能化に向けた取り組みを行う。
- 地域住民の生活を総合的に支援するとともに、地域の訪問看護事業所の支援や連携を促進できる基幹型の事業所としての機能を発揮できるよう、多職種による多機能化に向けた取り組みを行う。具体的には、訪問看護事業所に看護師や理学療法士等のみでなく、管理栄養士や介護職などの多職種を雇用して、協働していく体制を構築する。
- 全国の訪問看護事業所が、自治体からの委託事業に取り組めるよう、委託費の改善と均一化を図る。
- 医療依存度の高い療養者や退院直後で状態が不安定な療養者への支援、在宅での看取り支援など、住み慣れた自宅での療養を支えるために、「訪問」「通い」「泊まり」の機能を持つ看護小規模多機能型居宅介護の全国設置を推進する。

Ⅲ　訪問看護の質の向上

　看護を提供する際に大切なことは、対象者の可能性を見出すことです。多様な価値観を持つ利用者に寄り添える質の高い訪問看護を提供するため、訪問看護師のキャリアアップの仕組みづくりを考えましょう。訪問看護師の成長は、それぞれの看護師の看護力を活かし、実践できることにつながります。事業所がその成長を支援できる環境を整備しましょう。

1. 多様なニーズに対応できる訪問看護師の育成

- 事業所内における訪問看護師のキャリアアップの仕組みづくりに加え、都道府県訪問看護ステーション協議会等や都道府県看護協会、訪問看護総合支援センターの活用と協働により、訪問看護の質の均一化と更なる質向上を図る。
- 次のような対象者に適切な訪問看護を提供する。
  - ・精神科訪問看護における利用者主体の看護の提供
  - ・医療的ケア児とその家族への支援
  - ・外国人利用者や家族への対応
- 利用者が ADL、IADL、QOL を高め、豊かに暮らせるよう、生活の視点を持った訪問看護としてのリハビリテーションを提供する。
- 訪問看護実践の効果をエビデンスをもって実証し、継承していくために、看護実践の可視化や言語化を図り、訪問看護の価値を明示する。

2. 専門性の高い看護師の活用と普及

- 専門性の高い訪問看護の提供に向けて、認定看護師、専門看護師、特定行為研修修了者を増やし、訪問看護の現場で活用できる仕組みづくりを行う。
- 看護の専門性を活かし、高度な医療的ケアの必要な利用者に安全でタイムリーな

ケアが提供できるよう、医師からのタスクシフト/タスクシェアの円滑な推進に取り組む。

3. 看護の専門性を発揮するための訪問看護事業所の体制整備

● 「訪問看護ステーションにおける事業所自己評価のガイドライン」等による自己評価を行い、自事業所の価値を明確化して公表する。

● 訪問看護事業所及び訪問看護の質を担保・向上するために、客観的で具体的な他者評価、第三者評価に取り組む。

● 体系的な看護管理者教育により、訪問看護事業所管理者のマネジメント力の向上を図り、社会変化に対応した事業所運営を行う。

● 事業所内外で起こり得るハラスメント、災害、事故に対する予防策を講じるとともに、速やかに対応ができるよう、安全対策・災害対策の整備と強化を図る。

Ⅳ　地域包括ケアシステムの深化・共生社会の実現

それぞれの地域で生活する人々が協働しながら、支援する人・支援される人の枠を越え、誰もが尊厳を持って暮らせる共生社会を実現するため、地域のさまざまな人とのつながりを構築しましょう。

1. 国民への訪問看護の周知

● 訪問看護の活用促進に向けて、国民や地域住民に、訪問看護の機能や役割などについて情報発信し、訪問看護の魅力や活用の効果をアピールする。

2. 地域での生活を包括的に支援する訪問看護の機能強化

● 訪問看護が必要な療養者に滞りなく訪問看護を提供し、包括的に支援できるよう、地域の訪問看護事業所間のネットワーク化と協働体制を構築する。

● 入院～退院～在宅においてシームレスに看護を継続できるよう、地域における看看連携体制を推進する。

● 地域住民が年代を問わず、医療・保健・介護の相談ができるよう、訪問看護師が住民に身近な場所で相談対応を行う体制を整備する。

● 要介護高齢者の増加を防ぐとともに、地域住民の健康寿命の伸展を図り、自治体が実施する介護予防事業に参画・協力し、予測・予防する看護力を発揮する。

3. 行政・多職種との連携および協働

● 災害時及び新興再興感染症発生時において、迅速に対応できるよう、平時から行政との連携について話し合い、多職種と共に仕組みを作り、実践する。

● 地域で暮らす人々のニーズを把握し、地域の実情に沿った支援を行うために、多職種連携のコーディネート機能を発揮する。

● 地域共生社会を実現するために、自治体の計画策定プロセスに参画し、訪問看護の立場から、地域ニーズに即した政策提言をする。

● 地域で活動する職種や行政との連携、情報共有、協働のために、ICT を活用した連携システムを構築し、効果的に活用する。

初版の発行に寄せて

　わが国の平均寿命は世界最高水準で、2025年には団塊の世代がすべて後期高齢者となります。そして、2040年頃には団塊ジュニア世代が65歳以上の高齢者となり、高齢者人口がピークを迎え、現役世代（生産年齢人口）が急激に減少し、超高齢化とともに多死時代を迎えます。

　一方、「治す医療」から「治し支える医療」への転換や、2018年に4度目の改訂版が出された「人生の最終段階における医療・ケアの決定プロセスに関するガイドライン」においては、アドバンス・ケア・プランニング（ACP）の概念が盛り込まれるなど、在宅ターミナルに対する環境は、急速に変化しています。

　最期の時まで、その人らしい人生をその人の選択した地域（場所）で、生活できることを「地域包括ケアシステムの構築」として、さまざまな地域で推進されています。その中で訪問看護師が地域の文化や特性に合った新たな役割を創造しています。対象者は、高齢者のみならず、「地域共生社会」という概念も追加されました。社会構造や人口、暮らしの変化をふまえ、制度・分野ごとの「縦割り」や「支え手」「受け手」という関係を超えて、そして地域住民や地域の多様な主体が参画し、人と人との資源が、世代や分野を超えて繋がることで、住民一人ひとりの暮らしと生きがい、地域をともに創っていく社会が目指されています。

　そして、2020年に感染拡大した新型コロナウイルス感染症により、さらに自身の人生をどのように歩んでいくかを考える機会となりました。

　このような激動の世の中で、訪問看護師は、ACPに基づき、一人ひとりの人生に寄り添い、知識や技術に裏打ちされた緩和ケアや支援を提供しています。本書は好評をいただいた『訪問看護が支える　がんの在宅ターミナルケア』を全面的に見直し、改題・改訂をいたしました。本書において、訪問看護師のさまざまなケアの実践智を明確にしました。また、地域における支援チーム、医師やケアマネジャー、ヘルパーや他のサービス提供者の人々との連携や、医療機関の看護師との看看連携など多くの実践事例も掲載しました。本書が心のこもった支援の一助になることを願っております。

◆

令和3年2月

一般社団法人全国訪問看護事業協会副会長　髙砂　裕子

序文 『訪問看護が支える がんの在宅ターミナルケア』（2015年発行）より

　在宅ケア・訪問看護をめぐる状況は急激に変化しています。団塊の世代が後期高齢者になる2025年の地域の姿を念頭に地域医療ビジョンの作成が始まっています。地域医療ビジョンのキーワードは「地域包括ケアシステム構築」です。在宅ケア・訪問看護の課題は多職種連携で「全国どこでも24時間365日、質の高いサービス提供体制」を作り上げることです。その中でも特に、人生の最終段階の時期を、自分が望む場所で自分らしく過ごすことへの支援が大きな課題です。

　また、人生の最終段階についての関心も高くなっており、「終活ノート」「QOD＝Quality of Death　質の高い死」など、「死」と真正面に向き合って自分なりの生き方・死に方を模索する動きが高まっています。

　今後在宅ケアの指標として取り上げられる"在宅死亡率"についての調査の結果をみると、日本全体の在宅死亡率は約13.0％なのですが、訪問看護の利用者の在宅死亡率は、なんと50％を超えています。訪問看護の対象になった方は、最期まで在宅での療養・生活が継続できる可能性が高いという結果です。今後さらに在宅での看取りへの支援が求められるでしょう。

　全国訪問看護事業協会は在宅でのターミナルケアについての研修を重視してきました。昨今は6日間の『訪問看護ターミナルケア集中講座』を実施しており、その内容を全国の訪問看護師の皆様と共有できればと思い、一冊の本にまとめました。

　人生の最期の時期を、心豊かに生きることができる地域社会の構築に貢献できる訪問看護師の養成に役立つことを祈念して。

　最後に、この場を借りて、多忙な日常業務の合間を縫い、本書の執筆と編集にご尽力いただいた皆様に御礼を申し上げます。

◆

平成27年10月

一般社団法人全国訪問看護事業協会会長　伊藤　雅治

はじめに 『訪問看護が支える　がんの在宅ターミナルケア』（2015 年発行）より

　訪問看護を実践している皆さま、日々活動の中で利用者の暮らし方やそれらを取り巻く制度の急速な変化を実感されているのではないでしょうか？ 利用者の方々が、安心して地域で生活できるよう訪問看護で支援できることを考え、どのような状況にあってもその方が生きたい場所で、一緒に過ごしたい方と共に支える力を訪問看護師が得ることが急務と感じていらっしゃるのではないでしょうか？ 訪問看護師に求められているがんの在宅ターミナルケアの実践を訪問看護師の皆さまが安心して提供できるよう、全国訪問看護事業協会で開催している「訪問看護ターミナルケア集中講座」の研修内容をもとに本書を作成いたしました。

　本書は、訪問看護の利用者を取り巻く環境がどのように変化しようとも、評価や結果に基づいた訪問看護を一人ひとりの利用者や家族、地域の多職種の方々に丁寧に提供する時に参考にしていただける内容になるよう、事例や Q&A を随所に盛り込むなどの工夫をしました。

　「訪問看護アクションプラン 2025」においても、在宅ターミナルケアの中核的な役割を訪問看護師が担うことを重要視しています。訪問看護師の皆さまが利用者や家族の方々の貴重な時間を大切に共有し、自信をもって支援が行えるよう、この書籍をお届けしご活用いただけることを願っています。

　　　　一般社団法人全国訪問看護事業協会　常務理事　研修委員会委員長　髙砂 裕子

訪問看護アクションプラン 2025　〜2025 年を目指した訪問看護〜

　2025 年の超高齢社会に対応するために「地域包括ケアシステム」の構築が急がれています。訪問看護に携わる私たちが何を目指し、どのような訪問看護を実践すべきかを訪問看護に関連する 3 つの団体が設置した訪問看護推進連携会議[*1]が中心となり「訪問看護アクションプラン 2025」を 2015 年 2 月に策定しました。（内容は全国訪問看護事業協会 HP からダウンロードできます[*2]。）策定にあたり、2025 年に向けて訪問看護が目指す姿を、訪問看護を取り巻く現状から検討しました。

地域包括ケアの時代

　地域包括ケアシステム（「第 2 章」参照）が、社会保障制度の改革などにより

[*1]　訪問看護推進連携会議：国民の安全・安心な在宅療養生活の実現や訪問看護のさらなる推進を目指して、公益社団法人日本看護協会、公益財団法人日本訪問看護財団、一般社団法人全国訪問看護事業協会が設置したもの

[*2]　訪問看護アクションプラン 2025：全国訪問看護事業協会ホームページより．〈https://www.zenhokan.or.jp/wp-content/uploads/actionplan2025.pdf〉

推進されています。そのなかでも在宅医療の基盤整備が重要とされています。訪問看護は、医療保険制度と介護保険制度から提供されるサービスです。医療機関を中心に提供されている医療サービスと地域における生活支援を中心とした介護サービスの連携を実践する中核として期待されています。2025年を目途に、高齢者の尊厳の保持と自立生活の支援という目的のもとで、可能な限り住み慣れた地域で、自分らしい暮らしを最期まで続けられるよう、地域の包括的な支援・サービス提供体制の構築に訪問看護も積極的に参画する必要があります。

特に在院日数の短縮により医療機関から不安をもって在宅療養へ移行する利用者や家族に対して、きめ細かな在宅療養への移行支援を、医療機関の看護職とともに訪問看護師により実践されることが求められています。

在宅療養者の急増・重度化・多様化・複雑化

訪問看護の利用者数は、年々増加しています。利用者像は、がんの末期の方や人工呼吸器の装着者をはじめ医療ニーズの高い利用者が増加しています。利用者は、高齢者に限らず、小児や精神障がいがある方、認知症の方や人生の最終段階を在宅で過ごすことを希望する方など多様化しています。さらに、一人暮らしや高齢者世帯、老老介護、認認介護など家族介護基盤の脆弱化も加わり、複雑に多様化した問題をかかえる利用者などが認められます。

訪問看護の現状

訪問看護ステーション数は、2012年頃より増加傾向にあり現在8241カ所になりました。しかし、地域による偏在や訪問看護師数は十分とは言えず、人材確保で悩んでいる訪問看護ステーションが大半を占めています。また、訪問看護ステーションは、小規模事業所が多く、期待される役割を十分に果たすことが困難な状況です。現在訪問看護ステーションに従事する看護職員数は、約4万1千人[1] です。

2025年に向けて、訪問看護が目指す姿

訪問看護事業所が、日本全国どこでも24時間365日、いつでも必要な質の高い訪問看護サービスを届ける仕組みづくりが必要とされています。そのための一つの方策が、訪問看護事業所の多機能化・大規模化です。そして、在宅療養する人の立場で、電話一本で必要なサービスが届くよう、2025年に向けて訪問看護ステーションが地域の核となり、多職種とともに必要な介護サービス、生活支援サービスを一体として届けられる仕組みづくりに向かって努力する必要があります。1992年に創設された訪問看護サービスが、23年を経過し、医療ニーズの高い方や住み慣れた場所でのターミナルケアを望む方が地域で暮らし続けられるように、地域包括ケアシステムを構築する必要があります。自宅へ訪問する「訪問看護」や「定期巡回・随時対応サービス」、「看護小規模多機能型居宅介護」や日帰りや宿泊サービスなど地域で暮らし続けることを支援する看護サービス全般を視野に入れ、その推進に注力する必要があります。

○訪問看護アクションプラン 2025（一部抜粋）

　訪問看護師が実践すべきことを 4 つの大項目にまとめました。今日から何ができるかを考え、実践していきましょう！

Ⅰ　訪問看護の量的拡大
　　①訪問看護事業所の全国的な整備
　　②訪問看護師の安定的な確保
　　③医療機関と訪問看護ステーションの看護師の相互育成

Ⅱ　訪問看護の機能拡大
　　①訪問看護の提供の場の拡大
　　②訪問看護事業所の機能の拡大
　　③看護小規模多機能型居宅介護の拡充
　　④訪問看護業務の効率化

Ⅲ　訪問看護の質の向上
　　①健康の維持・回復、生活や穏やかな人生の最終段階を支える視点を
　　　持つ専門家の育成
　　②看護の専門性を発揮して多職種と協働
　　③訪問看護ステーション管理者のマネジメント力の向上
　　④看護基礎教育への対応強化

Ⅳ　地域包括ケアへの対応
　　①国民への訪問看護の周知
　　②地域包括ケアシステムの構築
　　③地域での生活を包括的に支援する訪問看護ステーションの機能強化
　　④訪問看護の立場からの政策提言

　また、表には訪問看護を広く国民の方々に知っていただくためのツールとして『国民の皆さまへの訪問看護からのメッセージ』を掲載しました。地域で開催される市民への集会などで訪問看護をご紹介いただくときや、医療機関のスタッフや介護関係の方に訪問看護の利用を説明されるときに、ぜひ、ご活用いただきたいと思います。（全国訪問看護事業協会 HP よりダウンロード可能。）

表　国民の皆さまへの訪問看護からのメッセージ

訪問看護をご存知ですか

「自宅に看護師さんが来てくれるなんて知らなかった」という言葉を耳にすることがあります。

訪問看護師は何をする人なのか。まだまだ知られていないのが現状です。

訪問看護師は、お宅に訪問して、健康面や生活などで気になっていることをお聴きし、血圧や脈拍など測定したり体調を観察して、医療と生活の両面を合わせて判断します。疾病の悪化防止や生活障がいの予防、健康管理などを行います。また、医師の指示のもとに、体調によっては、点滴や注射、傷や床ずれ（褥瘡）の処置、胃ろうなどの栄養管理や吸引などの呼吸管理、服薬管理を含めた疼痛ケア、下剤の調整なども行います。医療的なケアは、かかりつけ医と相談したり、指示を受けて行います。その他にも、介護予防や介護方法、在宅で必要な訪問介護などのサービスについての相談・助言を行います。

訪問看護師は、病気や障がいの状態を考慮しつつ、安心して生活を続けることができる方法を、ご本人や家族と一緒に考えます。生活全般を支えるために、医師やケアマネジャー、介護職、リハビリ職などの在宅ケアに関係する多くの職種と協力して、生活を続けるためのお手伝いをするのが訪問看護師です。

医療機器を使っていても医療処置があっても自宅で生活できます

日常的に医療機器が必要になったら、病院や施設に入っていなければいけないと思い込んでいませんか。在宅用の人工呼吸器、点滴用ポンプ、酸素濃縮器、吸引器などを使っている方でも、自宅で安全に安定して過ごすことができます。

不特定多数の人が出入りし、様々な病状の方が入院している病院では、感染予防や病院のタイムスケジュールに合わせた医療処置や医療機器の管理が必要です。でも、それを見て、自宅でこんなことをするのは難しいとあきらめないでください。かかりつけ医や訪問看護師が、自宅での医療処置の方法や医療機器の取り扱いについて説明しながら、体調や自宅の環境に合った方法を、ご本人や家族と一緒に考えます。

退院の前からご相談に応じます

病院から退院するときには、医師や看護師がいなくて大丈夫だろうか、体調は変わらないだろうかなどの心配ごとがあると思います。退院後も、必要に応じてかかりつけ医と相談しながら、症状のコントロールやリハビリテーションなどを続けられます。訪問看護師は、入院中から自宅での生活を見据えて、介護方法や環境について相談に応じますので、病院から退院するときも病院を通じてぜひ訪問看護師にご相談ください。

自宅で最期まで過ごすことができます

自宅で最期を迎えたい迎えさせてあげたいというご希望があれば、私たち訪問看護師は、最期まで苦痛なく過ごせるようにあるいは介護する方が不安なく看取ることができるように支援します。

家族の笑顔や見慣れた景色、聞き慣れた音に囲まれた 'いつもの場所' で過ごすことは、大きな安心感をもたらし、生きる力となります。「家の中の生活の音が聞こえるのはいいね」と話され、数日後に家族に見守られながら旅立たれた方もいました。

「『こんな状態なのに、入院させないなんてかわいそう』と言われた」という声を聞くことがありますが、本当にそうでしょうか。様々な在宅サービスを利用することで、病院でなくても医療や介護の専門家による支援を受けながら、安らかな死を迎えることができます。その一役を担っているのが、訪問看護です。

訪問看護をご活用ください

訪問看護師は、皆さまが住み慣れた地域や自宅で、より快適で安全な生活ができるように支える専門職です。住み慣れた自宅や地域の中で過ごしたいという希望を持つ方を支えるパートナーとして、ぜひ訪問看護をご活用ください。近くに訪問看護ステーションがない場合は、訪問看護を受けたいという声を自治体にお寄せください。

訪問看護は、医療保険と介護保険の両方にまたがるサービスで、年齢や病名・病状によって利用できる保険が異なります。介護保険による訪問看護を利用されていても、頻繁に訪問看護が必要な方や疾病等により医療が特に必要な方は、医療保険による訪問看護となることもあります。訪問看護ステーションに直接ご相談いただくか、ケアマネジャーや地域包括支援センター、病院の相談室などにご相談ください。

●引用文献

1）厚生労働省統計情報部：平成25年介護サービス施設・事業所調査. 厚生労働省ホームページより.
〈https://www.mhlw.go.jp/toukei/saikin/hw/kaigo/service13/〉

CONTENTS

第 2 版の刊行に寄せて —————————————————————— iii

「2040 年を見据えた訪問看護のあり方に関する提案」について ————— iv

初版の発行に寄せて —————————————————————————— ix

序文『訪問看護が支える　がんの在宅ターミナルケア』(2015 年発行) より ——— x

はじめに『訪問看護が支える　がんの在宅ターミナルケア』(2015 年発行) より — xi

第1章　在宅医療の推進とターミナルケアの動向、そして訪問看護への期待

(和田忠志)

1　在宅医療推進の社会的背景—死因・死亡場所の推移などから ———— 2

2　主ながん治療の動向—在宅医療における動向 ———————————— 4

   1　わが国におけるがんの動向と最近注目される有害要因　4

   2　がん治療の動向　4

3　非がん疾患緩和医療の動向 ——————————————————————— 7

   1　病の軌跡　7

   2　非がん疾患の緩和ケア　7

   3　非がん疾患における緩和ケアで使用される技術　8

4　アドバンス・ケア・プランニング関連活動の動向 —————————— 9

   1　人生会議 (Advance Care Planning；ACP)　9

5　訪問看護師への期待 ————————————————————————— 11

第2章　ターミナルケアのキーワード

1　ターミナルケアをめぐる言葉 ———————————————— (宮田乃有) 18

   1　ターミナルケア　18

   2　ホスピスケア　19

   3　緩和ケア　22

   4　エンド・オブ・ライフケア　24

   5　いつからターミナルケアと考えるか　25

   6　アドバンス・ケア・プランニング (ACP)　28

2 全人的苦痛 ——————————————————————————（宮田乃有）32

3 ACPと本人意思の推定 ————————————————————（田代志門）35

    1 事前指示からACPへ　35
    2 本人意思の推定　37

第3章　在宅ターミナルケアのプロセス　　　　　　　　　　　（宮田乃有）

1 在宅ターミナルケアのプロセス ————————————————————42

    1 本人・家族と未来の道筋を探るために　42
    2 在宅ターミナルケアの6つのプロセス　43
    3 アドバンス・ケア・プランニングのプロセスと意思決定支援　43

2 準備期のケアとポイント ————————————————————————46

    1 準備期とは　46
    2 準備期の目標とケアのポイント　47
    3 準備期における制度の活用　50

3 開始期のケアとポイント ————————————————————————53

    1 開始期とは　53
    2 開始期のケアの目標とポイント　53
    3 開始期および維持期における制度の活用　56

4 維持期のケアとポイント ————————————————————————59

    1 維持期とは　59
    2 維持期のケアの目標とポイント　59
    3 維持期における制度の活用　62

5 悪化期のケアとポイント ————————————————————————64

    1 悪化期とは　64
    2 悪化期のケアの目標とポイント　64
    3 悪化期における制度の活用　68

6 臨死期のケアとポイント ————————————————————————70

    1 臨死期とは　70
    2 臨死期のケアの目標とポイント　70
    3 臨死期における制度の活用　72

7 死別期のケアとポイント —————————————————————— 75

    1 死別期とは　75
    2 死別期のケアの目標とポイント　75
    3 死別期における制度の活用　77

8 グリーフケアの実践 —————————————————————————— 78

    1 亡くなる前からのグリーフケア　78
    2 亡くなったあとのグリーフケア　80
    3 チームのグリーフケア—看護師、多職種　83

9 訪問看護師の役割 —————————————————————————— 85

第4章　在宅における症状緩和

1 症状緩和の重要性：ポイントと訪問看護師の役割 ——————— （中島朋子）90

2 がん疼痛コントロール ——————————————————————— 91

    1 がん疼痛の基礎知識　（中島朋子）91
    2 WHO 方式がん疼痛治療法　（加賀谷肇）98
    3 がん疼痛治療に用いる薬剤（鎮痛薬と鎮痛補助薬）　（加賀谷肇）101
    4 オピオイドの投与方法と副作用対策　（中島朋子）116
    5 がん疼痛コントロールの実際：初回訪問時のアセスメント　（中島朋子）131

3 呼吸困難 ——————————————————————————————— （中島朋子）136

4 嘔気・嘔吐 —————————————————————————————— （中島朋子）144

5 倦怠感 ——————————————————————————————————— （中島朋子）148

6 せん妄 ——————————————————————————————————— （中島朋子）153

7 腹水・腹部膨満 ———————————————————————————— （中島朋子）159

8 浮腫 ————————————————————————————————————— （中島朋子）162

9 スピリチュアルペイン ————————————————————————— （中島朋子）165

第5章 入退院支援の進め方と実際

1 入退院支援の進め方 ――――――――――――――（三輪恭子）170
1 退院支援・退院調整とは　170
2 入退院支援のプロセス　170

2 入退院支援の実際 ―――――――――――――――――――― 178
1 がん患者への入退院支援　（三輪恭子）178
2 非がん疾患患者への入退院支援　（後藤智子）181

第6章 エンゼルケアの実践　（高橋洋子）

1 エンゼルケア実践のための基礎知識 ――――――――――――― 190
1 エンゼルケアとは　190
2 遺体の変化に合わせた管理　191

2 在宅におけるエンゼルケアの実際 ―――――――――――――― 195
1 エンゼルケアの流れ　195
2 実践 Q&A　197
3 在宅における実践事例　198
4 おわりに　199

第7章 看取りを支えるまちづくり

1 地域包括ケアシステムと看取りを支えるまち ――――（秋山正子）202
1 地域包括ケアシステム：人生の最期まで地域で暮らし続ける　202
2 看取りを支えるまちを目指して　204

2 訪問看護の役割とチームケア ―――――――――――（秋山正子）208
1 看取りを支えるまちづくりにおける訪問看護の役割　208
2 地域でターミナル期や看取りを支えるチームケア　210

3 地域で支えるターミナル期の実際 ————————————— 213

   事例1（秋山正子） 213
   事例2（沼崎美津子） 218
   事例3（柴田三奈子） 223
   事例4（松本京子） 228

第8章 ターミナルケアにかかわる法令

1 看護師による医行為について ————————— （宮田乃有） 234

2 看護師に求められる役割 ————————————— （宮田乃有） 238

3 がん対策基本法 ————————————————— （宮田乃有） 244

4 麻薬の取り扱い ————————————————— （中島朋子） 247

5 死亡時の対応について ——————————————— （宮田乃有） 249

6 法律や制度をどう考えるか ————————————— （宮田乃有） 252

索引 ————————————————————————————— 254

＊本書において記載している診療報酬・介護報酬は
2024（令和6）年6月改定に基づいている。

第1章

在宅医療の推進とターミナルケアの動向、
そして訪問看護への期待

第1章　在宅医療の推進とターミナルケアの動向、そして訪問看護への期待

1 在宅医療推進の社会的背景 —死因・死亡場所の推移などから

● 世界―高齢化が進んだ長寿の国[1]

　わが国は、世界で最も高齢化率が高く、最も長寿の国です。総務省統計局による 2023 年 9 月 15 日現在推計で高齢化率は 29.1％で世界一です[1]。令和 4（2022）年簡易生命表によれば、平均寿命は男性 81.05 歳、女性 87.09 歳です[2]。WHO の 2021 年統計では、男女の平均寿命の 1 位は日本で 84.3 歳、健康寿命も 74.1 歳で 1 位でした[3]。

　わが国は少子化が続き、「高齢者が多く、若年者が少ない、逆ピラミッド型人口構成」が続くことが予想されています。

● 死亡数の増加と在宅医療のニーズ

　令和 4（2022）年度人口動態統計によれば、わが国では、2021 年に 1,439,856 人が死亡しました。そのうち、病院で死亡した人が 949,403 人（65.9％）、自宅では 247,896 人（17.2％）でした[4]。なお、死因の第 1 位はがんで、死亡者の 24.6％です[5]。

　2040 年頃に死亡者数がピークを迎え、約 166 万人と推計されています。この多数の死亡者に対して在宅医療推進が医療制度を維持する根幹と認識され、国を挙げて在宅医療が推進されています。しかし、「病院で最期を迎えたい人」は希望実現がかないますが、「自宅で最期を迎えたい人」の希望がかなわない現実は、大きく変化していません。それでも、ここ 20 年に大きく状況が進展しました。そして、在宅医療のみならず、「地域包括ケア」「地域共生社会」という、広い視点からのアプローチが試みられています。在宅医療推進が経済的動機のみならず、多くの国民の願い――「自宅で最期を迎えたいという希望実現」でもあることは、私たちに勇気を与えます。在宅医療推進は、歴史的な必然といえますが、とりわけ、在宅医療の中核を支える訪問看護師の役割は大きいといえます。

● 在宅医療推進における看護師に対する期待

　医師による在宅医療推進政策に重点が置かれていますが、筆者は在宅医療・緩和ケアは看護師を中心に進めることが望ましいと考えています。訪問看護師が多い都道府県では、在宅で最期まで過ごせる率が高い統計があります（図1）[6]。

　また、2009 年の調査で、自宅死亡者約 14.2 万人のうち訪問看護を利用した人は推計 9.2 万人でした。同年自宅死亡者 14.2 万人のうち、孤立死（孤独死）が少

1 在宅医療推進の社会的背景—死因・死亡場所の推移などから

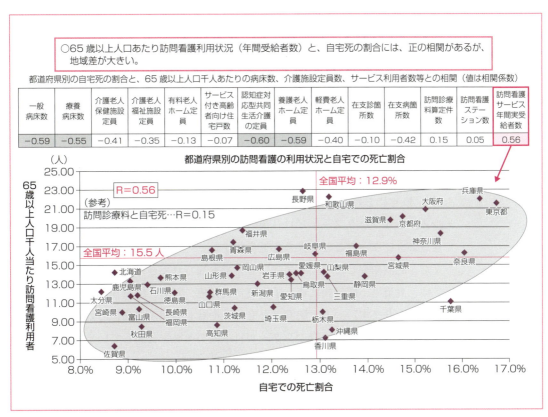

図1 訪問看護の利用状況と自宅死亡の割合
出典：平成25年度介護給付費実態調査（厚生労働省），平成25年人口動態調査（厚生労働省），平成25年人口推計（総務省）

なくとも3万人と推定されるため、「在宅で療養して亡くなる人」は、かなりの割合で訪問看護を利用したと推測されます[7]。その意味でも、「訪問看護師をしっかり支援する」形で、在宅医療を推進するのがよいと考えています。

●引用文献

1) 総務省統計局：統計からみた我が国の高齢者．統計トピックス138．令和5年9月17日．2023．総務省統計局ホームページより．〈https://www.stat.go.jp/data/topics/pdf/topics138.pdf〉[2024.6.20確認]
2) 厚生労働省：令和4年簡易生命表の概況．令和5年7月28日．2023．p.2.
3) WHO：世界保健統計2023年版．
4) 厚生労働省：厚生統計要覧（令和5年度），第1-25表，2023．厚生労働省ホームページより．〈https://www.mhlw.go.jp/toukei/youran/indexyk_1_2.html〉[2024.6.20確認]
5) 厚生労働省：令和4年（2022）人口動態統計（確定数）の概況．令和5年9月15日．2023．p.15.
6) 厚生労働省：訪問看護の利用状況と自宅死亡の割合．第75回社会保険審議会介護給付費分科会資料1-2．平成29年3月22日．2017．厚生労働省ホームページより．〈https://www.mhlw.go.jp/file/05-Shingikai-12404000-Hokenkyoku-Iryouka/0000156003.pdf〉[2024.6.20確認]
7) ニッセイ基礎研究所：セルフ・ネグレクトと孤立死に関する実態把握と地域支援のあり方に関する調査研究報告書（平成22年度老人保健健康増進等事業）．2011．〈https://www.nli-research.co.jp/files/topics/39199_ext_18_0.pdf〉[2024.6.20確認]

第1章　在宅医療の推進とターミナルケアの動向、そして訪問看護への期待

2 主ながん治療の動向 ―在宅医療における動向

1 わが国におけるがんの動向と最近注目される有害要因

　ここ30年における進歩として大きいのは、感染症との関係です。C型肝炎ウイルス、ヘリコバクター・ピロリ菌の発見・治療により、肝細胞癌や胃癌が予防できるようになったことは大きな進歩です。

　また、肥満ややせと、癌の発症についても知られてきています。肥満で増える癌には、食道癌、閉経後乳癌、子宮癌、大腸癌、腎癌、膵臓癌、甲状腺癌、胆嚢癌などがあります。一方、肥満とともに「やせ」もがん発病において不利な要因されており、国立がん研究センターが日本人データを公開しています[1]。

2 がん治療の動向

　比較的新しい治療として、低侵襲手術、画像診断と連携した放射線治療、化学療法では分子標的薬治療を紹介します。

● 低侵襲手術

　手術は低侵襲手術の方向に改良されています。

◆ 腹腔鏡手術、胸腔鏡手術

　開腹手術は少なくなり、腹腔内の手術は、形態的に可能なものは、現在、ほぼ腹腔鏡で行われています。小切開の1つから臓器を摘出しますが、腹腔鏡下手術は創が小さく、出血も少なく、それゆえに術後の痛みが少なく、回復が早いことが特徴です。たとえば、がん研究会有明病院では、2020年では初発大腸がんの約98％が腹腔鏡手術で切除されました[2]。

　胸部の場合は胸腔鏡、後腹膜の場合は後腹膜鏡下手術と呼ばれます。ビデオ補助胸腔鏡手術（Video-Assisted Thoracic Surgery：VATS）は5cmを超える開胸窓をもたず、ビデオ画像観察下に行う手術です。肺癌、食道癌などに対して良好な手術成績を収めています。

◆ ロボット支援手術

　胸腔鏡・腹腔鏡・関節鏡下手術の進化形ともいえるロボット支援手術は、手術

＊　本稿において、がんに関しては、上皮性のものを「癌」、そうでないもの（白血病、リンパ腫、肉腫、脳腫瘍等）を「がん」と表記する。

用ロボットを用いる手術です。当初は、ダヴィンチ・サージカルシステム（Intuitive Surgical 社）という手術ロボットのみでしたが、現在は国産の手術ロボットも使用されています。ダヴィンチ・サージカルシステムでは、小切開から手術器具を取り付けたロボットアームと腹腔鏡（胸腔鏡）を挿入し、医師が操作台で画面を見ながら手術を行います。術者はロボットアームを自分の手のように操作しますが、手振れ除去機能があり、本来の動きより正確とされます。ダヴィンチ・サージカルシステムは、2023 年 6 月時点で約 600 台が稼働しています。

　2012 年にロボット支援前立腺全摘術は保険適用となりました。2016 年 4 月から腎癌、そして、2018 年から 2024 年の 2 年ごとの診療報酬改定のたびに適用が拡大し、泌尿科領域のみならず、胸腔、腹腔、頭蓋内など、広い領域の手術に保険適用となりました。

放射線治療

　放射線治療は、過去には、手術ができないがんや再発・転移に対する治療でした。手術前や手術後に実施し、手術の負担を軽くしたり、治療効果を高める使用法もあります。最近では、画像診断とコンピュータ解析による照射計画で、侵襲性が低く効果の高い治療となり、がんによっては放射線治療による根治が可能になりつつあります。

強度変調放射線治療 (Intensity-Modulated Radiotherapy：IMRT)

　腫瘍は球形とは限らず、凹凸があることが多いものです。形状に合わせた照射計画を画像診断をもとに行い、リニアックの高エネルギー X 線を用いて方向によって放射線の強さを変化させ照射します。腫瘍に凹凸があっても、形状に合わせた線量分布を形成し、正常組織の被爆を少なくします。2008 年から保険適用となりました。

画像誘導放射線治療 (Image-Guided Radiotherapy：IGRT)

　画像診断技術を並行して用いて、放射線治療をより正確化する治療です。治療装置に連携した CT あるいは超音波装置を用いる方法、金属マーカーを体内に挿入して治療時に位置確認する方法などがあります。

粒子線治療 (重粒子線治療、陽子線治療)

　陽子線（粒子線）治療、炭素イオン線（重粒子線）治療があります。前立腺癌に使用されることが多かったのですが、呼吸移動を伴う臓器への同調移動機器の開発後は、肝臓癌などにも利用されています。2024 年 3 月現在、日本には粒子線がん治療施設が 26 カ所（重粒子線：6 カ所、陽子線：19 カ所、重粒子と陽子線の両方：1 カ所）あります[3]。

分子標的薬治療

　分子標的薬とは、「がん細胞にある分子」を標的とする薬物です。がん細胞の

みに存在するタンパク質を標的とし、がん細胞以外に悪影響を与えにくい薬物です。今後の化学療法の主流になると考えられています。

◆ がん幹細胞

腫瘍中のがん細胞は不均一で、遺伝子構成もふぞろいです。中でも「がん幹細胞」という、さまざまながん細胞に分化する能力を持つ細胞があると考えられています。がん幹細胞は治療抵抗性で、他の細胞を取り除けても、幹細胞が残る限り再発すると考えられています。イマチニブ（グリベック®）などの分子標的薬は、慢性骨髄性白血病の幹細胞レベルに効果があるとされています。

◆ ドライバー変異

ドライバー変異は、単独でがんを形成できる遺伝子変異です。ドライバー変異があると遺伝子変異の集積なしに発がんします（一方、多くの変異が重なってがんが形成されることも多くあります）。ドライバー変異は単独なので、その変異による部分に対して分子標的薬による治療ができます。その例が、EGFR 変異、EML4-ALK 融合遺伝子などです。

◆ 免疫チェックポイント阻害薬

がん細胞の「免疫逃避」という現象があります。がん細胞は、多くの場合、免疫監視機構によって排除されます。しかし、がん細胞が遺伝子変異を繰り返すうちに、免疫防御機構を逃れるようになります。これを「がん細胞の免疫逃避」と呼びます。これに対する治療の一つが「免疫チェックポイント阻害薬」です。代表的な薬物として、ニボルマブ（オプジーボ®）があります。

がん細胞が発現する抗原は、免疫細胞（T細胞）を活性化し、免疫細胞は、がん細胞を排除します。対して、がん細胞は、T細胞表面にある「免疫チェックポイント分子」に結合し、T細胞活性化を抑制し、がん細胞を攻撃しないようにします。免疫チェックポイント阻害薬は「免疫チェックポイント分子」に対する抑制効果を阻害することで、T細胞に対するブレーキが外れ、がんに対する排除効果を復活させます。免疫チェックポイント阻害薬も、特定の分子に働くので、分子標的薬といえます。

●引用文献

1) 国立がん研究センターがん予防・検診研究センター：肥満度（BMI）とがん全体の発生率との関係について．がん予防・検診研究センターホームページより．〈https://epi.ncc.go.jp/jphc/outcome/266.html〉［2024.6.20 確認］

2) がん研究会有明病院：がんに関する情報．がん研究会有明病院ホームページより．〈https://www.jfcr.or.jp/hospital/cancer/type/colon.html〉［2024.6.20 確認］

3) 医用原子力技術研究振興財団：日本の粒子線治療施設の紹介．医用原子力技術研究振興財団ホームページより．〈https://www.antm.or.jp/information/clinic〉［2024.6.20 確認］

3 非がん疾患緩和医療の動向

1 病の軌跡

　　Lynnは、慢性疾患（このchronic illnessはがんを含む概念）の死に至る道程の軌跡（trajectory）を3つに分類し、その予後予測と支援方法の理解を深めました[1]。それによれば、病の軌跡は「がんなどのモデル」「心肺疾患などの臓器不全モデル」「認知症・老衰モデル」に分類され、後者の2つは、途中での増悪などはあるものの全体として緩徐な衰弱経過をたどるとされています。このモデルは、現場で最期までの支援を行う多くの医療従事者の体験に沿うものと考えます。そして、平原は、非がん疾患の経過を、臓器不全モデルと認知症モデルに分類し、その経過ごとの症状への対応を段階ごとに記載することを試みています[2]（図2）。

2 非がん疾患の緩和ケア

　　非がん疾患の在宅緩和ケアに関しては、わが国では、平原佐斗司がその理論的・実践的な先鞭をつけました[3-6]。平原は、がんの緩和ケアの症状コントロールが定式化されていることに比較して、非がん疾患の苦しみの症状にバリエーションがあり、その対応が定式化されていないことに問題意識を持ち、また、各疾患ごとに予後予測の方法が異なることに着目し、その解決を図ろうとしました。

　　わが国では緩和ケア病棟ががん患者に対して運用されてきた歴史もあり、非がんの緩和ケアについての認識が遅れてきたことが実に残念です。米国のホスピス

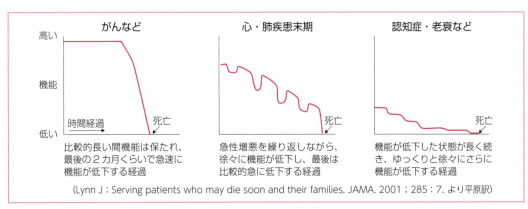

図2　疾患群別の軌跡モデル
（平原佐斗司：病いの軌跡. In 長江弘子編：看護実践にいかすエンド・オブ・ライフケア：第2版. 日本看護協会出版会；2018. p.107. より抜粋）

プログラムは、もとより疾患の種類を問わない形で運用されてきました[7]。筆者は2000年ごろにはアルツハイマー病の緩和ケアを専門とする米国大学教授と交流を持っていました。英国の小児緩和医療のテキスト（2006）でも、非がん疾患が取り扱われています[8]。

筆者も参加して平原が主任研究者として行った「非がん疾患研究」は、自宅で最期まで療養した非がん患者242例の症状経過に関する研究です[9]。それによれば、主治医判断で、緩和を必要と判断された事例は68％でした。それまでは、がんは苦しい病気であるが、非がんはそうではない、という先入観が支配していましたが、「非がんでも緩和すべき症状がある」ことを在宅医療現場で裏付けた重要な知見です。そして、その苦しみの第1位は、呼吸困難感でした（「第4章 在宅における症状緩和」参照）。また、わが国の在宅医療現場において、主治医が6カ月以内に死亡するとも予測できなかった患者が3割程度いることも判明し、予後予測の困難さも明らかになりました。

3 非がん疾患における緩和ケアで使用される技術

詳しいことは成書に譲りますが、大まかに次のような特徴があるといえます。

・非がん疾患における緩和ケアは、原疾患の治療継続が症状緩和においても重視される点が、がんの場合と異なる。

・痛み、呼吸困難、食欲不振・吐き気などに対して、それぞれの薬物療法や酸素投与、NPPV（Non-invasive Positive Pressure Ventilation）などを行うのみならず、抑うつ症状などの精神症状への薬物療法等による対応、リハビリテーションなどを併用する点は、がんと同じである。

・医師、看護師のみならず、多職種でのアプローチが重視される点も、がんと同じである。

現在、わが国の医療保険制度では、麻薬使用は基本的には「がん」に限定されており、「非がん疾患」に使用できる薬物は、モルヒネ各種製剤と、経皮吸収剤であるフェンタニル（パッチ）のみです。

●引用文献

1) Lynn J：Perspectives on care at the close of life. Serving patients who may die soon and their families：the role of hospice and other services. Case Reports. JAMA. 2001；285（7）：p.925-932.
2) 平原佐斗司：チャレンジ！非がん疾患の緩和ケア．南山堂；2011.
3) 平原佐斗司：認知症ステージアプローチ入門．中央法規；2013.
4) 津田 徹，平原佐斗司：非がん性呼吸器疾患の緩和ケア．南山堂；2017.
5) 平原佐斗司，桑田美代子：認知症の緩和ケア．南山堂；2019.
6) 大石醒悟，高田弥寿子，竹原歩，平原佐斗司：心不全の緩和ケア：心不全患者の人生に寄り添う医療．南山堂；2020.
7) 服部洋一：米国ホスピスのすべて：訪問ケアの新しいアプローチ．In：黒田輝政監修：シリーズ生と死を考える7．ミネルヴァ書房；2003.
8) Goldman A, Hain R, Liben S：Oxford Textbook of Palliative Care for Children. Oxford University Press；2006.
9) 平原佐斗司，他：非がん疾患の在宅ホスピスケアの方法の確立のための研究．2006年度 在宅医療助成公益財団法人勇美記念財団助成研究.

4 アドバンス・ケア・プランニング 関連活動の動向

1 人生会議 (Advance Care Planning；ACP)

　厚生労働省は、ACP を「最終段階における医療・ケアについて、前もって考え、家族や医療・ケアチーム等と繰り返し話し合い、共有する取組を "アドバンス・ケア・プランニング（ACP)" と呼びます」と記載しています[1]。また、ACP については、その愛称を厚生労働省が募集し、応募された中から「人生会議」という名称が選ばれ、これが ACP を示す言葉として使用されています。

　日本医師会は、「将来の変化に備え、将来の医療及びケアについて、患者さんを主体に、そのご家族や近しい人、医療・ケアチームが、繰り返し話し合いを行い、患者さんの意思決定を支援するプロセスのことです。患者さんの人生観や価値観、希望に沿った、将来の医療及びケアを具体化することを目標にしています」と記載しています。

　ACP を制度化している英国では、その方法をゴールド・スタンダード・フレームワーク（Gold Standard Framework：GSF） と呼び、5 段階の ACP 実践指針を出しています（表1)[2]。

　ACP は、患者本人が、意思決定能力のあるうちに、意思決定できない状況に

表1　GSF での ACP 5 段階

- 考えましょう
  未来について考えましょう。何があなたにとって大切か。あなたが病んだとき、どんなことに起きてほしいか、起きてほしくないか。

- 話しましょう
  家族や友人と話しましょう。自分の意思を表明できる力を失ったときに、代理人として代弁してくれる人を選び、その役をお願いしましょう。

- 書き残しましょう
  ACP についての考えや代理人に関しての考えを書き残し、大切に保管しましょう。

- 話し合いましょう
  主治医や看護師、介護者と、あなたの ACP について話し合いましょう。「蘇生」を希望するか、また、「その後の更なる治療の打ち切り」を希望するかを話し合っておきましょう。

- 知らせましょう
  ACP に関する情報を、あなたの大切な人に知らせましょう。また、定期的に見直して知らせましょう。

（翻訳；和田忠志）

置かれたときのために、自ら考え、家族や医療従事者とも相談し、可能な限り記載し、他者と共有しておくものです。

つまり、ACPは認知機能などが保持されているうちに考え始めるべきものです。「こんな元気な人にそんな話をするんですか?」とその質問に驚いてしまうので、「サプライズ・クエスチョン」と呼ばれます。したがって、ACPを考える段階の患者は、外来通院中など比較的健康で活動的であるから、訪問看護師がその段階の患者に出会うことは少ないと思われます。むしろ、認知機能や身体機能が衰えたあとの患者に出会うことが多いでしょう。それゆえ、患者がたどったACPの歴史を知り、意思を実現することが重要です。

ACP実践のガイドラインとして、2018(平成30)年3月に、「人生の最終段階における医療・ケアの決定プロセスに関するガイドライン」が厚生労働省より出されています[3]。

●引用文献

1) 厚生労働省：人生会議(ACP)普及・啓発リーフレット. 厚生労働省ホームページより.〈https://www.mhlw.go.jp/content/10802000/000536088.pdf〉[2024.6.20 確認]
2) Gold Standards Framework：Advance Care Planning. Gold Standards Framework ホームページ〈https://www.goldstandardsframework.org.uk/advance-care-planning〉[2024.6.20 確認]
3) 厚生労働省：人生の最終段階における医療・ケアの決定プロセスに関するガイドライン. 平成30年3月14日. 2018.

5 訪問看護師への期待

　中井久夫は「治せない患者は多いが、看護できない患者はほとんどいない」と書いています[1]。在宅看護は治すことのできない重い障害や疾患を持つ療養者を看ますが、重ければ重いほど看護師中心のケアが有効です。その意味で、看護師中心の在宅医療の展開があってよいと考えます。訪問看護事業所では、深く患者に信頼され、高度な看護とケアを提供するところがあります。このような活動をモデルとした「看護を中心にした在宅医療推進」があってよいと考えます。

◆ 訪問看護ステーション制度の創設

　1992年の「老人訪問看護ステーション制度」創設前から、「訪問看護」は意欲的な医療機関で行われてきました。聖路加国際病院では、戦前から訪問看護を実施していたといいます[2]。2000年の介護保険施行後、在宅ケアに幅広い職種が参入しましたが、なお、看護師の役割は決定的に大きいといえます。

　訪問看護ステーション制度（1994年〜）以前は、看護師は「医師の存在下」で医療行為に従事していました。この制度は、「看護師の専門的判断」を制度として認めたものと筆者は認識しています。「医師と別の屋根の下で活動する」ことを国が認め、看護師の裁量を拡大したのです。

　訪問看護ステーションは、「看護師の開業」です。有力な訪問看護事業所には、「まず看護師が患者に選ばれ、看護師が適切な医師を紹介する」という活動を筆者は期待します。医師も患者にステーションを紹介しますが、ステーションも医師を紹介するのです。また、訪問看護ステーションが主体となって在宅医療を展開し、「在宅医を助ける」のもよい形態です。筆者が知る有力なステーションは、地域の患者や事業者に深く信頼され、そのような活動を行っています。

◆ 在宅ケアにおける看護師のスキル

　筆者は他の職種に看護師を紹介するとき、表2を提示して説明しています。

　在宅看護の対象者は虚弱な高齢者または障害者であり、24時間にわたり状態の変化がありえます。また、自宅で最期を迎えたい方も多くいます。それゆえ、看護師が24時間対応を行う意義は大きいのです。

　24時間対応する訪問看護事業所が存在すれば、その地域に医療依存度の高い患者が退院してきますが、存在しなければ、そのような患者は退院できません。看護師は、利用者にいかなる重い疾患があってもケアを円滑にできる点において最強のワーカーです。そして、訪問看護師は、通常、単独で患者を訪問するため、十分な、単独での判断力、基礎看護ケア技能を有することが望ましいのです。

　患者に看護的アセスメントを下し、「医師に訪問を依頼」「病状に応じて自らの

表2　訪問看護とは何か（筆者がさまざまな職種に伝えるときのスライド）

- 看護師が自宅を訪問してケアを行う
- 身体チェックや緊急対応、食事、排泄、清潔ケア、看護師ならではのリハビリテーションを行う
- 経管栄養利用者、人工呼吸器装着者、気管切開を有する患者、褥瘡患者、がん末期患者など医療依存度の高い患者への医療的ケアを行う
- ケアマネジャーや他職種と連携しての療養環境整備を行う
- 本人や家族の意思決定を支援しながら在宅生活全般を支え、最期までの支援を行う

訪問計画を変更・調整」「医療の観点からケアの全体像を組み直すべくケアマネジャーに助言」などを行います。

◆ 臨時訪問と定期訪問

　訪問看護は、大まかに、臨時訪問と定期訪問とに分かれます。

●状態不安定な患者に対して

　患者病状変化時の臨時対応で、看護師は適切な「アセスメント」を通じて医師と連携します。医師に診察を依頼すべきかどうか、どれほどの緊急性で依頼するかを、看護師が判断することが望ましいと思います。また、全身状態の変化があるとき、訪問入浴介護や、心肺機能の負担を伴うリハビリテーション（以下、リハ）などを、どう実施すべきかを判断するのも看護師の重要な役割です。

●状態の安定した患者に対して

　定期訪問看護でも、医療依存度の高い患者の場合、看護師のアセスメントに従ってその時々のケア内容を決定できます。人工呼吸器、中心静脈栄養、経管栄養、腎・膀胱留置カテーテルなどの利用者、褥瘡患者などでは、ケア全体の構築に看護師が深くかかわることが望ましいと考えます。

　リハ的対応でも、全身状態を把握しつつリハを実施するのは看護師であり、リハスタッフも看護師と連携することで安全にリハを実施することができます。

◆ 療養環境整備

　ナイチンゲールの時代から「療養環境整備」は看護師の本領です[3]。訪問看護が行われている人の部屋は、行われていない人の部屋とは全く違うことは、一目瞭然です。

　屋内清潔の維持、通風や空調への配慮と屋内温度・湿度管理、食器などの保管や適切な器具などの配置、排泄や保清（入浴を含む）を円滑に行うための必要物品の確保や配置、安全な療養者の移動動線の確保、患者の身体機能に適した福祉用具導入、褥瘡患者などにおけるポジショニング実施のための整備、医療機器や医療材料の供給と配置など、看護師を中心に整備すべき療養環境は多くあります。

　看護師は、患者の病状や身体機能に合わせて、療養環境整備をケアマネジャーやリハスタッフ、福祉用具専門相談員などと協働して行うことで、快適な在宅療養を実現するでしょう。

◆ 意思決定支援

●「真の希望を聞く」かかわり

看護師は、医師よりも患者や家族との接触時間が長く、「人となり」や家族背景を深く知りうる立場にあります。医師よりも権威的敷居が低く、葛藤や感情の吐露を行いやすい立場といえます。その意味で、しっかりした対人スキルを持てば、訪問看護師は本人や家族の精神的なサポートや的確な介入が可能となります。

患者は、対話する相手によって、真実の希望、真実の不安を吐露できるかどうかが異なります。その意味で、信頼された訪問看護師は患者の真意を聴取できる有利な立場にあります。また、虚弱な高齢者や認知症の人では、体調の良しあしなどにより、有効な会話が成立するかどうかが決まることがあります。看護師はアセスメント能力を持ち、患者の体調変化に合わせた対話を行うことでしょう。

意図的に「本音を言わない」患者もいます。特に家族に対する配慮（気兼ね、迷惑をかけたくない思い）から、真の希望を語らないことは珍しくありません。真の希望を語らないことを美意識とする人もいます。ことに、「慣習・規範・道義に反する希望」（愛人と最期を迎えたい、配偶者の墓に入りたくない、など）を持つ場合は、特定の親族や友人のみに本音を語ることもあります。この意味で、ACPを「人生会議」と呼ぶことに筆者は抵抗を感じています。医療従事者を含めて、「多人数で本人と会議」を開いてしまうと、本人は本音を語らず、むしろ医療従事者の意見に同意しそうに感じるからです。特に、社会慣習・規範・道義に反する（情緒的）希望は、そのような席上で語られない可能性が高いといえます。

このような、複雑多様な「意思と意思表示の思惑」がある中で、看護師が本人の配慮・遠慮・負い目・羞恥心・秘密をも察知し、可能な限り、意思の実現を支援することは有意義です。

●多くの看護師が実践している「Late Care Planning；LCP」

LCPは筆者の造語です。「在宅療養を開始するだけでも不安」な患者や家族がいます。このような方の在宅医療導入時に「自宅で最期までやりますか」という問いは危険です。「ただでさえ怖がっている人に、もっと恐ろしい話をもちかける」ことだからです。「とりあえず始める」で差し支えないと筆者は考えます。

退院前カンファレンスなどで、特にがん患者において「最期まで見通したうえで、そこに至る方針を討論しないと、よい方針は立てられない。自宅看取りをどうするか、本人・家族の希望を明確に聴取して、道程の方針を決定すべき」などと、一見、理路整然とした意見を語る方がいますが、筆者は必ずしも賛成しません。

退院・在宅療養開始にすら強い不安を持つ患者・家族に、「自宅で最期までやりますか」と、より心理的負担の大きな問いをすると、在宅療養開始そのものを躊躇・断念する可能性があります。筆者は、最初は「とりあえず始める」で差し支えない、と先に書きました。「最期まで自宅でやるかどうか」をあえて決めず、まずは、在宅療養生活を「体験する」ことが重要だからです。

在宅療養開始後、訪問看護師などを中心に、本人・家族に、信頼蓄積をもとに、在宅療養の方法を伝えながらケアをしていくと、「本人の療養スキル」「家族の看護・介護スキル」が向上していきます。本人・家族は、看護師・医師・ヘルパーなどから療養の具体的方法を教えてもらい、次第に療養技量を上げていきます。

また、医療トラブルを乗り切る体験も貴重です。在宅療養を開始すると、発熱、疼痛、嘔吐・下痢、転倒など、さまざまな医療トラブルが発生します。それらの医療トラブルは、実は、訪問看護師に相談すると多くは解決可能ですし、場合によっては、訪問看護師と訪問診療医の連携によって解決可能なことを患者・家族は身をもって体験します。この「医療トラブルを自宅で乗り切る」体験蓄積も、患者・家族の自宅療養に対する自信と確信を高めます。そして初めて、どのような療養生活が可能かを自覚でき、自宅療養をしながら「何をしたいのか」という真の希望を語れるようになっていきます（実は、本人・家族・支援者が実感・直観していれば、語る必要すらないこともあります）。これが在宅療養における「意思決定支援」であると考えます。そのプロセスの中で、「最期まで自宅にいる」「最期まで自宅で看る」ことを決める人が多いといえます。

つまり、体験蓄積を通して思いが明確になり、意思表示が可能になっていくのです。最初は「自宅で看ることができるでしょうか」と心配していた家族が、「やれそうだ」という実感を手にできる。「最初に決めた一直線の道程」ではなく、看護師らのかかわりにより、本人・家族の体験が深まり、「人生がポジティブに変化する道程」が生み出されるのです。

したがって、その都度、本人や家族の受容を促す、あるいはエンパワーすればよいのであって、「最初から決めにくいことを決める」必要はないのです。「決めるべきことを、決めるべき時期に決める」ということです。このようなかかわりも、意思決定支援の一側面であろうと考えます。

◆ 退院支援へのかかわり

● 患者が自宅療養を選択できるように

在宅患者の多くは、病院で発生します。したがって、病院スタッフの役割は非常に大きいといえます。また、病院スタッフが「この患者は自宅で療養できそうだ」という感触を持てなければ、「自宅に帰る」選択肢を提示できません。病院スタッフは、その場合、転院・施設入所という提案をする可能性があります。そして、家族も「重い病気だから絶対に在宅療養は無理」「家には設備もないし、家で療養なんて考えられない」と考えることが珍しくありません。でも、本人は「家に帰りたい」場合にどうするのでしょうか。病院のスタッフが訪問看護師に相談すると、「実は帰ることができる」とわかることがあります。

筆者は、病院の医師や看護師に「本人が希望する場合、病院スタッフが絶対無理だと思っても、在宅スタッフに相談してみる価値があります。訪問看護師や在宅医療を行う医師に相談してください」と語ることにしています。

●退院時カンファレンスの活用

　訪問看護師の能力・機能やその豊富な仕事内容が、病院スタッフにも地域のケアマネジャーにも十分認知されていないことは、誠に残念です。このような意識のギャップを埋めていく必要があります。そのためにも、訪問看護師には「退院時カンファレンス」にぜひ出席していただきたいと思います。一歩進んで、訪問看護師が、退院調整に困っている患者の相談に乗れるようになれば理想的です。

　また、退院時カンファレンス時に、「退院後の療養生活に不安を持つ患者や家族と訪問看護師が対話する」ことに大きな意義があります。つまり、訪問看護師が、「どのように自宅で療養すれば、首尾よく療養生活が送れるか」「在宅療養の場でどのようなケアを行えばよいか」を、本人や家族に語るのです。それにより、本人や家族は療養の道筋が開け、大きく安心できる可能性があります。

◆ 非がん疾患の緩和ケアへのかかわり

　がん患者の場合は、①苦痛緩和方法が定式化され、②予後が明確なので、本人家族ともに覚悟を決めていることが多く、③在宅療養期間が比較的短期であるために「短距離走を走り切る」感じで家族が介護できることが多い、と言えます。

　一方、非がん患者の場合は①疾患によって苦痛が異なるとともに苦痛緩和の方法が定式化されておらず、②予後は疾患ごとにバリエーションがあり、かつ、予測困難なことも多く、③在宅療養期間がしばしば長期で家族が疲弊しやすい、という特徴は、最期までの自宅療養を困難にするファクターでもあります。しかし、がんと異なり、長期の経過の中で、本人・家族の希望を繰り返し対話ができること、本人・家族の受容までに長い時間が与えられることなど、利点もあります。

　在宅医療を行う医師には、がん患者に在宅医療を実施することに抵抗がある場合でも、非がん患者への在宅医療には抵抗のない場合があります。その意味でも、非がん患者の緩和ケアは有利であると言えます。

　非がん患者の訪問ケアは、広い意味では、すべてが緩和ケアといっても過言ではありません。いわゆる「スピリチュアルペイン」は非がん患者にもあり、その意味で、その経過の中で、本人の苦悩に寄り添い、家族の疲弊を軽減すべく支援していくことについては、訪問看護師が重要な役割を負っていると考えます。

◆ 訪問看護現場を安全な職場にするために

　わが国において在宅医療は、官民を挙げて推進されています。筆者が危惧することは、誰もが「在宅医療のポジティブな側面」ばかりを述べることです。しかし、在宅医療現場は看護師たちにとって危険な労働現場でもあります。

　24時間オンコールを受け持つ看護師が1人だけであるような訪問看護事業所は珍しくありません。在宅医療現場では、看護師の「腰痛」保持率は8割程度と推測されています。「針刺し事故」に至っては、病院看護師に比較して訪問看護師は無防備な状況と言っても過言ではありません。「犬に噛まれる」などの動物事故なども散見されています。

つまり、「訪問看護労働は危険」なのです。筆者はこの「訪問看護の影の部分」に心を痛めてきました。「在宅医療の効用」の部分、訪問看護でいえば「光の部分」のみが論じられ、危険性をクリアする方策がしっかり論じられないならば、在宅医療・看護が推進されても、そこは遅れた医療現場ということになります。

暴力被害に関しては、以前から知られていましたが、多くの専門職団体がその問題を取り上げてきませんでした。2019 年に、全国訪問看護事業協会が、ついに、利用者やその家族からの暴言・身体的暴力・セクシュアルハラスメントなどの暴力行為についての報告書をまとめ、一定の進展を見ました[4]。

また、厚生労働省は 19 年ぶりに「職場における腰痛予防対策指針」を改訂し、医療介護労働における踏み込んだ指針を提示しました（2013 年 6 月 18 日発表）[5]。腰痛などの身体的損傷に着目し、在宅医療現場において、いかに「持ち上げない（no lifting）看護・介護」を実現するかについて、訪問看護師も意識を傾けてほしいと思います。在宅医療現場でも、スライドボード、スライドシート、リフトなどを用いることで、看護師の身体的な損傷を少なくして、患者を円滑に移動させることができます。また、それらの器具を使用することで、家族介護者の身体的な負担を軽減でき、療養者本人がエンパワメントされます。

筆者らは 2015 年から千葉県松戸市において、松戸市在宅医療連携拠点事業として「在宅医療従事者（医師および看護師）に対する針刺し切創・血液体液曝露発生時初期対応マニュアル」運用を開始しました。これは、松戸市全域で在宅ケアに従事する看護師に対して、松戸市立総合医療センターとの連携のもとに針刺し事故対応を行う事業です。すなわち、24 時間 365 日、いつでも針刺し事故を受傷した看護師の相談に応じ、必要があれば「HIV 予防薬投与を含めた病院と同じ水準の針刺し事故対応」を看護師に対して保証するものです。

訪問看護師が安全に働けるような職場環境の整備につき、訪問看護ステーション管理者、行政担当者、看護関係専門職団体の尽力に期待したいと思います。

◆ おわりに ——訪問看護師の量産を望む

最後に、訪問看護師を量産すべきであることを述べておきたいと思います。訪問看護師こそが、在宅ケアのメインプレーヤーです。その訪問看護師が足りないことはだれの目にも明らかでしょう。訪問看護師を量産することなしに在宅医療推進はあり得ないと、筆者は考えています。行政も専門職団体も「訪問看護師量産」に力を尽くすべきであると思います。

●引用文献

1) 中井久夫：新版 精神科治療の覚書：からだの科学選書. 日本評論社；1982.
2) 佐藤智：在宅老人に学ぶ. ミネルヴァ書房；1983.
3) Florence Nightingale：Notes on Nursing.（フローレンス・ナイチンゲール：看護覚え書き.）
4) 全国訪問看護事業協会：訪問看護師が受ける暴力・ハラスメントに関する調査・研究事業　報告書. 平成 29 年度・平成 30 年度 全国訪問看護事業協会研究事業. 2019 年 3 月. 2019.
5) 厚生労働省：職場における腰痛予防対策指針及び解説. 厚生労働省ホームページより.

第2章

ターミナルケアのキーワード

第2章　ターミナルケアのキーワード

1 ターミナルケアをめぐる言葉

　「末期がんの患者さんなので、ターミナルケアをお願いしたい」と訪問看護の依頼があったとき、あなたは末期がんという状態や、ターミナルケアという言葉の定義を理解したうえで情報を聞き取っていますか。「ホスピスケアを受けたいが、どこか入れるところはないか」と相談を受けたとき、「ホスピスケアは施設に限らず、在宅でも提供できる」という選択肢を伝えられていますか。

　療養者から「自分は今治療中だから、緩和ケアは必要ない」と言われたとき、「つらい症状をやわらげることは治療するうえでも大切で、緩和ケアは早期からニーズに応じて提供されるもの」と説明できますか。

　がんなどの終末期に提供されるケアについては、"ターミナルケア"のほかにも"ホスピスケア""緩和ケア"など、さまざまな言葉が登場します。これらの言葉は共通認識のもとで使われているようにみえて、実際にはその言葉を用いる人ごとに意味が異なっていることがあります。時代によって定義や考え方そのものが変わることもあり、医師や看護師を含む医療職でさえ、誤った認識でいる場合があるのです。しかし、終末期を支えるチームのメンバーが使う言葉の定義がそれぞれ違っていると、目指すゴールがずれてしまいます。

　ここでは、ターミナルケアをめぐる言葉の定義を明確にすることで、私たち訪問看護師が提供する終末期のケアのあり方を確認していきます。療養者と家族が希望に合った療養生活を選択できるようにするためにも、療養者と家族、そして他職種と「使う言葉」を共有していくことが大切です。

1 ターミナルケア

● 死にゆく過程にある人が生ききるためのケア

　ターミナルケアは、「1950年代からアメリカやイギリスで提唱された考え方で、人が死に向かってゆく過程を理解して、医療のみでなく人間的な対応をすることを主張した」[1]ケアといわれています。

　ターミナルケアは「医学的に治る見込みがないと診断され、数カ月以内に死亡すると予測される患者に対して行われる」とされています。積極的な治療を行う時期から、終末期の医療・ケアへと切り替えるという考え方です。

　かつて終末期の医療は、治癒を目指した医療がその目的を果たせなかったという意味で「敗北の医療」のようにとらえられていた時代がありました。医療者の

18

中には、できることがなくなってしまったように思い、終末期の療養者にかかわることに後ろめたさや気まずさを感じる人がいたかもしれません。一方、療養者は、治療できない病状になったことで、医療から見捨てられてしまったように感じる人も少なくありませんでした。私たちは、たとえ治癒が見込めず、死にゆく過程にあるとしても、その療養者を1人の人として尊重し、その人らしく生きるために必要な医療とケアを最期まで提供することを保証する必要があります。

そもそも看護は、ナイチンゲールが言うように「患者の生命力の消耗を最小にするように整えること」「自然が患者にはたらきかけるに、最も良い状態に患者をおくこと」[2]を目指す専門職です。疾患そのものを対象とするのではなく、健康な人から終末期の人まで、あらゆる健康レベルの「人」を対象としています。訪問看護では、日ごろから療養者の過去、現在そして今後の見通しをアセスメントし、"その人にとって"どのような医療・ケアが生命力の消耗を最小にし、その人の持っている力を最大限に生かすことにつながるのかを考えます。

看護にとって、死にゆく過程を支えるターミナルケアは、その人が生きることを支える延長線上にあり、「その人らしく生ききることを支えるケアである」といえるのではないでしょうか。

2 ホスピスケア

● ホスピスは場所ではなくケアの考え方（哲学）

ホスピスケアは、「1960年代からイギリスで始まったホスピスでの実践を踏まえて提唱された考え方で、死にゆく人への全人的アプローチの必要性を主張した」[1]ケアといわれています。

ホスピスの起源は、中世ヨーロッパでキリスト教の巡礼者を保護し、そこで力尽きた旅人を看病したり看取ったりした教会や施設にあります。近代のホスピスは、1967年にイギリスの医師であるシシリー・ソンダースが開設したセントクリストファーホスピスが基礎となり、世界中に広がっていきました。1977年にアメリカで設立された全米ホスピス協会（NHO）は、ホスピスケアの基準（1979年）を表1・表2のようにまとめています[3]。

NHOの基準で特に注目したいのは、基準③（表2）の「施設と在宅との連続性かつ統合性が保障されたケアを提供する」という点です。

日本のホスピスケアは1981年に初めて聖隷三方原病院で提供され、施設ホスピス（ホスピス緩和ケア病棟／施設）を基盤に発展してきた歴史があります。診療報酬上の施設基準（緩和ケア病棟入院料）においては、その対象は「主に悪性腫瘍と後天性免疫不全症候群（AIDS）の患者」とされています。

しかし、欧米のホスピスは対象疾患を限定しておらず、慢性疾患の末期や高齢

第 2 章　ターミナルケアのキーワード

表 1　ホスピスケアの基本的な考え方、哲学（NHO）

①ホスピスケアとは、死が間近い状態であることを正確に認識している患者と家族に提供されるケアである
②医療処置の基本的な考え方は、症状緩和のみを行うことである
③症状緩和の中心は痛みの緩和であるが、その基本は "痛みの予防" である
④患者と家族は、学際的なチームケアで支えなければならない
⑤家族と友人の積極的なかかわり、役割を大切にしなければならない
⑥ボランティアがチームの一員として、積極的にケアへ参加しなければならない

（川越厚：がん患者の在宅ホスピスケア．医学書院；2013，p.7.）

表 2　ホスピスケアの基準（NHO）

①対象患者は疾患を問わないが、末期患者であることが必須である＊
②患者と家族を 1 つの単位（a unit of care）とみなして、ケアを提供する
③施設と在宅との連続性かつ統合性が保障されたケアを提供する
④ 24 時間、週 7 日間の切れ目のないケアを提供する
⑤学際的なチームでサービスを提供する
⑥肉体的・精神的な不快を対象とした緩和ケア、支持ケアを提供する
⑦遺族を対象とした死別期のサービスを提供する
⑧スタッフや患者と家族を対象とした教育プログラムを充実させる
⑨ボランティアの積極的な参加がある

＊注：保険診療上、日本の場合は緩和ケアの対象は「がん」と「AIDS」に疾患が限定されているが、米国では神経難病、慢性閉塞性呼吸不全などの末期患者をも含んでおり、疾患の種類を問わない。また、わが国の場合、緩和ケア病棟入院基準から "末期" という限定は削除された。

（川越厚：がん患者の在宅ホスピスケア．医学書院；2013，p.7.）

者の末期も含まれており、施設だけでなく在宅でも提供されるのが通例です。

● 在宅ホスピス緩和ケアの基準

　日本の在宅ホスピスケアについて、日本ホスピス緩和ケア協会は在宅ホスピス緩和ケア評価基準検討会を設置し、2010 年に「在宅ホスピス緩和ケアの基準（Ver.6）」[4]（表 3）を発表しました。

　この基準にあるとおり、在宅ホスピスケアは単に麻薬を処方できる医師と看護師などの多職種がかかわっていれば成立するというものではありません。「在宅ホスピス緩和ケアチーム」として基準を満たし、質の高いケアを提供していくための道のりには、個々の訪問看護ステーションの状況や地域の医療事情など、さまざまな課題があると思います。しかし、この基準を「めざす目標」としてイメージし、たとえ完璧ではなくともホスピスケアの考え方をチームで共有する努力をしていくことは、今日からでもスタートできます。

　少なくとも、「がんの最期はホスピス（施設）しか行くところがない」と考えている療養者や家族に出会ったときは、「ホスピスケアは場所ではなく、考え方

1 ターミナルケアをめぐる言葉

表3　在宅ホスピス緩和ケアの基準

Ⅰ．基本理念	
1. 在宅ホスピス緩和ケアは、ホスピス緩和ケアの基本的な考え方に則り、在宅において患者およびその家族の生活を支え、価値観・死生観・思想信条・信仰を尊重するケアの提供を目指す 2. 在宅ホスピス緩和ケアは、地域で活動する専門職とボ	ランティア等で構成されるチームによって患者・家族の意思を重視したケアを提供する 3. 在宅ホスピス緩和ケアチームのメンバーは、ホスピス緩和ケアの理念と基本方針に基づいたケアの指針を共有する

Ⅱ．基本となる考え方	
1. 在宅ホスピス緩和ケアチームの要件と構成 　(1) チームの要件 　　①患者・家族のニーズに応じて、複数の事業所等から提供される医療、介護サービスで必要とされる職種を備える 　　②ケアマネジャー、ソーシャルワーカーなど相談支援の役割をもつスタッフがチームに参加する 　　③患者・家族の求めに応じてチームの組織・構成を明示する 　(2) チーム構成 　　①チームは、患者・家族のニーズによって適切なケアを提供するため、医療保険、介護保険等の制度を最大限活用し、柔軟に医療、介護、その他のチームメンバーで構成する 　　②基本となるチームメンバー……医師、看護師、薬剤師、歯科医師、介護士、ケアマネジャー、ソーシャルワーカー、作業療法士、理学療法士、栄養士など 　　③その他、患者・家族のQOLの改善を目指して様々な専門職やボランティアがチームを構成する **2. 在宅ホスピス緩和ケアチームの運営** 　(1) チームで共通の在宅ホスピス緩和ケアを実践するための手順書（マニュアル）を備える 　　①症状アセスメントツールを備え、チームで共有する 　　②在宅ホスピス緩和ケアの手順書は、チームを構成する全職域をカバーする 　(2) 患者・家族に対する心理的・社会的問題、スピリチュアルな問題での相談支援がなされる 　　①心理的・社会的問題、スピリチュアルな問題の評価をする	②心理的・社会的問題、スピリチュアルな問題での相談支援の記録をする 　(3) チーム内で患者や家族に関する情報共有の具体的手段を持つ 　　①定期的にかつ必要時、カンファレンスを実施する 　　②文書等確実な方法により情報を共有する 　　③緊急時連絡システム（24時間、365日対応）がある 　(4) 患者、家族、地域住民の生活文化を尊重し、地域社会から学ぶ姿勢をもつ 　(5) 在宅ホスピス緩和ケアチームのケアの質を改善する方法を持つ 　　①チームで必要時に患者のケアについて検討を行い、QOLの評価を行う 　　②チームで在宅ホスピス緩和ケアに関する定期的な教育研修を実施する 　　③在宅ホスピス緩和ケアの質の向上のための研究活動を行う、または、研究活動に協力する 　　④チームで必要時に倫理的検討を行っている 　(6) その他 　　①地域で在宅ケアを行う診療所、事業所等の医療・介護従事者、学生、看護学生および臨床研修医、ボランティア等に教育研修の場を提供する 　　②市民への啓発活動を積極的に行う 　　③地域でホスピス緩和ケアネットワーク作りを実践する **付記事項……今後の検討事項として以下の二つを挙げる** 　(1) 在宅ホスピス緩和ケアを受ける患者の標準化された登録書式を作成する 　(2) 遺族によるケアの質の評価の調査に協力する

（日本ホスピス緩和ケア協会：「在宅ホスピス緩和ケア基準」報告書. 2010. 日本ホスピス緩和ケア協会ホームページより.）

　なのです」と話してみてください。在宅療養を支える側の専門職から「自宅でもホスピスケアの考えに基づいた（あるいはそれに近い）ケアを受けることができますよ」と伝えることは、とても大切です。

　療養者と家族が限られた時間をどのように過ごすかを考えるときに、その選択肢を広げる提案をしていくことは、より能動的な選択とかけがえのない時間をもたらすきっかけとなるでしょう。

第2章　ターミナルケアのキーワード

3 緩和ケア

● 病気の初期からでも提供されるという新しい定義

　緩和ケアは、「1970 年代からカナダで提唱された考え方で、ホスピスケアの考え方を受け継ぎ、国や社会の違いを超えて人の死に向かう過程に焦点をあて、積極的なケアを提供することを主張し、WHO がその概念を定式化した」[1] といわれています。

　WHO による緩和ケアの定義は、1990 年と 2002 年に大きく変更されています。1989 年までの定義では、「緩和ケアは治癒を目指した治療が有効でなくなった患者に対するケア」とされていました。そのため、病気が治らない状態、つまり末期にならないと緩和ケアを受けることができない、あるいは緩和ケアを受けるということは末期の状態である、という考えが長らく定着していました。

　しかし、1990 年には「緩和ケアとは、治癒を目指した治療が有効でなくなった患者に対する積極的な全人的ケアである。痛みやその他の症状のコントロール、精神的、社会的、そして霊的問題の解決が最も重要な課題となる。緩和ケアの目標は、患者とその家族にとってできる限り可能な最高の QOL を実現することである。末期だけでなく、もっと早い病期の患者に対しても治療と同時に適用すべき点がある」[5] と変更されました（下線筆者）。

　さらに 2002 年には、「緩和ケアとは、生命を脅かす疾患による問題に直面している患者とその家族に対して、痛みやその他の身体的問題、心理社会的問題、スピリチュアルな問題を早期に発見し、的確なアセスメントと対処（治療・処置）を行うことによって、苦しみを予防し、和らげることで、クオリティ・オブ・ライフを改善するアプローチである」[1] とされています（下線筆者）。身体的・心理的・社会的・スピリチュアルな痛みを統合的にとらえたものを「全人的苦痛」といいますが、これについては次節で詳細を説明します（32 頁参照）。

　1990 年以降の新しい緩和ケアの定義の画期的なところとして、
①スピリチュアルな問題をケアの対象として明記したこと
②病期の早い段階においても適用されるものとし、早期の対処をうたったこと
③苦しみを予防するという積極的な視点が入ったこと
の 3 点が挙げられます。

　以前は発病（診断）とともに治療を開始し、進行あるいは再発する過程で「末期」とされ、その段階で緩和ケアへと「ギアチェンジ」すると考えられていました。しかし、現在では、緩和ケアは発病当初からニーズに応じて早期かつ積極的に提供されるものとなっているのです。過去の緩和ケアと現在の緩和ケアとの概念の違いを表すと、図 1 のようになります。

　また、日本ホスピス緩和ケア協会では WHO の定義に基づき、緩和ケアの内容

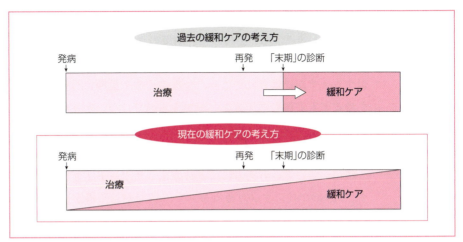

図1　過去の緩和ケアと現在の緩和ケアとの概念の違い

表4　WHOの緩和ケアの定義（2002年）に基づく緩和ケアの内容（11項目）

①痛みやその他の苦痛な症状から解放する
②生命を尊重し、死を自然の過程と認める
③死を早めたり、引き延ばしたりしない
④患者のためにケアの心理的、霊的側面を統合する
⑤死を迎えるまで患者が人生を積極的に生きてゆけるように支える
⑥家族が患者の病気や死別後の生活に適応できるように支える
⑦患者と家族（死別後のカウンセリングを含む）のニーズを満たすためにチームアプローチを適用する
⑧QOLを高めて、病気の過程に良い影響を与える
⑨病期の早い段階にも適用する
⑩延命を目指すそのほかの治療（化学療法、放射線療法）とも結びつく
⑪臨床的な不快な合併症の理解とその対応の推進に必要な諸研究を含んでいる

（日本ホスピス緩和ケア協会：ホスピス緩和ケアの歴史と定義．日本ホスピス緩和ケア協会ホームページより．）

として表4の11項目を挙げています。療養者や家族をはじめ、一般的にはまだまだ緩和ケアは誤解されていることが多く、医療者でも新しい定義を認識していないことがあります。11項目のうち、①多様な症状の管理に焦点を当てることや、⑥家族も対象にしていること、⑦チームでかかわるところなどは、ホスピスケアの考え方と共通しています。異なるのは、⑨早い病期でも適用されること、⑩延命を目的とした医療とも併用されるという点です。

　緩和ケアは、「治るか治らないかにかかわらず、必要に応じて提供されるものである」という認識を持つことが重要です。療養者や家族の中には、緩和ケアを末期のケアと思い、「まだ必要ない」と拒否する人が少なからずいます。反対に、"安楽死"と混同して「緩和ケアで早く死なせてもらえないか」と話す人に会ったこともあります。訪問看護師として、現在の定義に基づいた緩和ケアについてきちんと説明できるようにしましょう。

第 2 章　ターミナルケアのキーワード

　緩和ケアが目指すところは、⑤の患者が人生を積極的に生きていけるように支えること、⑧の QOL を高めて、病気の過程によい影響を与えることです。病期にかかわらず、必要なときに身体的・心理的・社会的・スピリチュアルな苦痛に対するケアが提供されてこそ、今後の治療や最期について本当に望むことは何かを療養者も家族も考えることができるのではないかと思います。

● サポーティブケア

　緩和ケアに近い考え方に、支持療法（サポーティブケア）という概念もあります。「1980 年代にアメリカやヨーロッパでがん治療から発展した考え方で、治療に伴う副作用の軽減や、リハビリテーションなど抗がん治療でないさまざまな治療を指しており、緩和ケアと重なる概念」[1] です。

　いずれにせよ、がん性疼痛だけでなく、心身の諸症状や治療に伴う副作用にきちんと対応することを医療者がまず認識する必要があります。また、延命や QOL の改善を目的とした治療やリハビリテーションも選択肢に含め、療養者のニーズに沿って適時適切につないでいくことが大切です。療養者と家族とのかかわりを通して、どのような医療やケアを選び、何を選ばないか、その人にとって何を大切にしていくか、といった個別の支援がケアチームの重要な役割となっています。

　ベストサポーティブケア（Best Supportive Care：BSC）とも表現され、カルテやサマリーなどに BSC と記載されていることがあります。

4 エンド・オブ・ライフケア

● 年齢・疾患・健康状態を問わず、全ての人に提供されるケア

　エンド・オブ・ライフケアは、「1990 年代からアメリカやカナダで高齢者医療と緩和ケアを統合する考え方として提唱されている。北米では緩和ケアはがんやエイズを対象としたものという理解があり、がんのみならず認知症や脳血管障害など広く高齢者の疾患を対象としたケア」[1] といわれています。末期がんの患者を含みつつ、いわゆる高齢者を対象としたケアです。

　このエンド・オブ・ライフケアについて、長江は表 5 のように定義しています。また、長江は「老いや病いを抱えながら地域社会で生活し続ける人々の暮らし方、家族との関係性や生と死に関する価値観、社会規範や文化とも関連した人間としての生き方を問う、あり方の探求であり、社会のあり様までも変えていこうとする考え方である」「『その人にとっての最善とは何か』という問い直しによる新たな医療提供の模索ともいえる」と述べています[5]。

　エンド・オブ・ライフケアは「その人の人生に関心を寄せ、その人の生活と必

1 ターミナルケアをめぐる言葉

表5 エンド・オブ・ライフケアとは

> 診断名、健康状態、年齢にかかわらず、差し迫った死、あるいはいつか来る死について考える人が、生が終わるときまで最善の生を生きることができるように支援すること
>
> 生活している人と身近な大切な人々と専門職者との合意形成のプロセスである。
> 以下の特徴を有している。
> 1) その人のライフ（生活や人生）に焦点を当てる
> 2) 患者・家族・医療スタッフが死を意識したときから始まる
> 3) 患者・家族・医療スタッフがともに治療の選択にかかわる
> 4) 患者・家族・医療スタッフがともに多様な療養・看取りの場の選択を考える
> 5) QOL を最期まで最大限に保ち、その人にとってのよい死を迎えられるようにすることを家族（大切な人）とともに目標とする
>
> そのためには、病気としてではなく、自分の生の一部としてエンド・オブ・ライフについて考え、周囲の人、大切な人と語り合う文化を創り出すことが重要である

（長江弘子：看護実践にいかすエンド・オブ・ライフケア：第2版. 日本看護協会出版会；2018, p.5.）

要な医療・ケアを結び付けていくという、看護の本質」を表す考え方です。

年齢、疾患、健康状態を問わず、療養者の人生に触れ、家族もケアしながら、ともに「その人らしく生きること」を支える訪問看護には、看護の原点があるといわれます。今後、がんや高齢化などにより未曾有の「多死」時代を迎える中で、訪問看護師は療養者一人ひとりのエンド・オブ・ライフケアについて、より意識的にかかわっていくことが必要です。

5 いつからターミナルケアと考えるか

● がんの治療段階を検討する

がんの治療法は年々進歩しており、外来通院で化学療法を行ったり、内服で抗がん剤を継続したりと、在宅で療養しながら治療する人が増えてきました。治療による副作用のケアや服薬の管理などで、治療段階から訪問看護師がかかわることも少なくありません。治療を続ける過程で、残念ながら病状が進行してしまう療養者について訪問看護師が悩むのは、「いつからターミナルケアと考えるか」ではないでしょうか。

最近では、療養者本人への病名の告知はかなり行われるようになってきました。しかし、予後はもちろん、がんの転移など現在の病状についても、きちんと説明されているかどうかは主治医や家族の考えによりさまざまのようです。

訪問看護師からみると相当に病状が進んでいるととらえるような医療情報があっても、家族でさえその深刻さや切迫性を認識していない場合もあります。仮に医師から説明を受けていても、がんの場合、亡くなる直前まで比較的 ADL が保たれていることが多いので、看取りについて準備する必要のある病状だとは実感しづらい面もあります。がんの治療段階については、表6のように考えることが

25

表6　がん患者に対する医療の種類

名称	最大目標	がんとの関係	医療者の心得	患者・家族の心得
根治治療	がんを完全に治す	がん細胞をゼロにする可能性あり	治療の徹底 治療の説明	がんと闘う覚悟 治療のための不自由はやむをえない
延命治療	体の延命	がんと共存 延命のためには闘う	療養者・家族の意思の尊重 治療限界の検討	症状の正確な把握 希望をきちんと述べる
ホスピスケア	人間としての延命	がんと共存 症状緩和のためにのみ叩く	療養者・家族の意思を最大限に尊重	納得した過ごし方を求める

(川越厚：在宅ホスピスケアを始める人のために. 医学書院：1996, p.6-8 より作成.)

できます[6]。表の概念を参考にしながら、療養者が今どの段階にあるのかを検討してみましょう。

● 療養者と家族が納得して過ごせるように

　根治治療と延命治療との違いは、がん細胞をゼロにする可能性の有無といえます。根治治療の段階では、治癒に向けた治療を受けられるようにすることがサポートの目的となります。根治することは難しいと考えられる段階が、延命治療です。延命を目的とした治療は行いますが、療養者・家族の意思や治療限界の検討が課題となります。療養者・家族が今ある症状や病状、受けている治療の効果についての情報を把握したうえで、今後どうしていきたいかをケアチームに伝えられるようにサポートしていきます。

　ホスピスケアは、症状緩和に焦点を当て、療養者と家族が納得して過ごせるようにすることが最大の目的です。

　緩和ケアは、がんと診断されたときから根治治療・延命治療・ホスピスケアまですべての時期で提供されます。

● 病期としての「末期」について

　ここで「末期のがん」や「がん末期」という言葉について整理しておきたいと思います。

　がんには病期があり、病期はがんの種類によって異なります。病期分類の一つである国際対がん連合の「TNM 分類」[7] では、原発腫瘍の大きさや広がり、周辺のリンパ節への転移の有無と広がり、遠隔転移の有無で評価し、0からⅣ期に分けられています（表7）。遠隔転移が認められる「ステージⅣ」は、がんという疾患の病期としては最終ステージ、つまり「末期」といえますが、がんの種類や個々の患者によっては必ずしも生命予後が限られる「終末期」を指すとは限りません。たとえば、大腸がんのステージⅣの5年生存率は23.3%、乳がん（女性）では38.8%、前立腺がんでは65.6%となっています[8]。延命を目的とした治療や緩和ケアを受けながら、仕事や療養生活を続けている人もいます。

表7 胃がんの臨床病期（ステージ）分類

		N0	N1	N2	N3
		リンパ節転移がない	1-2個	3-6個	7個以上
T1a	がんが粘膜固有層または粘膜筋板まで達している	I	ⅡA	ⅡA	ⅡA
T1b	粘膜下層まで達している				
T2	がんが固有筋層まで達している	I	ⅡA	ⅡA	ⅡA
T3	がんが漿膜下層まで達している	ⅡB	Ⅲ	Ⅲ	Ⅲ
T4a	がんが漿膜を超えて胃の表面に出ている	ⅡB	Ⅲ	Ⅲ	Ⅲ
T4b	がんが隣接する組織や臓器に達している	ⅣA	ⅣA	ⅣA	ⅣA
M1	肝、肺、腹膜など遠くに転移している	ⅣB	ⅣB	ⅣB	ⅣB

（UICC 日本委員会 TNM 委員会訳：TNM 悪性腫瘍の分類：第 8 版. p.63-66 を基に作成）

病期はあくまでがんの進行度を示すものであり、「ステージⅣ」（病期としての「末期」）と診断されたからといって「余命数カ月」（生命の終末期）とは限らないという認識は、共有しておく必要があります。

● 療養者・家族と医療職との情報共有を支援する

終末期に限らないエンド・オブ・ライフケアの視点でとらえると、誰もがエンド・オブ・ライフケアの対象です。最善の生を生きるために、どのような治療を選択していくか、どこで療養し、看取りの場をどのように選択していくか、が大きな課題となります。

この選択を療養者・家族・医療職が考えていくためには、まずは病状についての情報共有が必要です。しかし、同じ情報に対しても、どのように解釈し対応するかは、医療職の間でさえ認識が異なるかもしれません。治療を継続して延命を図る段階と考えるか、症状の緩和を最優先とする段階と考えるか、選択肢を提案する基準は、個々の医師の考え方にもよるのが現状のように感じます。医療には不確実性があり、その人にとって治療が功を奏するかどうか、どのような結果をもたらすかは誰にもわからないという面があります。

そのため、どの段階で「自分らしく過ごすことを最優先にする」という「選択肢」を療養者・家族に提示するのか、誰が伝えるのか、が課題です。

● 看護師ができることとは

延命治療の段階で、「もう治療の限界がきました。これからは症状の緩和に徹しましょう」という「医学的診断」を下すことは、医師にしかできません。しか

し、私たち訪問看護師は「療養方針の選択肢」を「提案」することはできます。病状が進行して衰弱し、食事量も相当に減っている中でも化学療法のために通院し、帰宅後は疲れ果ててわずかな食べ物すら口にできない、という療養者に会うことがあります。そうした場合に、治療の継続が本人の心の支えにもなっているかもしれないことを理解しつつ、「次回は（今後ずっとではなく）治療をお休みして、もう少し体力の回復をみてからにしてみるのはいかがですか」と声をかけてみるのも1つの方法です。「外来のときに、主治医にご相談してみてはいかがでしょう」「治療後のお家での様子も報告したいので、私たちからお伝えしてもよいですか」と、療養者が体調や治療について医師と相談することを後押ししたり、必要に応じて代弁したりすることは看護師の役割です。

　私たちの目的は、「治療を終わらせること」「治療をあきらめさせること」ではありません。「生命力の消耗を最小にし、その人自身が持っている力を最大限に発揮させる」ためにはどのような「療養上の選択」があるのか、その選択肢を提供し、意思決定を支援することです。そのために、医師の病状認識と治療に対する評価について確認し、在宅での状況を伝え、治療のあり方について医師・療養者・家族が再検討する機会をつくります。療養者と家族が治療の継続を希望したときには、継続的な医療情報の共有と選択の機会があったうえで、納得して過ごせるよう、その後も状況に応じた選択を支援していきます。

　根治か、延命か、症状緩和に徹するか、これらは「医学的診断」を基盤としながらも、その境界は必ずしも明確なものではありません。どのような医療を受けてどのように過ごすかは、療養者や家族にとって、どのように生きるかという「人生の選択」といえます。正解はなく、葛藤もある中で、ほんの少し手を差しのべて「選択の機会」を提供し、療養者と家族の選択の過程を支えていくことは、訪問看護師が担える大切な役割なのではないでしょうか。

6　アドバンス・ケア・プランニング（ACP）

●「もしも」のときのことを繰り返し話し合う

　厚生労働省は、"人生の最終段階の医療やケアについて、本人や家族等や医療・ケアチームと事前に繰り返し話し合うプロセスを「アドバンス・ケア・プランニング（ACP）」[9]" とし、2018年にACPの愛称を「人生会議」と決め、普及・啓発を行っています。

　ACPはAdvance Care Planningの略で、advanceは「前もって」、careは「医療やケア」について、planningは「立案すること」という意味です。「将来の意思決定能力の低下に備えて、今後の治療・ケア・療養に関する意向、代理意思決定者などについて、価値観や選好を共有すべく、患者・家族、そして医療者があ

らかじめ話し合うプロセス」を指します[10]。ACP は 1990 年代のアメリカにルーツがあり、終末期における意思決定として何を決めたかという「内容」ではなく、意思決定支援の「プロセス」を重視します。

ACP は、「繰り返し話し合う」ということが重要です。これといって健康状態に問題のないときから、自分がどんな価値観や死生観を持っているか、どんな治療を受けたいか、受けたくないか、どこで暮らしたいかなどを、家族や周囲の人と共有しておきます。

ただ、元気なときにはなかなか「もしも」のときのことを話題にしにくいこともあります。また、まだまだ現実感はなく、具体的なイメージを持たないままの希望や意思になりがちです。

実際に現実感を持って「もしも」を考えられるようになる、あるいは考えざるを得なくなるのは、がんなどの病気が見つかったときや、持病の慢性疾患が悪化したときではないでしょうか。「物忘れがひどくなってきた」など、認知症の症状を自覚するようになったときもきっかけになります[11]。

ACP を直接念頭に置いて予後予測する方法として提案されたのがサプライズ・クエスチョンです[12]。「1 年以内にこの患者さんが亡くなったら（自分は）驚くか？」と医師が自問することで、予後を予測します。2000 年代前半のイギリスの家庭医制度において、将来、終末期ケアが必要になる患者を早く見つけ、看護師等と患者をピックアップし、総合的なケアの立案を促す取り組みの中で用いられました。サプライズ・クエスチョンは実際に 1 年以内にその患者さんが亡くなるかどうかを予測することが目的ではなく、ACP を始めたほうがいい人をスクリーニングする方法の 1 つとして活用できます。

ACP を行うタイミングには、ターニングポイント、導入すべきタイミング、導入にふさわしくないタイミング、準備が整わないタイミングで意思決定しなければならない場合、アップデート（変更と更新）など、いくつかのポイントがあります[13]。

ACP には、医学的な視点からみて今何が起きているか、これから何が起きそうか、といった見通しが欠かせませんが、今どのように生活していくか、これからどう生きていくかという視点も重要です。

● ACP に関係する言葉

◆ リビング・ウィル（living will：LW）

リビング・ウィルは、医師のパターナリズムに基づいた医療から患者の自律を尊重する医療へ、という 1970 年代に起きたパラダイムシフトの中で出てきた言葉です[14]。日本では「生前の意思」と訳されます。日本尊厳死協会は、LW は「いのちの遺言状」であり、「大きな病気やケガで回復の見込みがなく、そして死期が近づいているのであれば、『人工呼吸器や胃ろうなどの延命処置をしないでほ

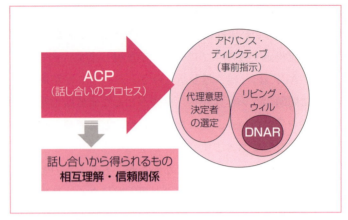

図2 ACPが生み出すもの
（長江弘子編：看護実践にいかすエンド・オブ・ライフケア：第2版．2018．日本看護協会出版会：p.67．）

しい』という気持を文章に記しておくこと」と定義しています[15]。

◆ アドバンス・ディレクティブ（advance directive：AD）

アドバンス・ディレクティブには代理人指示と内容的指示が含まれます。代理人指示は代理人が本人の意思決定を代行し、内容的指示はリビング・ウィルとなります。リビング・ウィルには医療行為だけでなく希望する療養環境や死後に望むことなどが含まれます[16]。

◆ DNAR（do not attempt resuscitation）

DNARは、終末期医療や救急医療の現場において心肺停止状態に陥ったとき、心肺蘇生などの蘇生処置を試みないでほしいという意思表明です。かつてはDNRという言葉が使用されていましたが、DNRは「蘇生可能性があるにもかかわらず蘇生行為をしない」という意にとられることもあるため、「蘇生可能性がほとんどないため、（侵襲的である）蘇生行為をしない」という意が強いDNARが使われるようになってきました[17]。

ACPとAD、LW、DNARの関係は図2のように整理できます。

● ACPには段階がある

リビング・ウィルは「一人称／わたしの意思表明」、アドバンス・ディレクティブは「二人称／私とあなたの意思表明」、アドバンス・ケア・プランニングは「三人称／私とみんなの意思表明」ともいわれています[18]。

ACPには段階があり、比較的元気なときに行う家族間のACPを第一段階とすると、がんの診断時や介護認定時などの第二段階、病気の悪化やADLの低下などがみられる第三段階、グリーフケアを含む終末期の第四段階があると考えられています。第三段階は「もしものとき」を具体的に想定できる段階で、「余命が1年ないし半年未満と想定できる時期」が目安といわれています。

2018（平成30）年には厚生労働省が「人生の最終段階における医療・ケアの決定プロセスに関するガイドライン」[19] と「認知症の人の日常生活・社会生活における意思決定支援ガイドライン」[20] を発表しており、繰り返し話し合うというプロセスを実際にたどる際に活用できます。話し合いには、本人・家族と専門職だけでなく、近隣の人や友人など本人をよく知る家族「等」も含まれるとされています。

● ACP をつらい体験にしない

「もしものとき」を話し合うには、「心の準備」が必要です。病状の進行や体調の変化があり、不安なさなかにある療養者にとって、「もしものとき」のことは身にさしせまって感じることであり、考えたくない、話したくないことかもしれません。

ACP の目的は、終末期の医療やケアや療養場所など、「何かを決めること」ではなく、療養者の意向や価値観を「共有すること」です。ACP を支援する側が「早く決めないと」と焦ることで療養者や家族を追い詰め、話し合いがつらいものにならないようにする必要があります[21]。

●引用文献

1) 日本ホスピス緩和ケア協会：ホスピス緩和ケアの歴史と定義．日本ホスピス緩和ケア協会ホームページより．〈https://www.hpcj.org/what/definition.html〉
2) 金井一薫：ナイチンゲール看護論・入門．現代社；1993．p.55-56.
3) 川越厚：がん患者の在宅ホスピスケア．医学書院；2013．p.7.
4) 日本ホスピス緩和ケア協会：「在宅ホスピス緩和ケア基準」報告書．2010．日本ホスピス緩和ケア協会ホームページより．〈https://www.hpcj.org/med/zaitaku_kijyun.pdf〉
5) 長江弘子：看護実践にいかすエンド・オブ・ライフケア　第2版．日本看護協会出版会；2018．p.4-7.
6) 川越厚：在宅ホスピスケアを始める人のために．医学書院；1996．p.6-8.
7) UICC 日本委員会 TNM 委員会訳：TNM 悪性腫瘍の分類　第8版　日本語版．金原出版；2017.
8) 全国がんセンター協議会：全がん協部位別臨床病期別5年相対生存率（2011-2013年診断症例）．全がん協生存率調査（2021.11.10更新）．全国がんセンター協議会ホームページより．〈https://www.zengankyo.ncc.go.jp/etc/seizonritsu/seizonritsu2013.html〉
9) 人生の最終段階における医療の普及・啓発の在り方に関する検討会：人生の最終段階における医療・ケアの普及・啓発の在り方に関する報告書．平成30年3月．2018．厚生労働省ホームページより．〈https://www.mhlw.go.jp/file/05-Shingikai-10801000-Iseikyoku-Soumuka/0000200748.pdf〉
10) 前掲書5)．p.62-63.
11) 長尾和宏：訪問看護師とケアマネジャーのためのアドバンス・ケア/プランニング入門．健康と良い友だち社；2020．p.10-12.
12) 森雅紀・森田達也：Advance Care Planning のエビデンス　何がどこまでわかっているのか？．医学書院；2020．p.157.
13) 角田ますみ編：患者・家族に寄り添う　アドバンス・ケア・プランニング．メヂカルフレンド社；2019．p.34.
14) 前掲書2)．p.64.
15) 前掲書3)．p.13.
16) 前掲書2)．p.64.
17) 前掲書2)．p.65.
18) 前掲書3)．p.14, 20-27.
19) 厚生労働省：人生の最終段階における医療・ケアの決定プロセスに関するガイドライン．平成30年3月．2018．厚生労働省ホームページより〈https://www.mhlw.go.jp/file/04-Houdouhappyou-10802000-Iseikyoku-Shidouka/0000197701.pdf〉
20) 厚生労働省：認知症の人の日常生活・社会生活における意思決定支援ガイドライン．平成30年6月．2018．厚生労働省ホームページより．〈https://www.mhlw.go.jp/file/06-Seisakujouhou-12300000-Roukenkyoku/0000212396.pdf〉
21) 前掲書3)．p.14, p.19-20.

2 全人的苦痛

　全人的苦痛（トータルペイン）とは、シシリー・ソンダースが、1960年代にがん患者とかかわった経験から、患者が経験している複雑な苦痛を表した概念です[1]。患者の苦痛は、単に身体的側面だけでなく、精神的・社会的・スピリチュアル（霊的）な側面から構成されているという全人的な視点です（図3）。

　"患者の病気"に焦点を当てるのではなく、患者を"病気を持った人間"としてとらえ、全人的にさまざまな苦痛を抱えていることを理解し、総合的な全人的アプローチを行いながら、療養者・家族にとってできるだけ良好なQOLを実現することを目標としてケアを行います。

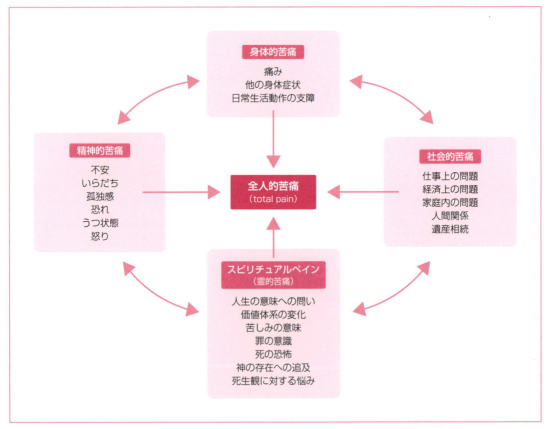

図3　全人的苦痛
(恒藤暁：最新緩和医療学. 最新医学社；1999, p.7. 一部改変)

身体的苦痛

　終末期がん患者の約8割が、痛みをはじめ呼吸困難、嘔気・嘔吐、全身倦怠感などのさまざまな諸症状を抱えているといわれています。耐え難い身体的苦痛は、人間としての尊厳を損なわせ、生きる希望を持つことさえ困難にさせてしまいかねません。そうした患者の姿を間近で見る家族もつらく、在宅療養を断念する大きな要因となります。

　WHO（世界保健機関）の緩和ケアの定義（23頁参照）にもあるように、これらの身体的苦痛の緩和をまず行うことが必須で、「症状コントロールが全人的ケアの第一歩」といっても過言ではないでしょう。

　"その人らしく生きる"ための支援として、まずは療養者の訴えをよく傾聴し、フィジカルアセスメントをしながら症状のマネジメントを行い、継続した症状マネジメントを行うことが重要となります。

精神的苦痛

　療養者は、不安やいらだち、孤独感、恐れ、怒り、うつ状態の精神的苦痛を併せ持っています。また、病状の進行とともにPS（performance status、日常生活の制限の程度）が低下するなどして、今までできていた事柄が困難になったり、家族成員または社会の一員としての役割が遂行困難になったりと、さまざまな喪失体験を積み重ねていかざるを得ず、精神的苦痛が増しています。

　ケアの基本は、療養者の話を積極的に傾聴することです。療養者のありのままを受け入れ、共感・受容し、その上で寄り添い続け、支持・支援していくことを保証することが大切です。

　精神的苦痛は身体的苦痛にも影響し、食欲の低下などは体力の消耗にもつながります。不眠や焦燥感などには、リラクセーションの方法を伝えるほか、薬剤による症状緩和も主治医と相談します。

社会的苦痛

　経済的問題、家庭内やその他の人たちとの問題、仕事上の問題、遺産相続の問題などで苦悩することがあります。入院や療養が長くなれば、これらの問題や苦悩がさらに増大したり、深刻化・複雑化したりすることがあります。

　社会的苦痛においては、社会資源の活用によって解決することも多く、病院のMSWや役所のケースワーカー、地域包括支援センターや社会福祉協議会の職員、社会保険労務士など地域の多職種との連携を強化しながら支援していきます。

　経済的な負担や家族の負担を心配して、患者が適切な緩和ケアを受けることをあきらめたり拒否したりすることもあるため、看護師として患者の背景にある問題に目を向け、必要な支援をつないでいくことが求められます。

第2章　ターミナルケアのキーワード

●スピリチュアルペイン

　スピリチュアルペインとは、死に直面したときに、今を生きる意味や自分の存在価値について苦悩する痛みのことを指します。「なぜこんな病気になったのか」「なぜ自分がこんな苦しみを味わわなくてはならないのか」「人に迷惑をかけてまで生きている意味がない」といったことを療養者から聞いたことがあると思います。

　スピリチュアルペインとは、「人生の意味・目的の喪失、衰弱による活動能力の低下や依存の増大、自己や人生に対するコントロール感の喪失や不確実性の増大、家族や周囲への負担、運命の出来事に対する後悔・恥・罪の意識、孤独、希望のなさ、あるいは、死についての不安」といったさまざまな苦しみであるといわれています[1]。これらのことから、スピリチュアルペインは、「自己の存在と意味の消滅から生じる苦痛」と定義されます[2]。これは、がん終末期患者だけに限ったものではありませんが、自己の死に直面しているときにこの苦しみは強く、そして深いものになっていきます。

　こうした苦悩を引き起こす、「死に直面している」という要因そのものを「解決」することは、残念ながらできません。しかし、そばにいること、黙って体に手を添えること、療養者の言葉に耳を傾けることは可能です。訪問看護師や主治医、その他の支援者が、今とこれからのことを一緒に考え、力になろうとする存在であることを伝えていくようにします（第4章・165頁参照）。

●引用文献

1) 森田達也，井上聡，千原明：終末期がん患者の希死念慮と身体的苦痛・実存的苦痛. ターミナルケア. 2000；10（3）：p.175-178.
2) 村田久行：終末期がん患者のスピリチュアルペインとそのケア：アセスメントとケアのための概念的枠組みの構築. 緩和医療学. 2003；5（2）：p.157-165.

34

3 ACPと本人意思の推定

　2018年に厚生労働省の「人生の最終段階における医療・ケアの決定プロセスに関するガイドライン（以下、「プロセス・ガイドライン」と略記)」が改訂されて以降、日本でもアドバンス・ケア・プランニング（ACP）に関するさまざまな取り組みが推進されてきました。ACPはプロセス・ガイドラインにおいては「人生の最終段階の医療・ケアについて、本人が家族等や医療・ケアチームと事前に繰り返し話し合うプロセス[1)]」と定義され、国は「人生会議」という愛称で普及・啓発活動を進めています。このほかにも国内では日本医師会や日本老年医学会の定義があり、国際的にも複数の定義が提案されていますが、おおむね「本人（患者）中心」「本人の価値観・目標・意向の明確化」「本人・家族等・医療者で共有」「支援のプロセス」といった点は共通しています[2)]。

　もちろん、従来から在宅ターミナルケアの現場では、医療者が患者・家族と将来の医療やケアについて話し合うことは大切にされてきました。そのため、ACPの定義だけを見ると、とても当たり前のことが推奨されているように感じると思います。

　では、なぜ今になってACPが推奨されるようになってきたのでしょうか。ACPを深く理解するために、その歴史的な背景から確認していきましょう。

1 事前指示からACPへ

● 事前指示が生まれた背景

　そもそもACPは事前指示（AD：advance directive）に代わる新たな概念として登場してきました。ですから、当初どのような問題を解決しようとして事前指示が求められるようになり、その後なぜACPへと変化していったのかを知っておく必要があります。

　ターミナルケアの実践において本人の意向の確認が重要な役割を果たすことはいうまでもありません。そもそもターミナルケアの目的はQOLの維持・向上であり、それを実現するためには本人がどのように残された人生を過ごしたいと考えているのかを知る必要があるからです。痛みの治療ひとつとっても、多少意識がぼんやりとすることになってまったく痛くない状態をめざすのか、多少の痛みを感じても意識がはっきりとした状態を望むのかは人それぞれですし、症状の進行や環境の変化に応じてその希望も変化していきます。しかしその一方で、死期

が近づくと本人の意思決定能力が大幅に低下したり、混乱状態や意識不明状態になってしまうことがしばしば生じます。こうした場合、直接本人にどうしたいかを聞くことは不可能になり、生命維持治療の不開始や終了といった本人の命に直結する決定を含め、誰かが本人に代わって決める必要が出てきます。

　そこで、こうした問題を解決するために生み出されたのが事前指示という仕組みでした。事前指示は「意思決定能力を失った場合に備えて予め治療に関する選好を本人が口頭または書面により表明したもの[3]」です。代理人指示と内容指示に分かれ、前者は自分に代わって医療上の意思決定をする人（代理決定者）を指名するものですが、後者はある状態になった場合の治療についての希望を具体的に指示するものです（後者を文書化したものがリビング・ウィルです）。

　一般的には両者の併用が有効だと考えられ、具体的な希望を指示しつつ、それだけではカバーしきれない場合のために代理決定者を指示しておく、といった方法が推奨されてきました。海外では公的な書式が定められ、法的効力がある場合もあります。

● 事前指示の課題

　しかし、事前指示の推進はさまざまな面でうまくいきませんでした[4,5]。その理由の1つに、患者側がそもそも将来の予測をすることが難しく、医療者から薦められても事前指示を作成したがらない、ということがあります。実際、事前指示が法制化された国でも、事前指示書を残す人は少数派に留まりました。加えて、実際に事前指示が作成されたとしても、医療者や家族にとっての判断の難しさがあまり変わらない、という問題も生じました。

　例えば、ある高齢の女性患者が意識不明になったときに「あらゆる延命治療はお断りします」「迷ったら長男に聞いてください」と書かれた文書が出てきたとします。この場合、本人が何を思ってこの文書を書いたのかがわからないため、「あらゆる延命治療」にどこまでが含まれるのかの判断は困難です。さらに、文書を書いた時期が古ければ、その時点から本人の意向が変化していないとも限りません。また、代理決定者として指名された長男も、事前に相談されていなければ急に判断を迫られてとまどうことになるでしょう。しかもこの場合、普段の世話は近くに住む娘がしており、長男は遠方に居住していたとします。そうなると、医療者から見てもいざというときにどうやって長男と相談すればよいのか困ってしまいます。

　このように、一見とてもよいアイデアに思えた「本人に事前に決めさせる」という方法は現実にはあまりうまくいきませんでした。結局のところ、事前指示というシステムには「周りの人に委ねる」という部分があり、委ねる側と委ねられる側が十分話し合い、調整をしていないと実際には書かれたことは実現しないからです[6]。

先ほどの例でいえば、「あらゆる延命治療はお断り」と本人が書いたときに念頭に置いていたのは「自分の親が病院で亡くなったときに人工呼吸器につながれて苦しそうだった姿」で、「そのようにはなりたくない」ということだったとしましょう。また長男を指名したのは、重大な決定は長男にお願いするのが社会的に正しいと本人が思い込んでいたからだったとします。もしこうしたことが事前にわかっていれば、おそらく話し合いのあり方は変化し、最終的に誰を代理決定者とするかの結論も変わっていたことでしょう。何よりも、話し合いを重ねる中で「もしものときにどうするか」についての本人の意向を関係者間でよりよく理解する機会になったはずです。

●話し合いのプロセスに力点を置く ACP

こうした試行錯誤を経て、将来の医療やケアの方針決定そのものを重視する事前指示ではなく、むしろ話し合いのプロセスに力点を置く ACP という概念が生まれることになりました。そのため、ACP において事前指示は補助的な位置づけに留まっており、必須ではありません[7]。本人が一方的に「宣言」や「指示」をするタイプの書式をいくら埋めておいても現実の方針決定は困難であり、むしろ家族や医療者があらかじめ本人の希望について「なぜそう思うのか」を含め、深いコミュニケーションを取るほうが有意味だと考えられるようになったからです。これはとても重要な点で、このことを理解せずに ACP を推進していくと、それはいつの間にか事前指示の失敗を繰り返すことになってしまいます。

2 本人意思の推定

●ACP の内容をどう活かすのか

次にこうして取り組まれた ACP の内容をどのように実際の医療・ケアの方針決定に活かすのか、ということを考えてみましょう。

通常、ACP については事前の話し合いの場面が強調され、いつどのようにその話し合いを行うのか、という点が主に取り上げられています。もちろん、当初は「事前の」話し合いだったものが時間の経過とともに、やがて今ここで決めなくてはならなくなり、その際に以前から繰り返し話し合っていたことで本人も家族もより深く納得して決めることができる、ということはあるでしょう（広義のACP）。しかしその一方で、もともと問題になっていたのは、本人の意思が確認できないときにどうするか、ということでした（狭義の ACP）。ACP の内容が特有の重みを持ってくるのはまさにこの場面です。

実際、厚労省のプロセス・ガイドラインは本人の意思が確認できるときと確認できないときを区別して決定プロセスを整理しており、後者の場面では（可能な

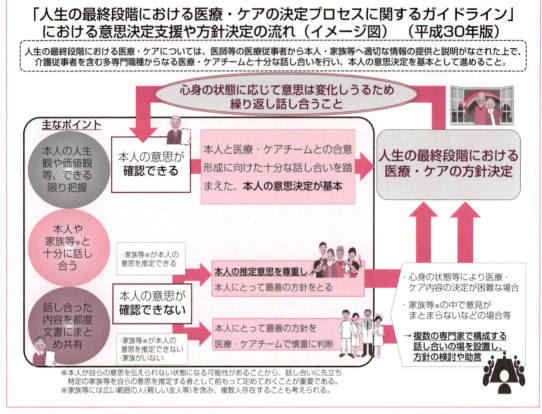

図4 意思決定支援や方針決定の流れ
(厚生労働省：令和4年度人生の最終段階における医療・ケア体制整備事業．在宅医療・施設ケア従事者版「相談員研修会」資料より．
〈https://www.mhlw.go.jp/content/10802000/001101623.pdf〉）

場合には)「家族等」が本人の意思を推定し、いずれにしても本人にとっての最善の方針をとるように、と定めています（図4）。ACPで話し合ってきたことは、この本人意思の推定に際して重要な根拠となるものです。

● プロセス・ガイドラインの留意点

ただし、その際に留意してほしいことが2点あります。まず、プロセス・ガイドラインは本人の意思を推定する役割を担う人（代理決定者）を「家族」とはいわず、ましてや法律上の「親族」に限定もしていない、という点です。ここでいう「家族等」とは「本人が信頼を寄せ、人生の最終段階の本人を支える存在」であり、「法的な意味での親族関係のみを意味せず、より広い範囲の人（親しい友人等）[8]」を含みます。この点で、実際の現場で代理決定者としての役割を期待している人がこの定義からみて適切であり、その人が本人の意思をしっかりと推定できているのか、もしできていないならどのような支援が必要なのかを常に考える必要があります。

加えて、プロセス・ガイドラインでは推定意思に伴う方針決定においては「本

人にとっての最善の方針」をとるよう明記されている点にも注意が必要です。ここでいう「最善の方針」は明確に定義されていませんが、諸外国で「最善の利益（ベスト・インタレスト）」と呼ばれる概念と類似の内容だと思われます。それは端的に言えば、本人の過去の意向に加え、今の本人の生活状況や家族や友人の見解をも考慮した上での、本人の人生や生活の「よさ」についての総合的な判断です[9]。逆にいえば、本人の意思確認が困難な場合には本人の過去の意向だけですべてを決めるべきではなく、現在のさまざまな状況を加味して改めて判断する必要がある、ということです。

　ですから、ACP が十分に行われていれば本人の意思確認が困難になったときの医療やケアの方針決定がスムーズに決まる、とは必ずしもいえません。すでに事前指示の問題点として述べたように、結局のところ、その場になってみないとわからないことは多々あるからです。

　では ACP は無駄な試みなのでしょうか。私はそうは思いません。少なくともそれによって医療者や家族等は将来の難しい意思決定に事前に準備をして臨むことができ、また本人も自分の意向をより掘り下げて考えることが可能になるからです。なによりも、関係者で集まり本人とともに今後どうしたいかを皆で率直に話し合う機会は、人間関係を深め、支援のネットワークを厚くするきっかけとなる可能性があります（私自身はこれこそが ACP の真の「果実」である、とさえ考えています）。

　その意味で、ACP の実践に際しては事前指示の際に指摘されていた限界を踏まえつつ、その可能性を最大限に活かしていくような取り組みが求められているのです。

●引用文献

1) 人生の最終段階における医療の普及・啓発の在り方に関する検討会：人生の最終段階における医療・ケアの決定プロセスに関するガイドライン解説編. 平成 30 年 3 月.
2) 森雅紀, 森田達也：Advance Care Planning のエビデンス：何がどこまでわかっているのか？ 医学書院；2020.
3) Fisher GS, Tulsky JA, Arnold RM：Advance directive and advance care planning, Jennings B ed. Bioethics 4th edition, Gale, Cengage Learning；2014：p.99-105.
4) 日笠晴香：予め決めておく：事前指示をどう考えるか. In 清水哲郎編：高齢社会を生きる：老いる人／看取るシステム. 東信堂；2007. p.47-68.
5) 会田薫子：長寿時代の医療・ケア：エンドオブライフの論理と倫理. 筑摩書房；2019.
6) 前掲書 4).
7) 前掲書 2).
8) 前掲 1).
9) 田代志門：患者の「最善の利益」とは何か：狭い概念から広い概念へ. 緩和ケア. 2023：33（5）：p.375-379.

第**3**章

在宅ターミナルケアのプロセス

＊本章において記載している診療報酬・介護報酬は
2024（令和6）年6月改定に基づいている。

第3章　在宅ターミナルケアのプロセス

1 在宅ターミナルケアのプロセス

1 本人・家族と未来の道筋を探るために

　在宅でターミナルケアを提供する際は、基本的なケアの流れを押さえておくことが大切です。療養者が今どのような時期にあるのかをアセスメントすることで、各時期に目指すべきケアの目標やポイントがわかります。また、次の段階へと移行するときの目安やケアを知っていれば、「将来必要となる看護」につなげる視点を持って「今提供すべき看護」を展開することができます。在宅ターミナルケアは、その日その時の病状や症状といった「今」に対処することも大切ですが、「これから」起こるであろう変化をいかに予測し、事前に対策を講じておくか、ということが重要になります。

　ただし、予測的なかかわりが大事だからといって、療養者自身や家族が「今」感じている痛みや思いに向き合うことなしに、看護師や支援者だけが先走ってもうまくはいきません。療養者や家族の抱える「今このとき」のつらさに耳を傾け、対応していくことが、「この先」を支える信頼関係を築く基礎になります。「この先」とは、本人や家族にとって、過去から現在に至るまでの経過を積み重ねた先にある未来です。在宅療養を支える支援者は、現在という途中から参加した新参者に過ぎません。専門職だからこそわかることがある一方で、療養者や家族にしかわからないこと、「療養者や家族の視点で体験してきた事実」がある、ということは踏まえておく必要があります。「看護師や支援者からみたこの先の見通し」は、あくまで私たちの見解として、療養者や家族と共有するときには少し幅をもたせることも大切です。その見通しを、実際の療養者・家族の病状と心情、環境に応じて修正しながら、看取りまでの具体的な道筋を療養者・家族と一緒に探っていきます。

　在宅療養を開始してから、あるいは訪問看護を開始してからの時間の経過や病状の進行に伴う時期の変化とともに、必要となってくるのが意思決定支援です。日本でのアドバンス・ケア・プランニング（ACP）の定義は必ずしも定まっていませんが、長江は以下のようにも表現できる、としています。「将来の医療・ケアについて、本人と家族等と医療・ケアチームが対話を通じ、本人の価値観や選好や目標を理解共有して、意思決定支援するプロセスである。本人による意思決定が困難となった場合も、本人の意思を汲み取り、本人が望む医療・ケアを受けられるように支援するプロセスである」[1]。

表1　在宅ターミナルケアのプロセス

①準備期	訪問看護の依頼から訪問開始までの期間
②開始期	訪問開始から在宅療養の支援体制がほぼ安定するまでの期間
③維持期	病状や症状および在宅療養の支援体制が比較的安定している時期
④悪化期	病状や症状が変化し、必要に応じて支援体制を再構築する時期
⑤臨死期	死が数日以内と予測される時期
⑥死別期	死亡直後からおおむね1年間

　その人らしく生ききることを支えるターミナルケアチームの一員である訪問看護師が、療養者・家族に伴走する際の道しるべとして、次に示す「在宅ターミナルケアのプロセス」と「アドバンス・ケア・プランニングのプロセス」を活用してください。

2　在宅ターミナルケアの6つのプロセス

　在宅ターミナルケアのプロセスについて、ここでは平成19年度（2007年）に行われた「高齢者のターミナルケア・看取りの充実に関する調査研究事業」（全国訪問看護事業協会）の結果の一部を基に述べていきます。この調査におけるターミナルケアの対象は高齢者でしたが、在宅での看取りを積極的に支援している全国の訪問看護ステーションの看護師30名を対象としてインタビューを行い、がん・非がんの事例について分析しています。分析から得られた「訪問看護師が行うターミナルケア」より、その時期区分と名称を用います[2]。

　ここでは在宅ターミナルケアの基本的な流れとして、そのプロセスを6つの時期に分けて考えていきます（表1）。

3　アドバンス・ケア・プランニングのプロセスと意思決定支援

　アドバンス・ケア・プランニング（ACP）には、4つの段階があると考えられています（表2）[3]。

　訪問看護師などの専門職がかかわるようになるのは主に第2段階からですが、地域では市民を対象としたACPの講演会なども開かれるようになっています。

表2　アドバンス・ケア・プランニングの4つの段階

①第1段階	比較的元気なときに行われる家族や友人との会話の中
②第2段階	がんの診断時、介護認定時
③第3段階	病気の悪化、ADLが低下したとき
④第4段階	終末期、グリーフケア

（長尾和宏：訪問看護師とケアマネジャーのためのアドバンス・ケア・プランニング入門．健康と良い友だち社：2020．p.20-26を基に筆者作成．）

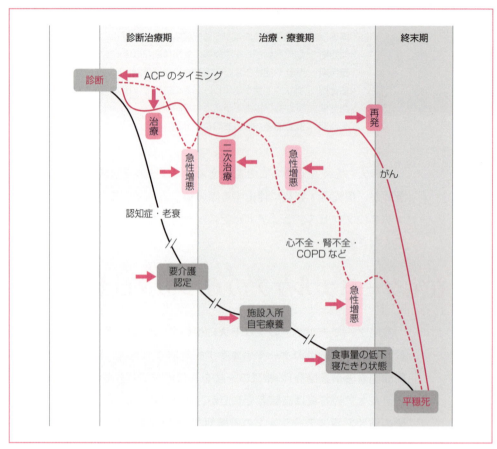

図1 ACPのタイミング
(長尾和宏：訪問看護師とケアマネジャーのためのアドバンス・ケア・プランニング入門. 健康と良い友だち社；2020. p.25.)

　訪問看護は予防から終末期まで、あらゆる健康レベルの人を対象とするものですので、予防的な観点から第1段階へのアプローチを視野に入れることも大切です（図1）。

　アドバンス・ケア・プランニングの第1段階は、比較的元気なときにかわす家族や友人との会話の中で行えます。まだ現実感がなく具体性がなくても、「もし、病気や寝たきりになったら自分はこうしたい」といった会話を折に触れ繰り返していくことが大切です。第2段階はがんの診断時や要介護認定時などをきっかけとして、専門職もかかわりながら療養者の価値観を言葉にしてもらうことを支援し、共有します。第3段階は病気の悪化やADLが低下したときです。状況によっては第2段階での方針や気持ちに変化が生じることもあるため、意思の確認をこまめに行う必要があります。第4段階は終末期のACPであり、グリーフケアを含みます。療養者本人の意思を実現するためには、家族のケアが欠かせません。家族の気持ちを引き出し、本人にとっての最善が家族にとっても最善だったと思えるように支援します。

　ACPは療養者や家族のためのものだけではなく、訪問看護師自身も一人の生

1　在宅ターミナルケアのプロセス

表3　3本柱の妥当性

「本人の意思」の妥当性	本人が語った意思が、意思決定能力が低下していても本人の価値観に照らして妥当か否か検討
「家族の意向」の妥当性	家族が、本人の意思の代弁者として、妥当な意向を表明しているか否か検討
「医学的判断」の妥当性	医療ケアチームが、医学ガイドラインなどの医療水準に則って、妥当な医学的判断をしているか否か検討

（長江弘子：看護実践にいかすエンド・オブ・ライフケア．日本看護協会出版会：第2版；2019．p.79を基に作成）

活者として考えていく必要があります。親や配偶者、子どもや友人などとの会話の中でACPについて話題にし、共有する機会を持っていきましょう。

　意思決定支援には、「過去」「現在」「未来」という時間軸の3本柱と、「本人の意思」「家族の意向」「医学的判断」の3本柱があります（表3）[4]。「本人の意思」は、「過去」「現在」「未来」で構成され、「家族の意向」は必ずしも血縁のある家族だけとは限りません。「医学的判断」とは、医学的無益や医学的有益についての判断を指します。

　「本人の意思」「家族の意向」「医学的判断」はしばしば対立し、倫理的ジレンマを生じます。どれも正当性がありながら、両立することができないという状態です。誰が、どのような気持ちで、どのような希望・意思をもっているかを引き出し、それを言語化していく支援、さらに関係者が共有していくための支援が必要です。そのうえで合意形成を目指すわけですが、何を選択するか、その結果どうなったか、ということ以上に、「本人の意思」「本人にとっての最善」を関係者がみんなで探っていくというプロセスが重要であるといえます。

●引用文献

1）長江弘子：看護実践にいかすエンド・オブ・ライフケア：第2版．日本看護協会出版会；2019．p.77．
2）全国訪問看護事業協会：高齢者のターミナルケア・看取りの充実に関する調査研究事業報告書．平成20年3月．2008．
3）長尾和宏：訪問看護師とケアマネジャーのためのアドバンス・ケア・プランニング入門．健康と良い友だち社；2020．p.22-26．
4）前掲書1），p.77-80．

私たちの
"おすすめ図書"

BOOKS

『がん患者の在宅ホスピスケア』

（川越厚著、医学書院、2013年）

　1996年に出版された、同著者による『在宅ホスピスケアを始める人のために』の全面改訂版といえる本。在宅ホスピスケアについての基礎知識から、実際の流れ、がんの種別のポイントなどがまとめられており、事例もふんだんにちりばめられています。在宅ホスピスケアをこれから始めようという医療者や、すでに実践されている方の教科書として参照したい内容が詰まっています。　　　　　　　　　（宮田乃有）

第3章　在宅ターミナルケアのプロセス

2 準備期のケアとポイント

1 準備期とは

　準備期とは、訪問看護の依頼から訪問開始までの期間を指します。訪問看護の依頼を受けると同時に、療養者が在宅で療養するための支援体制について調整します。在宅療養を開始する際、あるいは支援体制を構築する際の混乱や不安を最小限にするための準備期間であり、ターミナルケアを担う「ケアチーム」をつくる第一歩です。

　訪問の依頼を受けた時点での療養者の状況はさまざまです。入院中という場合もあれば、すでに退院されていることもあり、外来通院や訪問診療を利用して在宅で療養中という場合もあります。その状況によってケアチームの構成は多少異なりますが、主として表4のようなメンバーが考えられます。

　インフォーマルなサポートには、社会福祉協議会の協力員のような有償ボランティアや、ホスピスケアチームとして教育を受けたボランティアなどが含まれます。また、家族によるサポート以外に、療養者の友人や知人、近隣の住人などが力強いサポーターになることがあります。訪問前にこうした人たちの情報がある場合には、専門職のメンバーだけでなく、インフォーマルなサポーターもケアチームのメンバーとしてつなげていくことを意識しておく必要があります。

表4　ターミナルケアを担うチームメンバー

- 療養者本人
- 同居／別居の家族
- 病院
  ・退院支援室の看護師／ MSW
  ・病棟／外来主治医
  ・病棟／外来看護師
- 緩和ケア外来／ホスピス
  ・医師／看護師／ MSW
- 地域
  ・地域包括支援センター、行政の担当者
  ・ケアマネジャー、介護保険事業者
  ・かかりつけ医／在宅医
  ・訪問看護ステーション
  ・薬局（薬剤師）
  ・在宅医療機器業者
  ・訪問歯科診療所
  ・訪問マッサージ師
  ・インフォーマルなサポート　　など

2 準備期の目標とケアのポイント

> **準備期の目標**
> ・安心して在宅療養を始められるための体制を準備する
>
> **ケアのポイント**
> ①情報を収集し、アセスメントする
> ②アセスメントから得られた課題の対応策を確保する
> ③病状や在宅療養について、療養者と家族それぞれの受け止めと希望を把握する

● 情報の収集とアセスメント

◆ ケアの目標

　準備期のケアの目標は「療養者と家族が安心して在宅療養を始められるための体制を準備する」ことです。そのために必要な情報を収集し、アセスメントします。発病や治療の経過、現在の病状、がん以外の疾患による影響、症状の有無、コントロールの状況、医療器具や機器の使用の有無、セルフケアを含む医療的ケア・日常生活上のケアの状況などを把握します。

◆ 療養者と家族の不安

　病院から退院するという場合、入院前とは異なる状態で在宅での生活を再開することが少なくありません。療養者と家族は、「これからどうなるのか」という漠然とした不安とともに、「病状や症状が変化したときにはどうしたらよいのか」「医療機器などのトラブルにはどう対処したらよいのか」といった具体的な不安があります。

　漠然とした不安に対しては、在宅療養を続ける中で段階を追って支援することができます。しかし、病状や症状への対応、医療機器などのトラブルへの対処は、病院を出た瞬間から必要となる支援です。熱が出た、アラームが鳴っている、といった病院の中で起きる分には何でもないことが、在宅では大きな不安と混乱を招きます。次の段階である開始期の目標は「安心して在宅で過ごせる体制を確立すること」ですが、そのためには準備期からのかかわりが重要です。

◆ 信頼を得るコミュニケーション

　療養者や家族と電話で連絡をとったり面接したりする際は、「第一印象」が大切です。長尾は「①話す声のトーンや速さはおさえめで、おだやかな口調を心がける、②親しみやすく話そうとするあまり、なれなれしくしない、③動作はゆったりとし、せかせかした態度をみせない、などの配慮が必要です」と述べています[1]。療養者や家族は、新たな在宅療養体制の構築が必要な状況にあり、不安や緊張の中にいます。不快感や不信感を与えないように注意します。もし時間に余

裕のないときは改めて時間を設けることを伝え、できるだけ早く対応するようにします。長尾は「最初は親身に、しかし冷静に、がポイントです」と述べています[2]。

● 課題の対応策の確保

◆ 症状コントロール

今ある症状に対して薬剤などによる対応がなされているかどうか、コントロール状況はどうか、疾患からみて予測される症状は何か、それに対する頓服薬はあるか、といった情報を確認します。病院では症状が出現したときに、夜間休日を問わず随時の診察と薬剤などによる対応が可能ですが、在宅に戻ってからはそうはいきません。仮に臨時往診や処方が可能な体制があったとしても、往診を待ち処方を待つ間、療養者はつらい状態にあり、家族は不安にさらされます。退院した直後に症状の変化やトラブルが生じたとき、即応する手立てがないと、療養者や家族に「やっぱり在宅は無理」という思いを抱かせてしまいます。

したがって、入院中の「今」は落ち着いていても、退院後に予測される症状に対する頓服薬や、今コントロールできている症状が強まったときなどの対策を確認し、退院処方として持ち帰ってもらうよう病院との調整が必要です。

◆ 医療機器の管理と医療処置

病状によっては、在宅酸素や吸引器などの医療機器を予備的に準備することもあります。HPN ポンプなど医療機器の取り扱いについては、療養者や家族が病院でどのような指導を受けていて、トラブルの際はどこまで対応が可能なのか、訪問看護で特にフォローしてほしい点などを把握しておきます。また、カテーテルなどの予備や衛生物品も在宅ではすぐに入手できないことがありますので、退院時に何をどれだけ持ち帰るかの確認と調整も必要です。

在宅での医療処置は "できる限りシンプルに" が原則です。物品の準備や手技の習得に時間がかかり、退院するタイミングを逃してしまったり、在宅療養に対する家族の不安を強めてしまったりすることのないように、医療機関と連携していきます。

◆ 日常生活の支援

日常生活面については、療養者の機能と介護の必要量について情報を収集し、在宅の環境と誰からどのような支援が受けられそうかをアセスメントします。必要に応じて地域包括支援センターやケアマネジャーと連携し、寝起きする環境や食事・排泄・保清などの支援について調整します。

● 病状や在宅療養への受け止めと希望

◆ 認識や思いのズレの把握

疾患や日常生活についての情報収集のほかに押さえておきたいのは、療養者と

家族の病状や在宅療養についての受け止めと希望です。病状について主治医は療養者と家族にどのように説明しているか、それぞれがどのように受け止めているか、在宅療養に対する思いなどについて確認します。ただし、病院など医療者側からの情報と、療養者や家族が持つ認識や思いにはズレがあることがあります。退院前訪問の際や初回訪問前に療養者や家族と連絡をとるときには、「病気についてはどのように聞いていますか？」「ご自宅で過ごすことについてはどのように感じていますか？」といった声かけをして、当事者からも聞き取りを行うようにします。

◆ 施設への移行希望

入院中の患者で、退院後いずれ緩和ケア病棟やホスピスなどへ移行するニーズが高い場合には、施設の紹介や診療情報提供書の準備を病院に依頼します。退院後は本人も家族も外出しづらいという状況が予測されるときは、本人の退院前に家族にホスピス外来などの面談に行っておいてもらうよう調整することもあります。近隣の緩和ケア病棟やホスピスそれぞれの特徴、面談から入院までの手続きなどを、訪問看護師としても知っておくとよいでしょう。

入院している方の中には、ぎりぎりまで治療を行った結果、予後数日から数週間という短さで退院支援につながる場合も少なくありません。そのため、在宅への移行支援はポイントを押さえながらも迅速に行う必要があります。

◆ 訪問看護に対する療養者・家族のニーズ

訪問前に療養者や家族と話をするときは、「今、一番気がかりなこと、心配していることは何ですか？」と聞いてみることも大切です。すぐに対応が必要なことには対応し、今後対応が必要なことについては「私たちにご相談ください」「お手伝いできますよ」というメッセージを伝えましょう。

がん患者の場合、末期であっても当初は比較的 ADL が保たれていることもあり、症状も落ち着いていると、在宅での医療やケアのニーズを自覚しにくいことがあります。しかし、変化が起き始めると急速に悪化するのががん末期の特徴です（第1章図2・7頁参照）。周囲からのすすめで訪問看護を利用することになったものの、療養者側としては「何のために看護師が来るのかわからない」「正直必要ないのだけれど……」、という場合もあります。そんなときには、まず「今は特に困っていることがない」ということを幸いとして共感を示します。その後、「今後お力になれることもあるかもしれないので、まずはご自宅での体調をしばらくみさせていただけませんか」「退院後も体調が安定されているようであれば、訪問看護をどうするか、主治医とご相談することもできますので」と伝えます。経過によってはいったん休止や訪問頻度をあけるなどの変更もできるというニュアンスを伝えておくのも、初回訪問を受け入れてもらう一つの方法です。

第3章　在宅ターミナルケアのプロセス

3 準備期における制度の活用

◆ 医療保険か介護保険か

　訪問看護を開始するときには、まず医療保険と介護保険のどちらが適用となるか確認が必要です。40歳未満の場合、訪問看護はすべて医療保険の適用となります。40歳以上の場合、医師が"がん末期"と診断すれば介護保険による訪問介護や福祉用具などのサービスを利用できますが、訪問看護は医療保険の適用となります（表5）。

　訪問看護を利用する際に適用される保険が介護保険になるのか、医療保険になるのかを決める基準となる、保険上の「がん末期」とは、「医師が一般に認められている医学的知見に基づき回復の見込みがない状態に至ったと判断したものに限る」[3]とされています。

　「がん"末期"」はあくまで病状に基づく「予測」であるため、当初予測されていた余命を超えたからといって保険上問題になることはありません。

　また、40歳以上65歳未満の方（2号保険者）で、がん（末期）の病名で介護保険申請をする際、以前は窓口で「がん（末期）」と書くよう求められることがありました。しかし現在は患者や家族の心情に配慮し、「がん」の病名だけで申請することができるようになっています。介護保険適用の対象となる「がん（末期）」に該当するかどうかは、主治医の意見書で判断されます。

　65歳以上の方（1号保険者）で医療保険の自己負担割合が介護保険の自己負担割合より高い場合、あえて"末期"とは記載せず、"がん"の疾患名により介護保険で訪問看護を開始する場合もあります。2号保険者で、16特定疾病のうち「がん（末期）」以外の疾病により要支援・要介護認定を受けている場合も同様です。病状が進行し、他の介護保険サービス導入のニーズが高まった段階で、"末期"の診断と指示書への記載を主治医に依頼し、訪問看護は医療保険に切り替える、ということもあります。

◆ 退院支援の加算

　病院などに入院・入所中の利用者または家族に対して、主治医または施設職員

表5　訪問看護サービスの利用

	医療保険	介護保険
40歳未満	○	×
40歳以上65歳未満	16特定疾病以外の患者 在宅がん医療総合診療（がん末期）	要支援／要介護認定に該当し、16特定疾病に該当（「がん末期」の訪問看護は医療保険）
65歳以上	①要支援／要介護に該当しない ②要支援／要介護に該当する者のうち、 　・急性増悪期（特別指示書期間） 　・厚生労働大臣が定める疾病等（末期の悪性腫瘍を含む） 　・精神科訪問看護基本療養費の対象者	要支援／要介護に該当する

と共に訪問看護師等（准看護師を除く）が療養上の指導を行った場合（退院前カンファレンスなど）には、医療保険・介護保険共に加算という形で報酬が設定されています。2012（平成24）年度の診療報酬改定では、外泊時の訪問看護も評価されました。いずれも、準備期の目標である「安心して在宅療養を始められる体制を準備する」ためには有効な支援ですので、ぜひ活用していきましょう。

退院前の訪問（医療機関と訪問看護の連携）

医療保険

- 退院時共同指導加算　【初回訪問時に】8,000円
- 特別管理指導加算　　2,000円

- 訪問看護基本療養費（Ⅲ）（外泊時）　8,500円／回
  →医療保険対象者だけでなく、要介護被保険者も算定可能。

介護保険

- 退院時共同指導加算　600単位／回
  利用者またはその看護に当たる者に、病院等の主治の医師その他の従事者と共同し、在宅での療養上必要な指導を行い文章により提供した後、退院・退所後に初回の訪問看護を行った場合に算定
  →厚生労働大臣が定める状態（特別管理加算）の対象者については2回まで

準備期にポイントのあったケース

➡ 退院指導を訪問看護で引き継ぎ、早期退院を促す

Aさん　70歳代　男性
胃がん末期　妻と二人暮らし　近くに娘家族

Aさんは会社を経営しており、半年前に胃がんと診断されて手術を受けました。退院後数カ月して食事が十分にとれなくなったため再入院し、HPNポートから高カロリー輸液が開始されました。

Aさんは会社を後任に引き継ぐため退院の希望が強く、点滴の管理などの退院指導が開始されました。病棟看護師は退院後外出を考えているAさんのために、ヘパリンロックにより点滴を休止する方法を提案し、Aさんと妻、娘も手技の習得を希望しました。訪問看護ステーションに退院調整看護師から訪問の依頼があり、在宅での療養支援体制の準備を開始しました。本人には病名と治癒困難であることが説明され、妻と娘には予後2〜3カ月と伝えられていました。

その後、1週間経っても退院の日程が決まらなかったため、ステーションから病院に問い合わせたところ、ヘパリンロックの方法やラインの交換の習得に時間がかかっているとのことでした。そのため、手技については退院してからも訪問看護師がフォローできることを伝え、ロックしなくても点滴を専用バッグに収納すれば、あまり人目を気にせずに外出できるのではないかと提案しました。Aさんは2日後に退院され、早速、会社へ出かけていきました。

がん末期の患者にとって、自分の意思で外出でき、やりたいことをやれる時間はとても貴重です。病院のスタッフは、きちんと手技を習得してからでないと退院は難しいと考えていることがあり、患者・家族もそう思っていることがあります。退院指導を行う病院の看護師が「誰がどこまでできるか」を訪問看護師に引き継ぐことで、早期退院も可能であることを伝えていきましょう。

第3章　在宅ターミナルケアのプロセス

準備期にポイントのあったケース

▶ 外来通院が難しくなったときの在宅ケア体制づくり

Bさん　60歳代　女性
大腸がん　妹と二人暮らし

Bさんは大腸がんと診断されて手術を受け、退院後は2週間に1度外来を受診して化学療法を行っていくことになりました。退院時に介護保険の申請をし、要介護1と認定されました。

Bさんは徐々に体力が低下し、食事摂取量も減少傾向にありました。4カ月後には腹水や下肢の浮腫が増強し、腹満によるつらさも出てきました。介護量が増えたため、Bさんの妹はケアマネジャーに相談し、通院用の車いすと訪問介護を利用することにしました。ケアマネジャーは区分変更の申請をするとともに、BさんとBさんの妹に訪問看護の利用をすすめ、了解を得ました。

依頼を受けた訪問看護ステーションは、Bさんが通院している病院の地域連携室に訪問看護指示書の依頼をするとともに、Bさんの状況について照会しました。Bさんは化学療法を続けていましたが、その効果や現在の病状について特に説明されてはおらず、今後の方針についても話し合われていませんでした。訪問看護師は、まず次回の受診時にBさんが今つらいと感じている症状の緩和について主治医に検討してもらうことを依頼しました。また、現在の病状と今後の方針についてBさんと主治医が話し合う機会を持てるよう、連携室の看護師にかかわってもらうことにしました。

体調やADLの低下など病状が変化しているときは、ACPを行うタイミングの1つです。これまでの経過を踏まえ（過去）、疾患についての医学的な情報を確認し、現在の療養者の認識や意思を確認します。そして、今どのようにしたいか（現在）、今後はどのような治療やケアを望むか（未来）について話し合う機会を設けることが必要です。医学的な状況を理解し、療養者の実際の状態を踏まえて話し合いのタイミングを見極めることは、訪問看護師ならではの意思決定支援といえます。

Bさんは、治療が難しい状況になったとしても可能な限り通院は続け、在宅で療養していくことを希望されました。体力的な面から外来受診は月1回となり、並行して訪問診療も導入することになりました。

準備期に限らず、主治医に病状を確認することや苦痛症状を緩和できるように調整すること、今後の方針について少しずつ話し合える機会をつくり、療養者が希望する療養体制を整えていくことは、大切な支援です。

●引用文献

1) 長尾和宏：訪問看護師とケアマネジャーのためのアドバンス・ケア・プランニング入門．健康と良い友だち社；2020．p.66．
2) 前掲書1)．p67．
3) 厚生労働省：特定疾病の選定基準の考え方．厚生労働省ホームページより．〈https://www.mhlw.go.jp/topics/kaigo/nintei/gaiyo3.html〉［2024.6.20確認］

3 開始期のケアとポイント

1 開始期とは

開始期とは、訪問開始から在宅療養の支援体制がほぼ安定するまでの期間を指します。

病院から退院して在宅療養を始めるときはもちろん、もともと在宅療養中であっても、訪問看護をはじめとした支援サービスが新たに導入される際には多かれ少なかれ不安や混乱が生じます。開始期はそうした療養者や家族の不安を踏まえ、新体制の混乱を最小限にすることで、在宅療養を継続できるようにするために重要な期間です。早期の安定を図ることで、在宅ならではの生活や希望の実現を目指します。

2 開始期のケアの目標とポイント

開始期の目標
・安心して在宅で過ごせる体制を確立する

ケアのポイント
①とにかく症状をコントロールする
②看護・介護体制を構築する
③療養者と家族が困っていること、不安に思うことに対応する

● 症状のコントロール

◆ ケアの目標

開始期のケアの目標は「安心して在宅で過ごせる体制を確立する」ことです。そのための基本的な条件として、症状のコントロールを図ることが重要な課題となります。

◆ 症状緩和は在宅療養の基盤

特に退院直後は、環境の変化や移動の疲れから、病棟でコントロールできていた症状が変化することがあります。退院日から数日を症状に苦しむことなく過ごせるかどうかは、療養者にとっても家族にとっても「今後在宅療養を続けたいと思うか」に大きく影響します。つらい症状を伴う在宅療養では、"その人らしさ"や、

"どのように生活していきたいか" といった希望も何もありません。どんなに快活な人であっても、強い怒りを表したり、「早く死にたい」という言葉が出たりすることがあります。そんな療養者を見る家族もつらく、在宅で一緒に過ごすことが難しくなるだけでなく、在宅での時間が後に悲しい思い出になってしまいます。

看護・介護体制の構築

症状変化への対応

訪問開始時には症状変化に対応できる薬剤などの手段を持っているか、療養者や家族が実際に対応できそうかどうかを確認する必要があります。病院からの退院後に開始する場合には、できるだけ退院当日に訪問し、準備期で得た情報が合っているか、依頼した薬剤・物品が手元にあるかを確認します。頓服薬を持っていても、家という環境で療養者や家族が自身の判断で薬を追加するには、ためらいが生じることがあります。迷うときには訪問看護師に相談してもらうよう、緊急時の連絡先や連絡方法を繰り返し確認しておきましょう。

症状緩和の指導

不安による症状の増強には、薬剤だけでなく、マッサージや温罨法なども有効ですので、ケアによる症状緩和の方法も必要に応じて伝えます。療養者と家族の状況や不安の強さによっては、連日訪問や1日に複数回の訪問を行うこともありますが、「医療者側の心配」で訪問を押しつけることのないようにしましょう。

いずれにせよ、症状が変化したときに、療養者や家族がその場で対応できる「手立て」と、それを支える「後ろ盾（相談先）」を提供しておくことが大切です。

日常生活の支援

また、在宅での療養は病状のことばかりでなく、個々の環境の中での食事や排泄・保清といった日常生活が伴います。点滴で栄養を補給するにしても「誰が、いつボトルやポンプの電池を交換するのか」、食事であれば「誰が、いつ買い物に行き、食事を提供し、片づけるのか」といった一連の行為が必要です。療養者が自分でできること、援助が必要なこと、家族や周囲の人ができること、サービスによる支援が必要なことをアセスメントし、組み立てていきます。

初めに手厚く支援体制を組み、適宜不要なものを引いていく方法がよい場合もあれば、実際に生活してみて、療養者と家族がニーズを感じたところで少しずつ足していく方法がよい場合もあります。

ケアチームの連携

開始期は準備期に構築された在宅療養を支えるケアチームが、直接のケア提供者として機能し始める段階です。ケアチームの中心はもちろん療養者と家族ですが、ともするとかかわる専門職の熱心さが高じて、療養者と家族が置き去りになってしまうことがあります。チームの中心がぽっかり空いて "ドーナツ化" し

てしまわないよう、メンバー全体で留意していきましょう。

　ヘルパーなど、日常的にかかわる多職種が入る場合は、療養者・家族の了解を得て連絡ノートなどを作成することもあります。ノートに書きづらいことや緊急性の高いことは、遠慮なく訪問看護師に連絡をもらえるように伝えておきます。

● 療養者・家族の困りごとや不安への対処

　開始期には、症状の緩和や医療器具の管理、介護体制の構築といった専門職からみたニーズが明確で、その対応に追われてしまいがちです。そうしたニーズに対応する一方で、療養者や家族の目線での困りごとや不安なことに対処することも、開始期に信頼関係を築くうえでは大切なポイントになります。

　「私たちはこんな支援を提供していきますが、ほかに何か気がかりに思っていることはありますか？　医療的なことでなくてもかまいません」といった声かけをしてみましょう。「在宅医のために手洗い用の洗面器を用意したほうがよいか」といったことから、ゴミの回収日に合わせた訪問日の変更、経済的な心配など、さまざまなことが出てきます。看護師からみると「そんなこと！？」と思うような気がかりに対しても、しかるべき多職種や他機関につなぐことも含めてきちんと対応していきましょう。こうしたかかわりが、ときには医療的なケア以上に信頼関係を築くきっかけにもなります。

　開始期は、療養環境や体調の変化、各在宅サービス事業者との契約、他人が家に出入りするようになるなど、何かと混乱や負担が生じやすい時期です。「今はバタバタしているけれど、じきに落ち着きますから」など、「今の状況は収束するものである」ことを療養者・家族に伝え、そうなるように支援します。

● 療養者・家族の病気の受け止め

　開始期は、療養者・家族がどのように病気を理解し、受け止め、今後どうしていきたいと考えているかなどについて、在宅でうかがう最初の機会です。「病気についてはどのように主治医から聞いていらっしゃいますか」「これからこんなふうに過ごしていきたい、といったご希望はありますか」などを療養者・家族それぞれに聞きます。家族には可能であれば療養者と離れた場所で、別個にうかがうようにします。

　準備期に得た情報収集の内容とは違っていることもあります。開始期に病気の理解や受け止めについてうかがうことは単なる情報収集ではなく、今後療養者と家族の意思決定を支援していくための最初の一歩です。「支援の一環」として、傾聴や共感の姿勢でうかがいます。

　療養者の病気の受け止めや今後の意向を聞くことは、療養者や家族から療養者のこれまでの人生や、仕事や趣味、生活習慣、ときには死生観につながる価値観などをうかがう機会にもなります。はじめから根ほり葉ほり聞く必要はありませ

第 3 章　在宅ターミナルケアのプロセス

ん。予測される「もしものとき」に、療養者の最善、家族の最善とは何かを考える鍵となる、「療養者の人生の物語」をひもとくきっかけにしていきます。

3 開始期および維持期における制度の活用

　退院日や退所日を含め、開始期の訪問の重要性は診療報酬・介護報酬としても評価されています。算定の条件はやや複雑なところがありますが、退院日を含む退院直後の支援は、その後の在宅療養の継続にも大きく影響しますので、ぜひ活用していきましょう。

◆ 訪問回数

　退院後など在宅療養の開始期は、状態の安定を図るため 1〜2 週間は頻回に訪問することがあります。医療保険においては訪問回数の制限が緩和され、がん末期の場合も週 4 日以上の訪問が可能となっています（つまり、毎日訪問が可能です）。医療者からみたニーズや、療養者・家族の希望に応じて調整してください。

　介護保険では、かかわる訪問看護ステーションの数や訪問回数に特に制限はありません。

◆ 加算

　医療保険、介護保険における加算については、ターミナルケア以外の訪問と変わりません。

　医療保険における「緊急訪問看護加算」は、主治医の指示により緊急の訪問を行った場合に加算されますが、在宅支援診療所の医師でなくても算定できるようになりました。

　「在宅患者連携指導加算」や「在宅患者緊急時等カンファレンス加算」は、該当する内容のことを行っていても文書などでの共有がなかったり、算定を忘れていたりすることがあります。実施したことについてはきちんと文書などに残し、療養者と家族に説明を行ったうえで実績として算定していきましょう。

退院／退所日の訪問にかかわる加算

医療保険
・退院支援指導加算
【退院日翌日以降の初回訪問時に】 6,000 円／回
（長時間訪問看護加算を算定できる対象者で、1 回の退院支援指導の時間が 90 分を超えた場合又は複数回の退院支援指導の合計時間が 90 分を超えた場合）（2024 年 6 月より算定要件に追加） 8,400 円／回

介護保険
・初回加算 （Ⅰ） 350 単位／月（2024 年 6 月より新設）
　　　　　 （Ⅱ） 300 単位／月
・退院時共同指導加算　600 単位／回　＊初回加算を算定する場合は算定しない。

主な訪問看護療養費／訪問看護費

医療保険　　訪問看護療養費

・訪問看護基本療養費（Ⅰ）
　　保健師、助産師または看護師による訪問
　　【週3日目まで】　5,550円／日
　　【週4日目以降】　6,550円／日
・悪性腫瘍の利用者に対する緩和ケア、褥瘡ケアまたは人工肛門ケアおよび人工膀胱ケアに係る専門の研修を受けた看護師による訪問
　　【他の訪問看護事業所と同一日に共同して訪問看護】　12,850円／月
・理学療法士、作業療法士または言語聴覚士による訪問　5,550円／日

　　＊1回の訪問時間は、30分～1時間30分が標準
　　＊厚生労働大臣が定める疾病等（末期の悪性腫瘍は訪問看護指示書に「末期」の記載が必要）の場合、週4日以上の訪問、2か所の訪問看護ステーションからの算定が可能。週7日の訪問看護が計画されている場合は、3か所の訪問看護ステーションからの訪問が算定可能。
　　＊急性増悪その他主治医が一時的に頻回の訪問看護が必要であると認めたことによる特別訪問看護指示書の指示期間中の利用者も週4日以上の算定が可能。
・訪問看護管理療養費
　　①月の初日の訪問の場合
　　【機能強化型訪問看護管理療養費1（届出）】　12,830円／月
　　【機能強化型訪問看護管理療養費2（届出）】　9,800円／月
　　【機能強化型訪問看護管理療養費3（届出）】　8,470円／月
　　【上記以外の場合】　　　　　　　　　　　　7,440円／月
　　②月の2日目以降の訪問の場合　　　　イ3,000円／日　ロ2,500円／日
・在宅がん医療総合診療料：主治医との契約による

介護保険　　訪問看護費

保健師、看護師による訪問　【20分未満】　313単位／回
　　　　　　　　　　　　　　【30分未満】　471単位／回
　　　　　　　　　　　　　　【30分以上1時間未満】　823単位／回
　　　　　　　　　　　　　　【1時間以上1時間30分未満】　1,128単位／回
理学療法士、作業療法士、言語聴覚士による訪問　【1回（20分以上）】　294単位
〈回数等〉
・訪問回数は「居宅サービス計画」に基づき、複数のステーションからの訪問も算定可能

主な加算

医療保険

・24時間対応体制加算（届出）　イ　6,800円／月　　　ロ　6,520円／月
・緊急訪問看護加算　イ　2,650円／日　　ロ　2,000円／日
・特別管理加算（届出）　2,500円または5,000円／月
・夜間・早朝訪問看護加算　2,100円／回　深夜訪問看護加算　4,200円／回
・複数名訪問看護加算
　　【保健師、助産師、看護師、理学療法士、作業療法士、言語聴覚士の場合（週に1回）】
　　　①同一建物内1人または2人　4,500円
　　【准看護師の場合】　①3,800円　　【その他職員の場合（週に3回）】①3,000円
・難病等複数回訪問看護加算
　　【1日に2回の場合】①4,500円　【1日に3回以上の場合】①8,000円
・長時間訪問看護加算
　　厚生労働大臣が定める長時間の訪問を要するもの（週1回）　5,200円／回
・看護・介護職員連携強化加算　　2,500円／月
・在宅患者連携指導加算　　3,000円／月
・在宅患者緊急時等カンファレンス加算　　2,000円／月2回に限り
・専門管理加算　2,500円／月

> **介護保険**
>
> ・看護体制強化加算（算定要件あり）
> 　算定要件に加え、下記の条件により（Ⅰ）または（Ⅱ）のいずれかを事業所として届け出。
> 　（Ⅰ）ターミナルケア加算の算定者5名以上（12ヶ月間）550単位/月
> 　（Ⅱ）ターミナルケア加算の算定者1名以上（12ヶ月間）200単位/月
> ・緊急時訪問看護加算（届出）（支給限度額対象外）
> 　（Ⅰ）600単位/月（2024年6月より新設）
> 　（Ⅱ）574単位/月
> ・特別管理加算　（Ⅰ）500単位　　（Ⅱ）250単位
> ・早朝・夜間・深夜の訪問看護　早朝25/100　夜間25/100　深夜50/100
> ・複数名訪問加算
> 　（Ⅰ）【30分未満】254単位/回　【30分以上】402単位/回
> 　（Ⅱ）【30分未満】201単位/回　【30分以上】317単位/回
> ・長時間訪問看護加算　300単位/回
> ・看護・介護職員連携強化加算　250単位/月
> ・専門管理加算　250単位/月（2024年6月より新設）
> ・口腔連携強化加算　50単位/回（2024年6月より新設）＊1月に1回に限り算定可能

開始期にポイントのあったケース

● 本人のニーズに応えることで信頼関係の一歩を築く

Cさん　80歳代　男性
食道がん末期　妻と二人暮らし

Cさんは1年前に咽頭がんと診断され、手術を受けました。病名と末期であることがCさんと妻に説明され、Cさんは在宅で過ごすことを希望されました。気管切開をしておりときどき吸引が必要であったため、手技の確認や今後の病状の変化に対応する目的で、病院から訪問看護の依頼がありました。病院からの情報では、Cさんは定期的に健診を受けていたにもかかわらず、病気の発見が遅れたため、医療に対する不信感があるとのことでした。

Cさん宅に初回訪問した際、ベッド周りでの生活となっていたCさんの表情は硬く、訪問看護についても「吸引は自分でできるようになったし、何をしに来るのか？」という雰囲気でした。妻が申し訳なさそうに看護師を気遣うぎこちない空気の中、訪問の目的を伝えながら淡々と契約の手続きが進んでいきました。バイタルチェックをはじめ、症状や吸引の手技、器具の管理方法、物品を確認しましたが、確かに現時点での問題はありませんでした。次に日常生活の状況についてお聞きしていたとき、入院中に入浴ができておらず、家では妻による清拭で対応するつもりでいることがわかりました。

そこで、「ベッド上で髪を洗うこともできます。今日、よろしければ洗いましょうか？」と声をかけました。すると「そんなことができるの？」と、気管切開後のかすれ声でしたが、Cさんが反応してくれました。テープ式のオムツとペットボトルを使い、しっかり泡立てて洗髪を行ったところ、「さっぱりした！」と言ったときのCさんの表情は、先ほどまでとはまったく違っていました。訪問看護師が片づけをして帰るころには、「次はいつ来るの」と聞き、訪問看護師と妻とで「変わったね！」と顔を見合わせるほどでした。

医療者はまず医療的な課題に目が向きますが、Cさんにとってそれは問題ではありませんでした。訪問看護師がアセスメントの中で「Cさんのニーズ」をきちんととらえ、それに応える手段としてケアを提供したことで、最初の「壁」を取り除くきっかけをつくれたのだと思います。その後の訪問で、Cさんからは「家に看護師が来ると聞いて、自分の病気を見つけられなかったくせに、ああしろ、こうしろと言われるのかと思っていた」と聞きました。

Cさんは、やがて訪問看護師の提案で在宅医の導入も受け入れ、最期まで自宅で過ごすことができました。

4 維持期のケアとポイント

1 維持期とは

　維持期とは、病状や症状および在宅療養の支援体制が比較的安定した時期を指します。

　療養環境が変わったり、新たな支援が導入されたりする開始期の不安や混乱がある程度落ち着き、病状や症状、介護体制に一応の安定がみられる時期です。訪問開始からの予後がごく短いケースでは、維持期といえる時期がまったくないという場合もあります。しかし可能な限り、開始期のあとの維持期として意識的にアセスメントし、悪化期が訪れる前の「今」しかない大事な時間としてアプローチしていきましょう。

2 維持期のケアの目標とポイント

> **維持期のケアの目標**
> ・在宅ならではのその人らしい生活や希望を実現する
>
> **ケアのポイント**
> ①その人の「その人らしさ」を探る
> ②介護者の疲労に対応する
> ③症状の予測と対応を相談し、準備する

● その人らしさとは何か

◆ ケアの目標

　維持期のケアの目標は「在宅ならではの、その人らしい生活や希望を実現する」ことですが、これはすべてのプロセスにおいて共通する目標でもあります。維持期の目標として、ここで特に焦点を当てるのは、「今しかできないこと」「今ならできること」のタイミングを意識的にアセスメントするためです。療養者と家族が持つ顕在的あるいは潜在的な希望を引き出し、療養者自身の病状や心情、周囲の状況や環境などをみながら実現をサポートします。

◆ 療養者との対話

　「はい」「いいえ」で答えるクローズド・クエスチョンではなく、自由に返事が

できる「オープン・クエスチョン」を用いて対話していきます。この対話には、的確な質問と、答えを待つ「間」が大切です。一つでも情報を得ようと質問攻めにするのではなく、傾聴する姿勢を基本として問いかけます。早合点で相手の言葉を解釈したり、相手の言葉を遮ったりすることなく、療養者が語るこれまでの「人生のものがたり」を共有し、これから紡ぐものがたりを一緒に考えていきます。

ときには家族のいないところで療養者と話す時間をつくったり、療養者のいないところで家族と話す時間をつくったりすることも必要です。同行訪問など看護師が2名で訪問する機会などを活かして、療養者と家族それぞれの語りから、「その人らしさ」を見出していきます。それが「もしものとき」を考える際に「療養者の最善」を考える基盤となります。

◆ 安定しているからできることの提案

療養体制が比較的安定している維持期には、療養者の生活歴や趣味活動、家族との関係性などこれまでに得た情報と併せ、どのように生きてきた人なのかを知る機会を持ちやすくなります。その中で療養者の「その人らしさ」とは何かを考え、「今はしていないけれど、もしやりたい気持ちがあるのであればやれること」「今までしていなかったけれど、今ならできること」を提案し、支援していきます。「その人らしさ」はもちろん千差万別であり、がん末期の今このときに何をしたいかという価値観も他者が判断できることではありません。がんの治療のために中断していた趣味活動や友人との交流を再開することで、療養者が自分らしさを取り戻す機会になることもあります。なかなか行けなかった家族旅行に出かけたり、親族と会ったり手紙を書いたりして、家族の思い出をつくろうという人もいます。

◆ 生ききるためのプランニング

一方、がん末期という特別な状況においては「日常生活」そのものが特別な時間という場合もあります。いつものように家族の朝食を準備し、「行ってらっしゃい」と家族を送り出せること、休み休み家事をこなして、「お帰りなさい」と言えること、そんな日々を大事に思う人もいます。また、療養者の中には、自分の最期についてどうしたいかという希望を語る人もいます。ある程度安定している維持期だからこそ「もしものとき」について話し合えることもありますので、死をタブー視するのではなく、"生ききる"ためのプランニングとして一緒に考えていきましょう。

主治医と病状についての認識を共有し、今後の見通しを検討しておくことも大切です。ホスピスや緩和ケア病棟に移るニーズがあると考えられる場合には、「最期まで自宅で過ごすこともできる」ということを伝えつつ、もし難しくなってしまったとしても手立てはあることを、療養者・家族に伝えます。ホスピスや緩和ケア病棟は最期を迎えるための場所ではなく、症状をきちんと緩和することで、より自分らしく生きることを目指す場所です。在宅での症状コントロールが難し

いとき、薬剤などの調整や不安の緩和のために一時的に入院し、落ち着いたら自宅に戻る、ということも可能です。ホスピスや緩和ケア病棟に移るという選択肢を準備しておくニーズがある場合には、療養者・家族、あるいは家族のみが施設へ「受診/面談」に行くための調整をします。どの施設を選ぶか、「受診/面談」の予約方法など必要に応じた情報提供を行い、主治医には診療情報提供書を依頼します。

◆ タイミングと選択肢の提案

　維持期の目標は、周囲の価値観で「残された時間は限られているから、何か特別なことをしなくては」ということではありません。医療者だからこそわかる「タイミング」と、「今の体調でしたら、〜もできますけれど、いかがですか」という「選択肢」を療養者や家族に提案し、あくまで当事者の価値観に基づいて支援することが大切です。

　このとき、使う言葉や言い方には注意する必要があります。「元気なうちに…（今後は悪くなる）」や、「会っておきたい人は…（最期？）」ではなく、「今」「会いに行きたい人」「お見舞いに来てほしい人」「出かけたい場所」はありますか？というように、個々の療養者や家族の様子に合わせ、受け止めやすい声かけを工夫します。

　「もしものとき」の話は、それについて話す準備があるのか、その準備の程度はどうなのかは、個々の療養者によって違います。準備のできていない療養者や家族に、医療者や関係者が不用意に始める「この先の話」が、療養者や家族を傷つけることのないよう配慮が必要です。

◆ 希望を安全に実現するためのチームによる支援

　希望することの内容によっては、大なり小なりリスクが生じます。たとえば旅行に出かける場合には、旅行先で救急受診が必要になった場合に備えて診療情報提供書を準備したり、症状の増強や新たな症状に対応できる頓服薬を準備したりします。口から食べることや排泄の方法など日常生活上の希望についても、それに伴う身体的なリスクと、それを減らすための具体的な方法について療養者と一緒に考えていきましょう。希望したことが残念な出来事にならないようリスクと対応をチームで共有し、できるだけ安全に実現できるよう支援します。

● 介護者の疲労への対応

　維持期の長さは療養者の病状によって大きく異なり、全くないこともあれば、数カ月続く場合もあります。開始期の1〜2週間は家族も気が張っていますが、その後は少なからず疲れが出てきます。必要に応じて、主介護者以外の家族の協力やサービスの利用、インフォーマルな協力者の導入を検討します。

◆ サービス利用の支援

　がん末期という診断名があると、デイサービスやショートステイの利用が難し

い場合がありますが、ケースバイケースで対応してもらえることもあります。受け入れを支援するための医療情報の提供や連携体制を提案しながら、個別交渉という方法も試みてみましょう。

● 症状の予測と対応への準備

病状や症状が落ち着き、仕事や趣味活動などをある程度できるようになると、療養者や家族は病気がよくなったと感じたり、もしかしたら治るのではないかと考えたりすることがあります。だからといって、「末期」であることを再認識させなくてはならない、ということはありません。体調がよいことや、いろいろなことができたり楽しめたりすることを本人や家族とともに喜び、分かち合うことも大切です。しかし、訪問看護師としては、いつ悪化期へ移行していくかを見極め、準備していく必要があります。「体調がよくてよかったですね。ただ、体調には"波"もあるので、もしかするとこういう症状が出ることがあるかもしれません。もしそのような症状が出たときは、こういう対応をしましょう」など、予測される症状と対応を繰り返し伝えておくことが大切です。

病状の進行によって起こり得る症状の変化は、疾患によりある程度予測できるため、その対応についてはあらかじめ準備しておく必要があります。医療者がいないときに変化が起きることを想定し、そのときに療養者や家族が不安にならないよう、居合わせた多職種や協力者が慌てないよう、対策を講じましょう。考えられる症状、その場での対応、使用する薬剤と使用する基準、報告・相談するときの緊急連絡先や優先順位などをチームで検討し、共有します。友人や知人などインフォーマルなサポートや訪問者の存在は、在宅療養の経過で次第に明らかになってくる場合があります。そうした人たちとも、必要に応じてケアの方針や緊急連絡先などを共有しておきましょう。療養者の希望に沿うケアチームの一員として、サポートする側にも安心してかかわってもらえるよう、療養者の意向を確認しながらアプローチしていきます。

症状が増強したり新たな症状が出現するなど体調の変化があったときは、それが一時的なものか継続的に進行していくものかをアセスメントします。対応によって症状が改善し再び維持的な状態に戻れば経過をみていきますが、週単位で悪化傾向がみられるようであれば悪化期へ移行したと判断します。

3 維持期における制度の活用

診療報酬、介護報酬については56頁の「開始期および維持期における制度の活用」を参照してください。

開始期は療養体制の安定を図るため必要に応じて頻回に訪問しますが、維持期においては医療者の訪問によって療養者と家族の大事な時間を妨げないというこ

とも大切です。療養者の状態や療養者・家族の希望に合わせて、適宜訪問頻度を調整します。

　ただし、比較的安定しているとはいえ、がん末期の状態はある程度の速さで変化することを前提として、かかわる必要があります。療養者や家族が気づきにくい症状の変化や悪化期への移行の徴候がないかを確認していく必要があるため、週1～2回の訪問は継続することが望ましいでしょう。

維持期にポイントのあったケース

● "内緒"の1泊旅行の安全を図った "内緒"のサポート

Dさん　70歳代　女性
肺がん末期　長男家族と同居

　Dさんはとても活発な人で、自室には自分の兄妹や友人らと旅行へ行ったときの記念写真がたくさん飾ってありました。訪問看護を開始したときには呼吸苦があり、オピオイドと在宅酸素療法で症状コントロールを図っていました。自分の病名も予後が長くないことも知っており、「みっともない、こんなになっちゃって」と話していました。

　訪問診療と訪問看護を開始し、維持期を迎えたころ、訪問看護師から「病気だからといって、家にいなければいけないということはないのですよ」と話したことがありました。今の体調であれば、本人が考えている以上の活動ができると感じたためです。そのときのDさんは「看護師が気休めを言った」と思ったのか、改めて何かすることには乗り気ではない様子でした。

　ところが、次の週に訪問した際の帰り際、長男の妻にこっそり呼び止められました。「義母が友人たちと1泊旅行を計画しているようだ。在宅医には"友だちに会いに外出する"と伝えていた。自分で何でも決める人なので心配だ」とのことでした。Dさんと長男の妻との関係は良好であり、Dさんらしい行動に思わず長男の妻と苦笑いしてしまいました。と

はいえ、「手元の酸素ボンベを持って行って、苦しくなったら少しずつ吸えばもつだろう」というDさんの計画には、対応が必要でした。

　そこで、酸素ボンベは移動用に多めに借りることができること、宿泊先に濃縮器を設置してもらうことができること、帰りのボンベはそこで受けとれることを長男の妻に伝えました。出かけてよいとは言われたものの、1泊旅行は引き止められると思ったのか、外出と言って"内緒"で行こうとしたDさん。それを訪問看護師に伝えてくれた長男の妻の立場を悪くするわけにはいきません。酸素の手配については、長男の妻から「酸素の業者さんが最初に機械を持ってきてくれたときに聞いたのですが……」という形でDさんに伝えてもらうことにしました。また、呼吸苦の増強時の頓服はこれまで使っていませんでしたが、同行するお友だちの安心のために、ということで旅行に持っていくことをすすめてもらいました。在宅医には訪問看護師から旅行のことを伝え、在宅医も苦笑しつつ黙認することになりました。

　Dさんは無事旅行から戻り、「外出できて楽しかった。実は泊まりで旅行に行ってきたのだけれど、大丈夫だったわ」と笑顔で話されました。酸素を継続的に使用でき、頓服は使用せずに済んだとのこと。長男の妻と医療者の連携プレーが功を奏し、友人たちとよい時間を過ごせたようでした。

第3章　在宅ターミナルケアのプロセス

5 悪化期のケアとポイント

1 悪化期とは

　悪化期とは、病状や症状が変化し、必要に応じて支援体制を再構築する時期を指します。

　これまでコントロールできていた症状が増強したり、新たな症状が出現したりするなど、病状の変化が「週単位」で起こってきます。療養者だけでなく家族も不安になりやすく、病状の悪化に伴い介護量も増加するため必要な支援を検討します。

　がん末期という状態において、病状の悪化は想定される現象です。吐血や下血、黄疸やイレウス、呼吸苦の増強、目視できる腫瘍からの出血といった変化も、疾患によっては出現することが予測できます。そうした病状の変化を、「急変」にしないための支援が重要です。

2 悪化期のケアの目標とポイント

> **悪化期のケアの目標**
> ・症状や病状の変化をとらえて迅速に対応し、看取りの方針を定める
>
> **ケアのポイント**
> ①症状を緩和し、ケア体制を調整する
> ②選択肢を説明し、選択を支援する
> ③亡くなるサインについて説明しておく

● 症状緩和とケア体制の調整

◆ ケアの目標

　悪化期のケアの目標は、「症状や病状の変化をとらえて迅速に対応し、看取りの方針を定める」ことです。症状や病状が週単位で動いてくる時期ですので、維持期にあらかじめ準備しておいた薬剤や家族への指導内容で症状緩和ができているか、新たに必要なことは何かをアセスメントし、対応していきます。がん末期の場合、病状が悪化し始めてから亡くなるまでの変化は、老衰や慢性疾患による終末期に比べて短期間に進行します。これまでの経過や希望を踏まえ、どこで、

どのように過ごして最期を迎えるのかについて、療養者・家族と一緒に最終的な選択を検討します。

◆ 症状の増強や新たな症状のコントロール

まずは増強してきた症状や新たに出現してきた症状を緩和し、コントロールを図ることが重要です。レスキューなど頓服を用いるタイミングや使用方法を繰り返し伝え、薬剤に対する不安などから療養者が症状を我慢してつらい時間を過ごすことのないように支援します。

薬剤の副作用についても主治医と連携して対策を準備しておき、療養者と家族に説明します。疾患によっては吐血や下血、腸閉塞の症状の出現など、予測できることがあります。事前に療養者と家族、介護に携わる関係者にも可能性のある症状とその対応方法を伝えておき、緊急連絡先の再確認など冒頭で述べたとおり症状の悪化を「急変」にしない支援体制が重要です。

できるだけ後手後手にならないよう、訪問日以外にも電話で症状と薬剤の使用状況、効果を聞き取るなどして、適宜状態を把握しましょう。そして訪問日を増やすなど、ケアの体制を調整していきます。また、マッサージや温罨法など薬剤以外の緩和ケアを活用し、療養者や家族にその方法を伝えておくことも大切です。

症状の変化と病状の進行は、必ずしも一致するとは限りません。がんが肉眼的に進行していても症状はほとんど変わらないこともあれば、小さながんでも場所によっては強い症状を起こします。療養者や家族の不安に配慮しながら、疾患の進行と症状の増悪についてアセスメントしていきます。ターミナルケアにおいて疾患が進行することは想定される変化ですので、それを踏まえながら「症状や生活への影響がどうか」を考えていきます。

◆ 食事へのアドバイス

病状や症状が悪化してくると、食事量が減る、日常生活動作が難しくなってくる、といった身体的な変化が起きてきます。悪化期では、身体的な変化が起こる中で、症状を緩和しつつ「どこで、どのような医療を受け、どのように生活するか」を検討していく必要があります。

食事量が減ると、家族としては「ひと口でも多く食べて体力をつけてほしい」という気持ちから療養者に無理にすすめてしまうことがあります。食事内容や形態、分量、回数、高カロリーの栄養剤の使用などの工夫もしていきますが、身体状況の悪化によって食欲が低下するのは、自然な変化でもあります。食物を消化したり栄養を摂り込んだりすることにも体力を必要とするため、客観的には少ない食事量であっても、療養者の体にとってはちょうどよい量、という時期があります。「食べたいときに、食べたいものを、食べられる量だけ」が、療養者の体にとっては最適であることを繰り返し伝えていきます。

◆ 点滴などの選択に対する支援

経口摂取量が乏しくなると、「点滴をするか、しないか」という課題が出てき

ます。アドバンス・ディレクティブとして、事前に点滴の実施について意思表明をしている療養者もいるかもしれませんが、その意向に変わりはないのか、改めて検討するのか、現時点の療養者の意向を確認していきます。

点滴は一時的に脱水を改善する効果はありますが、代謝機能の低下したがん末期の療養者にとっては過剰な水分となりやすく、浮腫や胸水・腹水が増強して苦痛の原因にもなります。点滴に対して療養者や家族は過剰な期待を持っていることがありますが、末梢からの点滴にはほとんど栄養は入っていないことを説明しましょう。高カロリー輸液も、浮腫や胸水・腹水の増強がみられる場合には減量することを、療養者・家族・主治医と調整していきます。栄養や水分が摂れないことが問題なのではなく、摂取することも代謝することも難しくなってきた体に、負担をかけない量に調整することが課題です。

ただし、補液の目的ではなく、療養者や家族の納得や安心を目的として、少量の点滴を短期間行うことはあります。「食べられなくなったから点滴をする」「末期だから点滴はしない」と医療者が決定するのではなく、療養者と家族ができるだけ納得のいく選択ができるよう、支援することが大切です。点滴によって浮腫や拘束感といったデメリットが療養者に生じたときには、療養者・家族・主治医と状態を共有し、再検討しましょう。

こうした観察とアセスメント、介入は、看護という専門職ならではといっても過言ではありません。療養者や家族にとって何をすることが「看護」になるのか、何をしないことが「看護」になるのかということを基準に、個々の療養者の個々の状況をとらえ、チームで対応していきます。

◆ 排泄や入浴などへの支援

食事以外にも、病状の変化に伴いこれまで療養者が自分でできていた外出や入浴、トイレ歩行などの日常生活活動が難しくなってきます。がん末期の場合、この変化は「先週できていたことが、今週はもうできない」といったように、週単位から数日単位で急速に起こります。疾患や現在の身体状態をアセスメントし、どのように生活していくかについて、療養者・家族と選択肢を検討し、適時適切な組み立て直しが必要です。たとえば、身体的な負担やリスクを説明したうえで、「トイレまでは這ってでも自分で行きたい」と望む人もいれば、「排泄はベッド上で介護を受けてもよいから、できるだけ負担なく過ごしたい」と望む人もいます。家族の考えや療養環境、支援体制も踏まえながら、療養者が選択する暮らし方を支え、その中でリスクを最小限にするような対策を講じていきます。

ポータブルトイレや除圧マット、訪問入浴などの利用を予測的・予防的に提案していきますが、療養者が望まないこともあります。看護師が先回りして押しつけるのではなく、メリットを説明して提案しつつ、本人が必要と感じるまで待つことが必要な場合もあります。依頼があったときに迅速に対応できるよう、チームで連携し準備しておきましょう。

● 療養場所や療養生活についての選択の意思決定支援

悪化期には、受ける医療や生活の仕方についての選択を改めて検討するとともに、このまま在宅で生活することを選択するのか、あるいは他の療養場所へ移るのかを検討していきます。

在宅療養は自由度が高く、少々リスクが高くても療養者が望む生活を実現しやすいというメリットがありますが、ナースコールを押せばすぐに専門職がかけつけるという環境ではありません。療養者と家族が最終的に何を優先していくのか、不安なことやその対処方法についてチームで相談していきましょう。状況に応じ、別居している家族の考えなども把握していきます。最期を迎える場所についての最終的な方針決定をしていく段階ですが、ここで決めてもらわなければならないということではありません。在宅で最期まで過ごすかどうか、決めきれない場合は「決めきれない」ことも選択として、どのような選択になってもよいように支援体制を調整することも必要です。

また、会話ができるうちに会いたい人がいれば会ってもらうようにします。逆に、状態の変わった姿、つらい姿を見せたくないという療養者もいます。どちらかを「選択」するには選ぶ「機会」が必要です。タイミングを見計らって看護師から声をかけるようにしましょう。「お見舞いに来たい」側の人の機会をなくしてしまうと、あとで家族が責められてしまうこともあります。療養者や家族の希望、お見舞いに来たい人の存在の有無などを聞き取り、支援していきます。

ただ、これまでの経過を知らない親族や知人が訪れることで、「入院させなくてよいのか」「民間療法を試してみてはどうか」など、さまざまな言葉が療養者や家族に向けられ、混乱してしまうことがあります。そのようなことを言われたときに、「在宅療養を選んだ理由」「家での医療・ケアの体制」「バックベッドの体制」などを療養者や家族が説明できるよう一緒に確認しておきます。また、必要に応じて主治医や訪問看護師から在宅療養の不安要素となる親族や周囲の人々に直接説明することもできることを伝えておきます。

● 亡くなるサインについての説明

少なくとも今すぐ入院したりホスピスに移行したりするという状況がなければ、家族に亡くなるときのサインについて説明しておく必要があります。呼吸状態の変化が出てくる可能性や、吸引してもとれない喘鳴（死前喘鳴）、疾患によって起こり得る急な症状変化について伝えます。

家族にだけ話をしたほうがよいと考えられるときは、訪問時に療養者の部屋に行く前の時間や、訪問後に玄関先まで家族に見送ってもらうなどして機会をつくります。もし療養者に会わせたい人や会いたい人がいる場合には、話ができそうな時期など、タイミングをみて声をかけてもらうように伝えます。

第3章　在宅ターミナルケアのプロセス

　無呼吸の頻発や延長、肩や顎を動かすような呼吸、尿が出ていないなどの変化
は1日から数日で最期を迎えるサインであることを説明し、連絡先や対応を繰り
返し確認しておきます。療養者の家族の受け止め状況をみながら、亡くなられた
あとのケアを訪問看護師に依頼するかどうか、その料金や最後に着せる服、遺影
用の写真を準備しておくことなどを伝えていきます。

3 悪化期における制度の活用

　症状の変化や病状の悪化に対応するため、必要に応じて訪問回数を増やします。
医療保険の「在宅がん医療総合診療料」は、主治医との連携により、週4日以上
医師または看護師が訪問することで成立します。診療報酬は主治医に対して包括
的に支払われるため、訪問看護に対する報酬は訪問回数や加算などに応じて主治
医に請求する形となります。一定の診療報酬の中で訪問診療や訪問看護、緊急対
応や医療機器などの管理に伴う加算などをまかなうため、訪問回数が週4日以上
となっても療養者の自己負担額は一定です。

　介護保険で訪問看護を利用している場合、訪問回数の増加に伴い、介護サービ
スと併せると限度額を超えてしまうということがあります。ADLの低下により
新たに介護サービスを導入するというときにも、がん末期にあるほとんどの療養
者は「区分変更」を申請して調査などを待つ時間がありません。その際は主治医
に訪問看護指示書の疾患名を「がん」だけでなく「がん末期」と追加記載しても
らうことで、訪問看護は医療保険での利用に移行できます。

訪問回数の追加・調整

医療保険
- 「末期の悪性腫瘍」（訪問看護指示書に記載）は連日訪問できる
- 在宅がん医療総合診療料（主治医と連携必要）
- 週4日以上訪問する場合は2カ所のステーションから可能
- 週7日の訪問看護が計画されている場合は3カ所のステーションから可能

介護保険
- プラン変更により訪問を追加できる
- 特別訪問看護指示書（医療保険）の検討（回数制限なし）
- 訪問看護指示書の「末期の悪性腫瘍」の記載により、医療保険に移行

5 悪化期のケアとポイント

悪化期にポイントのあったケース

◆ 支援者をチーム化して療養者が望むことを支える

Eさん　70歳代　女性
乳がん末期・肺転移　独居

　Eさんは自立心が強く、近くに住む娘の援助も拒みがちでした。呼吸苦があるため在宅酸素療法を使用していましたが、息切れしながらも家事などを活発に行い、ボランティア仲間など友人・知人の訪問に応対していました。病気が治療不可能であることは理解しており、できれば最期まで家で過ごしたいと話していました。そのためには在宅医がいたほうがよいことを伝えると、「まだそこまでしなくてよい」と言い、最初の治療からかかわっている病院の外来通院を続けていました。

　しかし、やがて症状は悪化し、悪化期の状態となり、月に1回の外来で処方された薬剤では対応できなくなってきました。娘に臨時で代理受診してもらうことなどを検討しましたが、Eさんは希望しませんでした。再び訪問診療について提案すると、今度は了解を得られたため、病院の主治医に状況を説明し、在宅医に診療情報提供書を送ってもらいました。

　在宅医による訪問診療と訪問看護師の連携により、症状は一時より改善しましたが、体動時の呼吸苦と薬剤による傾眠傾向のため日常生活活動は困難になっていました。日に数回の訪問介護と友人・知人によるサポート、そして娘の支援も少しずつ増えていましたが、24時間のすべてをまかなうことは難しい状況でした。Eさんは「この部屋で、病院のようなベッドやオムツを使いたくない。ポータブルトイレもイヤ。入院もしない」とはっきり話し、低いベッドからトイレまで這うようにして移動し、やっとのことで戻ってくるという状況でした。廊下で息切れしているEさんを、訪問したヘルパーがベッドまで介助するということも何度もありました。訪問看護師はサービス担当者会議でEさんの状況と対応について多職種と話し合い、Eさんの了解を得て、Eさんを訪れるすべての人が閲覧できる連絡ノートを作成しました。そこには、Eさんの意向を記し、「Eさんが望まない限りは、どんな状況でも救急車は呼ばないこと」「在宅医もおり、最期の対応もできる。Eさんの意思が確認できない状況のときなどは、まず訪問看護ステーションに連絡してもらうこと」を明記しました。

　3週間ほどして、Eさんの荒い呼吸ともうろうとした状態はますます強まってきました。とうとう介助があってもベッドから起き上がることさえ難しくなったある日、Eさんは訪問看護師に「入院する」と言いました。「これまで頑張ってきたし、お薬を調整したらこのまま家にいることもできると思いますが、本当に病院でいいのですか？」と尋ねると、意識が遠のいているのか考えているのか、長い沈黙がありました。頓服薬を使っても呼吸苦がとれず、身の置き所がなくて何度も体の向きを変えたり、起き上がろうとしたりするEさんを介助し、落ち着くと背中をさすってしばらく時間を過ごしました。何度か静かにやり取りをしたのち、Eさんはやはり「病院へ行くわ」と入院を選択したため、病院と連携し、入院を支援しました。

　Eさんは入院先を訪れた友人に、もうろうとしながらも「コーヒーを買って、飲んで」と小銭を差し出したそうです。自分が暮らしてきた家で寝たきりになることを拒み、最期まで友人をもてなして、Eさんは数日後に病院で永眠されました。

第3章　在宅ターミナルケアのプロセス

6 臨死期のケアとポイント

1 臨死期とは

　臨死期とは、死が数日以内と予測される時期を指します。呼吸の変化や尿量の減少といった「亡くなるサイン」が出現するため、家族の不安や悲嘆が強まり、ときに混乱を生じることがあります。療養者と家族が納得し、安心して最期を迎えられるよう支援していきます。

2 臨死期のケアの目標とポイント

> **臨死期のケアの目標**
> ・家族が安心して看取れる
>
> **ケアのポイント**
> ①亡くなるサインと対応を確認する
> ②看取りに向けた家族への支援を行う
> ③多職種に伝達し、調整する

● 亡くなるサインと対応

◆ ケアの目標
　臨死期のケアの目標は「家族が安心して看取れる」ことです。そのためには、最終的に療養者を看取る場所がどこになるかを視野に入れて支援していきます。
　薬剤の変更や使用における指示の変更があるかどうか、またその必要があるかについて看護師もアセスメントし、在宅医と連携していきます。
　家族に伝える症状の一つである無呼吸が出てきたときには、その頻度や長さ、咽頭喘鳴など他の症状やバイタルサインなどから状態をアセスメントします。主治医と情報を共有し、予後数日以内とまでは予測しがたいときは、その可能性もあることを伝えながら経過をみます。肩や顎を動かす呼吸、尿量の減少など、死が近いことが予測されるほかのサインと対応について、繰り返し説明します。

70

看取りに向けた家族への支援

家族の不安や悲嘆、混乱への対応

　状況を説明しながら、家族が療養者との別れが近いことを受け止められているかどうか、その理解度や心理的な状態をアセスメントします。家族の不安や悲嘆を受け止め、ゆっくり傾聴する時間を取ることも必要です。家族の不安や混乱から方針が揺らぐ場合には、これまでの経過や療養者の意向を一緒に振り返り、主治医とも連携しながら最終的な看取りの方針について話し合います。

　維持期や悪化期に、最期まで在宅で過ごすのか、どのような看取りの希望があるかについて話し合い、方針が決まっている場合には、方針どおりの看取りでよいのか確認をします。最期は病院でという方針の場合には、臨死期にある徴候を在宅医に報告し、搬送先の病院に連絡してすみやかな搬送を支援します。

　そうでない場合には、意思の疎通が可能であれば療養者にこのまま在宅で過ごすかどうかを確認し、家族にも在宅での看取りの意思を確認していきます。

連絡に関する在宅医との調整

　亡くなるサインが出現したときには、呼吸が停止した際にまず訪問看護師に連絡するのか、在宅医に連絡するのか、あるいは両方かなど、連絡先について在宅医や家族と確認します。また、在宅医によっては連絡してよい時間帯や往診できる時間帯が限られる場合があるため、段取りについて確認し、訪問看護師からも家族に説明します。呼吸停止後すぐに死亡診断を受けなければならないという規定はありませんが、医師の到着を翌朝まで待つ場合や、日中も数時間待ってもらう可能性がある場合には、その旨を家族に説明して了解を得ておくようにします。

　医師より先に訪問看護師が到着する可能性がある場合は、死亡診断前にエンゼルケア（保清、整容）を始めていてよいか、主治医に確認しておきます。

必要なケアや家族ができるケアの支援

　療養者に対しては、つらい症状を最小限にして過ごすことができるようにすることが大切です。療養者が苦しそうな様子であると、看ている家族もつらく、看取りへの不安が強まります。主治医と連携して対応するほか、療養環境や体位の工夫、ケア方法の変更を多職種と連携して整えていきます。場合によっては、療養者の症状の緩和というよりも家族の安心を主たる目的として、在宅酸素などの医療を導入することもあります。しかし、療養者が煩わしがる様子などがあれば、「呼吸の様子の変化は自然の経過で、周りが思うように苦しさを感じているわけではないといわれています」というように説明し、療養者ができるだけ安楽に過ごせることを家族と一緒に目指すようにします。

　家族には「医療的な処置をしないことは“何もしない”ということではないのです。療養者が望むように見守ったり、声をかけたり、体をさすったりすることは、何よりも大事なことをしてさしあげていると思います」など、家族にできる

第3章　在宅ターミナルケアのプロセス

ことの意味づけや価値を伝えていくことが大切です。

◆ エンゼルケアの相談

在宅で看取る場合には、その後に行うエンゼルケアについても説明し、看護師が行うか、葬儀社に依頼するかについても検討しておいてもらいます。看護師が行う場合には、各ステーションで設定している料金が発生することを説明し、希望があれば好きな服を着せてあげられることを伝えておきます。

● 多職種との情報の共有

◆ チームとしての対応の再確認

ケアチームのメンバーとも臨死期の状態について共有し、状態変化のサインと対応、連絡先などについて再度確認していきます。ターミナルケアに慣れていないメンバーも方針を共有しながら不安なくケアに携われるようにします。

◆ 希望に対するチームによる支援

療養者は臨死期においても耳はよく聞こえているといわれ、死の直前まで意思表示できる場合も少なくありません。このまま在宅で過ごすことや、ケアに対する要望などを確認しながら、意思表示が難しい場合はこれまでの経過から想像しながら、対応していきます。血圧が低下していたり呼吸状態が悪化したりしていても、療養者や家族の希望、主治医の了解があれば、訪問入浴も継続できるように調整することもあります。療養者と家族の希望に沿い、安心して過ごせるようにチームで支援していきます。

3 臨死期における制度の活用

ターミナルケアに関連する報酬は「人生の最終段階における医療・ケアの決定プロセスに関するガイドライン」等を踏まえた対応が要件となり、よりターミナルケアを充実させていくことが推進されています[1]。

終末期の療養者を訪問し、カテーテルの管理などの医療処置や清潔ケアを提供し、在宅で看取った、というだけではターミナルケアとはいえません。全人的な苦痛の緩和はもちろん、ACPや家族の支援を含めたターミナルケアをチームで提供することが求められます。ターミナルケアとして具体的にどんな支援が必要になるかは療養者の個別性が高いため、具体的な看護行為について規定はありません。しかし、療養者の症状や病状変化への対応、家族のケア、看取りに関する説明、対応の助言、意思決定支援、在宅医や多職種との連携といった看護介入について、きちんと記録に残しておくようにしましょう。

ターミナルケアにかかわる加算

医療保険

・訪問看護ターミナルケア療養費1　25,000円
・訪問看護ターミナルケア療養費2　10,000円

①在宅で死亡した利用者（ターミナルケアを行った後、24時間以内に在宅以外で死亡した者を含む）
②特別養護老人ホーム等で死亡した利用者（ターミナルケアを行った後、24時間以内に特別養護老人ホーム等以外で死亡した者を含む）
③主治医の指示により、その死亡日および死亡日前14日以内に、2回以上指定訪問看護を実施し、かつ、訪問看護におけるターミナルケアに係る支援体制について利用者およびその家族等に対して説明したうえでターミナルケアを行った場合に算定する
＊訪問看護ターミナルケア療養費2では、看取り介護加算等（施設側が算定）を算定している利用者に限る。
＊他の訪問看護ステーションにおいて訪問看護ターミナルケア療養費を算定している場合には、算定しない。
＊厚生労働省「人生の最終段階における医療・ケアの決定プロセスに関するガイドライン」等の内容を踏まえ、利用者本人およびその家族等と話し合いを行い、利用者本人の意思決定を基本に、他の関係者との連携の上対応すること。

・遠隔死亡診断補助加算　1,500円（2024年6月より新設）

介護保険

・ターミナルケア加算 利用者の死亡月につき　2,500単位／死亡月

厚生労働省「人生の最終段階における医療・ケアの決定プロセスに関するガイドライン」等の内容を踏まえ、利用者およびその家族等と話し合いを行い、利用者本人の意思決定を基本に、他の関係者との連携の上対応すること。
①24時間連絡できる体制を確保しており、かつ必要に応じて指定訪問看護を行うことができる体制を整備していること
②ターミナルケア体制を届けていること
③死亡日および死亡日前14日以内に2日以上ターミナルケアを実施していること（ターミナルケアを行った後、24時間以内に在宅以外で死亡した場合を含む）
④主治医との連携のもとに、訪問看護におけるターミナルケアに係る計画および支援体制について利用者およびその家族等に対して説明を行い、同意を得てターミナルケアを行っていること
⑤ターミナルケアの提供について、利用者の身体状況の変化等必要な事項が適切に記録されていること
⑥訪問看護においてターミナルケアを実施中に、死亡診断を目的として医療機関へ搬送し、24時間以内に死亡が確認される場合等

・遠隔死亡診断補助加算　150単位／回（2024年6月より新設）

●引用文献

1）全国訪問看護事業協会：令和6年版訪問看護実務相談Q&A. 2024年.

第3章　在宅ターミナルケアのプロセス

臨死期にポイントのあったケース

家族全員で最期のケアをしながら看取る

Fさん　90歳代　女性
口腔がん末期　息子家族と同居

　Fさんは入院していましたが、自宅への退院を望み、家族もできるだけ家で最期まで過ごさせてあげたいと希望されていました。

　嫁や別居の孫の介護を受けながらFさんは穏やかに生活していましたが、次第に口腔のがんが肉眼的にも増大し、経口摂取量も減って全身状態が悪化していきました。悪化期に入ったと判断した訪問看護師は、口腔内のがんからの出血の可能性と対応について家族に説明しました。しかし年齢的なこともあるのか、Fさんは徐々に傾眠がちとなり、このまま老衰に近いような最期を迎えるかと思われました。

　ところがある日、口腔内のがんから出血し、全身状態もさらに悪化してきました。もともと少なかった経口摂取量はほぼゼロとなり、尿量も減ってきたため、臨死期に入ったと考えられました。訪問看護師は保清のケアを実施するとともに、出血への対応と口腔ケアの方法を家族に伝えました。同時に、Fさんを家で看取るという方針が揺らいでいないか、家族に再度うかがいました。家族は「病院に行ってもよくなるわけではなく、看護師さんから出血が多いときの体の向かせ方や対応の仕方を教わっているので、このまま看ようと思います」と話しました。訪問看護師は、対応に困った場合や呼吸が停止したときには連絡してもらうように伝え、主治医やケアマネジャーにも状況を報告しました。

　数日後、Fさんは永眠されました。エンゼルケアには幼いひ孫も一緒に加わり、顔や手を拭きました。ひ孫は亡くなる前日に泊まりに来ており、交代で看ていた家族と一緒に出血が続いていたFさんの口元を拭き、何度もFさんに声をかけていたそうです。4世代がそろい、ときにはひ孫の遊ぶ声が聞こえる中で、Fさんは静かに息を引き取ったそうです。

療養者が訪問診療の導入を希望せず、搬送を支援

Gさん　80歳代　男性
肝臓がん末期　妻と同居

　Gさんは肝臓がんの治療後、要介護4の認定を受けて退院され、妻が介護にあたっていました。

　まもなく外来受診が困難となってきたため、妻が病院に相談し、病院からの依頼で訪問看護を開始しました。訪問看護師が状態をアセスメントして主治医に報告し、妻が代理受診して処方を受け取るというかたちで在宅療養を続けていました。訪問看護師から訪問診療や訪問介護の利用を繰り返しすすめましたが、Gさんは希望しませんでした。

　2カ月が経ったころ、Gさんは悪化期に入ってきたと考えられました。Gさんは「できるだけ家で過ごしたい」とおっしゃっていましたが、「在宅医のいない今の状態では、状態が悪化したときには入院が必要になります……」「訪問診療を利用しても病院の主治医と縁が切れるわけではないですよ」とお伝えしても訪問診療の同意は得られませんでした。

　症状の緩和は痛み止めの増量で対応できていましたが、いつ臨死期に至ってもおかしくない状態になってきました。妻には、訪問看護師から「今の状況でもし呼吸が止まってしまうと、タイミングによっては救急搬送も難しく、警察による検死となる可能性もあります」とお伝えしました。「ただし、直接診察を受けられていないとはいえ医師のかかわりはあり、訪問看護師がうかがっているので、これまでの経過について警察に説明することはできます」と話しました。妻は「本人は頑固な性格なので、警察もしかたない。そのときはお願いします」とおっしゃいました。主治医には状況を報告し、入院となる可能性も伝えました。

　妻には臨死期の徴候について説明し、もし変化が起きたらステーションに連絡してもらうよう伝えていたところ、「大きな呼吸をするようになった」と連絡がありました。臨時訪問し、Gさんに「状態がよくないのですが、入院でよいのですか」とうかがったところ、うなずかれたため、救急搬送を要請し、主治医のいる病院に入院されました。その2日後、Gさんは病院で主治医に看取られました。

7 死別期のケアとポイント

1 死別期とは

死別期とは、死亡直後からおおむね１年間を指します。

死亡後、希望があればエンゼルケア（死後のケア）を行います。呼吸停止後、死亡診断前にケアを開始するかどうかは訪問看護師と主治医・家族との事前の相談によります。家族は親戚や葬儀社などに連絡し、死亡届など法的な手続きを行います。役所への届け出や手続きは葬儀社などが代行することもあります。

死別期は、家族にとって看取りから死別の悲嘆を乗り越えていく期間です。悲嘆の過程にも個別性があるため、必要に応じたグリーフケアを提供します。

2 死別期のケアの目標とポイント

死別期のケアの目標
・よい看取りであったことを保証する

ケアのポイント
①お別れの時間をつくる
②介護者をねぎらう
③悲嘆を共有し、病的悲嘆に注意する

● お別れの時間の設定

◆ ケアの目標

死別期のケアの目標は、「よい看取りであったことを保証する」ことです。

看取りまでの過程にはさまざまなエピソードがあり、穏やかに最期を迎えられるケースばかりではないかもしれません。いずれにせよ、遺された家族ができるだけ「これでよかった」と思えるようサポートしていくことが大切です。

◆ 呼吸停止後の対応

呼吸停止の際に家族が連絡する先を在宅医にするか訪問看護ステーションにするか、あるいは両方とするかは、事前の段取りによります。呼吸停止の連絡を受けたら、主治医に死亡診断のための往診予定時間を確認し、家族に伝えます。訪問看護師が先に到着しエンゼルケア（保清・整容）を行う場合は、再度在宅医・

家族にその旨を伝えておきます。事前の相談で、在宅医に連絡してよい時間帯や往診できる時間帯が限られている場合は、家族の了解を再確認し、必要な親族に連絡するなどして待ってもらうよう伝えます。主治医の死亡診断を待つ間、療養者に触ってはいけないということはありません。側で声をかけたり、体に触れたりするなど、お別れの時間をもってもらうようにします。ただし、事前に主治医の了解を得て行うエンゼルケア以外、療養者をベッドから布団へ、あるいは別の部屋へ移動するなど、状況を大きく変えるようなことは死亡診断後にします。

　点滴をしている場合は、余分な水分が身体に入らないように、在宅医・家族に確認して止めるようにします。死亡診断前に針や酸素などの管を外すことが家族にとって心理的抵抗がある場合は、そのままにして医師の到着を待ちます。また、咽頭や肛門への充填剤の使用など、死後にしか行わないケアについては、死亡診断が終わってからにすることが多いようです。

　葬儀社などへの連絡は、死亡確認後がよいでしょう。湯灌など葬儀社などでのエンゼルケア（死後のケア）を希望している場合には、お悔やみと家族へのねぎらいを伝え、後日改めて連絡する旨を伝えておきます。

● 介護者へのねぎらい

　エンゼルケアなどのために訪問したときは、療養者に挨拶し、介護されてきた家族をねぎらいます。エンゼルケアはできるだけ家族にも一緒に行ってもらうように声をかけ、療養者の人となりや在宅療養のエピソードなどを振り返っていきます。エンゼルケアでは、メイクや着る服について家族と相談しながら、生前の療養者のその人らしさを表すことを目指します。

　家族の中に小さな子どもがいる場合には保護者に声をかけ、子どもの理解度に合わせて話しかけながら、ケアに参加することを促してみましょう。ケアを通して療養者のこれまでの人生や療養生活を振り返り、主介護者をはじめとした家族の頑張りや、療養者が生ききることを支えてこられたことをねぎらいます。エンゼルケアは単に死後のケアというだけでなく、家族のグリーフケアとしても大切な機会です。

● 悲嘆の共有

　グリーフケアとは、療養者を亡くすことで家族が感じる悲嘆に対するケアです。家族を亡くしたことによる悲嘆は正常な反応ですが、慢性的な悲嘆や抑うつ、精神・身体的反応といった病的な悲嘆に移行していないかをアセスメントする必要があります。

　訪問時に花束を持参したり、カードを送ったりするほか、遺族会の運営を支援しているステーションもあります。

7 死別期のケアとポイント

③ 死別期における制度の活用

　死別期に行うエンゼルケア（死後のケア）や家族に対するグリーフケアについては、被保険者の死亡と同時に保険適用がなくなるため、今のところ報酬としては設定されていません。保険外の費用としてステーションごとに設定できますが、1～2万円の範囲が多いようです。

　グリーフケアにカードや花束などを用いる場合には、訪問看護ターミナルケア療養費やターミナルケア加算、あるいはエンゼルケアの費用をあてているステーションもあります。

エンゼルケアやグリーフケア

エンゼルケアについて

- 訪問看護と連続して行われる死後の処置については、死後の処置に伴う費用等を考慮し、妥当な額を訪問看護ステーションが設定し、請求できる
- ただし、費用の徴収については、あらかじめ家族などに内容や費用について説明を行い、同意を得なければならない
- 死後の処置のみのサービス提供はできない
- 費用の支払いの際は、細目を記載した領収書を交付する必要がある

グリーフケア

- 現在、報酬は認められていない

死別期にポイントのあったケース

❤ 白装束の下は本人らしい色で

Hさん　60歳代　女性
悪性リンパ腫末期　夫と長男家族と同居

　Hさんはとてもおしゃれな人で、一回り年上の夫とともに飲食店を経営するかたわら、趣味でアクセサリーを制作していました。赤色がイメージカラーで、Hさんの洋服はもちろん、Hさんがつくるアクセサリーやお店の調度品にもアクセントに赤色が用いられていました。

　Hさんは進行した貧血と倦怠感がありながらも、ほとんど介護を必要としないほど自分のことは自分で行っていました。最期の日も早朝にトイレまで自分で歩き、ベッドへ戻ってきて横になったところで息を引き取られたようでした。朝、珍しくベッドから起きてこないHさんに声をかけた長男の妻が、まだ眠っていると思ったほど穏やかな最期でした。

　エンゼルケアのために訪問をしたとき、着せる洋服を決めていなかったため、家族と相談したところ、夫は白装束を望みました。最近は、最期のときに好きな服を着せられることなどをお伝えしましたが、「こういうときは白装束でしょう」と伝統的なスタイルで見送りたいようでした。一緒にケアをしていた長男と次男の妻たちは、おしゃれだったHさんを思い、別の考えもありそうでしたが、嫁の立場で舅に異議を唱えるのははばかられる様子でした。

　長男・次男の妻たちと一緒にエンゼルケアを進めながら、訪問看護師が「Hさんは赤色がお好きでしたよね」と思い出話をしていたときでした。次男の妻が「そういえば、義母は下着も赤色が好きだったんですよ」と、Hさんの誕生日に2人でプレゼントした真っ赤な下着を探してきてくれました。そこで「これにしましょう！」とみんなでHさんに着せて、間もなく到着した葬儀屋さんに引き継ぎました。

　長年連れ添った夫が望んだ伝統的な白装束の下に、仲のよかった嫁たちの気持ちがこもった、いつもの素敵な赤色をまとってHさんは旅立たれました。

第3章　在宅ターミナルケアのプロセス

8 グリーフケアの実践

1 亡くなる前からのグリーフケア

● 予期的悲嘆のケア

　グリーフ（grief）とは、"深い悲しみ、悲嘆"という意味です。グリーフケアは、"悲嘆のケア"という意味になります。グリーフケアというと、療養者が亡くなった死別期の遺族のケアとして、カードや花を送ったり、訪問したり、というイメージがあるのではないでしょうか。

　しかし、家族の悲嘆は療養者が亡くなる前から始まっています。療養者が亡くなる前から家族が感じる悲嘆を「予期的悲嘆」といいます。療養者ががんと診断され、つらい治療を経て、あるいは診断と同時に末期であることを告げられたとき、家族もさまざまな形で痛みを感じています。何も感じない、何も考えられない、悲しみ、怒り、といった悲嘆を抱えながら、家族は療養者との死別が現実のものとなっていく過程に対処していかなければなりません。

　訪問看護師は、家族が療養者の病状についてどのような説明を受け、どのように理解しているか、どのように受け止めているか、といったことについて、準備期や開始期に「療養者を支える存在」として家族をアセスメントします。と同時に、在宅ターミナルケアの全てのプロセスを通じて家族を「悲嘆を抱えるケアの対象者」としても支えていく必要があります。療養者に全人的苦痛があるように、家族にも身体的・精神的・社会的・霊的苦痛があるとイメージしてよいのかもしれません。さまざまな形で現れる家族の悲嘆に目を向け、家族自身をサポートしていくことも訪問看護師の役割であることを家族に伝えていきましょう。

　「家族」と表現していますが、いわゆる配偶者、親、子、きょうだいといった親族だけを指しているわけではありません。パートナーや友人といった療養者の身近で療養者をサポートし、家族と同じように悲嘆を感じている人もグリーフケアの対象です。

8　グリーフケアの実践

● 在宅における予期的悲嘆のケアの実際

事例1

● 家族だけに余命が告知されており、悲嘆を抱えている

Iさん　50歳代　男性　肝臓がん末期
妻と子ども二人の四人暮らし

　Iさんは肝臓がんで、病名だけでなく治療経過についても理解していました。もはや治療方法がないという説明を受け、「できるだけ家族と過ごしたい」という希望で退院してきました。病院からの情報では、Iさんの妻には予後3カ月と伝えている、とのことでした。

　訪問開始時、看護師は家族も訪問看護の対象であることを伝え、Iさんから離れた場所で妻に「ご家族としてお困りになっていること、心配なことなどはありませんか？」とうかがいました。妻は「家族だけが余命を知っており、本人の前で涙をみせないようにすることがつらい」とおっしゃいました。

　看護師は、「涙をみせてもよいのではないですか」とお話ししました。それは、Iさんにも予後を伝えなければならない、ということではありません。たとえ家族だけが予後を知っていて、「もう長くないことが悲しい」ということを言葉に出さなくとも、「あなたが病気になってしまったことが悲しい。治療法がないと言われて悔しいし、残念」という妻の気持ちをIさんと共有することは、Iさんにとっても大切だと考えました。Iさんも、今に至る自分の病状について、夫として父親として思うところはあるのではないか、Iさんも泣きたい気持ちがあるのではないか、と思ったのです。「もしかしたら、一緒に泣いてもよいのではないですか」とお伝えしました。

　開始期からしばらくした維持期の頃、看護師がIさんの妻と話していると、Iさんの妻が「昨日、夫が『こんなことになってすまない』と言ったのです。私、たまらなくなって大泣きしてしまいました。夫が一番つらいと思いますが、私も悲しいし悔しいし、そういう気持ちまで抑えこまなくてもいいのだな、って思いました。子どもたちのことなど、これからのこともいろいろ話すことができました」とおっしゃいました。

ケアのポイント

　療養者と家族のこれまでの関係性や、配偶者なのか、親子なのか、きょうだいなのか、といった関係によっても状況は異なり、こうすべきという正解があるわけではありません。ただ、Iさんと妻がパートナーとしてお互いの悲嘆を共有したことは、Iさんにとっては霊的な苦痛（スピリチュアルペイン）を、妻にとっては予期的な悲嘆をケアし合うことにつながったのではないかと考えます。

事例2

● 療養者の衰弱を目の当たりにする家族の悲嘆

Jさん　90歳代　女性　膵臓がん末期
娘夫婦との三人暮らし

　Jさんは90歳代ということもあり、Jさんの娘は訪問の開始期から母親の病状について「これまで病気一つしてこなかったのが奇跡みたいなものだから、苦しまずに過ごしてくれればよいと思ってるのよ」と穏やかに受け止めていました。

　3カ月ほどして下血が始まったのを機に、Jさんは悪化期に入り急速に衰弱していきました。好きな食べ物であれば比較的食べられていたJさんでしたが、それも量が減り、るい痩が目立つようになりました。いつも看護師と一緒にJさんの清拭を行っていた娘が、ケアのあとで「母は食いしん坊で、ずっと体格がよかったのに、あんなに痩せるものなのね。このあいだは、私のことをどうも自分の妹と間違えてるようなことを言っていて……。こんなこと今まで一度もなかったのに、年のせいか病気のせいか、悲しくなっちゃったわ」とおっしゃいました。看護師は、Jさんが食いしん坊だったというエピソード

79

第3章　在宅ターミナルケアのプロセス

や兄妹のことなどをJさんや娘にたずね、Jさんの娘の気持ちを傾聴していきました。保清などのケアを一緒に行うことがしのびなければ、休んでいただいてよいことや、訪問看護の回数を増やすことなどを提案しましたが、「それは大丈夫」とのことでした。

その後もJさんの衰弱は進んでいきましたが、看護師はJさんのケアとともに娘の予期的悲嘆もケアすることを心がけました。また、Jさんが衰弱していく過程をみることが娘にとってあまりにつらく、心理的な負担となるようであれば、入院などの選択もあることを伝えました。

Jさんの身体症状は薬剤などのケアで緩和でき、臨死期も傾眠がちな状態で過ごされた後、娘に見守られて静かに息を引き取られました。

ケアのポイント

病院では、家族が患者の姿を見るのは基本的に面会時間内に限られ、ケアは病院の看護師が担うことがほとんどです。しかし在宅でのターミナルケアでは、日々を一緒に過ごしたり、ケアに携わったりする家族が療養者の衰弱を実感し、亡くなる過程を目の当たりにします。その過程で生じる家族の悲嘆に看護師としてきちんと目を向け、家族をサポートすることが大切です。看取っていく家族の悲嘆があまりに大きい場合は、ケアサービスの増量やホスピス・緩和ケア病棟への移行なども含め、物理的なサポートも検討します。看取りの過程が家族にとって「心の傷」にならないような支援が必要です。

2 亡くなったあとのグリーフケア

● 亡くなったあとのケア

療養者が亡くなったあとの家族のケアのポイントは、表6に示す5つが挙げられます。

療養者を "死" という形で失った家族には、身体面・情緒面・行動面に何らかの反応が現れますが、その反応の強さや持続期間には個人差があります。グリーフカードの送付や遺族への訪問などを通して、遺族の悲嘆が病的悲嘆へと移行していないかをみていくことが大切です。

表6　療養者が亡くなったあとの家族ケアのポイント

1. 「最善のケアを行った」という自信がもてるように援助する
2. 遺族に心身両面の異常はないかをチェックする
3. 悲しみの現れ方、程度をチェックする
4. 遺族が新しい生活を送るうえでの援助を行う
5. 遺族と共に悲しみを共有していることを伝える

（川越厚：がん患者の在宅ホスピスケア．医学書院；2013．p.80．一部改変）

8 グリーフケアの実践

● 在宅における亡くなったあとのケアの実際

事例3

● 介護者として看取ったあとで後悔を感じている嫁

Kさん　80歳代　女性　子宮がん末期
長男夫婦との三人暮らし

　Kさんと長男の妻のL子さんは長年良好な関係にあり、Kさんががん末期とわかったとき、「最期まで家でみてあげたい」と在宅療養を選択したのはL子さんでした。

　悪化期に入りKさんの食事量が減少し、傾眠傾向も強まってきたとき、長男は在宅医に「点滴などを家で行うことはできないか？」と点滴の実施を希望しました。一方L子さんは、在宅医や看護師から点滴を行うことのメリットとデメリットを聞き、Kさんのこれまでの性格や日頃の介護の経過を踏まえ、「このまま自然の経過でみていくほうがよいのではないか」と話しました。長男夫婦で話し合った結果、点滴は行わず、3週間後にKさんは永眠されました。

　訪問看護師がエンゼルケアにうかがったところ、L子さんは泣きながら「入院していたら、点滴をしていたら、もう少し元気でいられたかしら」と、自分が介護してきたことの後悔を話しました。看護師は、死別期のケアとして長男や集まってきた長男の姉弟も同席する中でKさんの在宅療養の経過を話し、L子さんの献身的な介護やKさんとの長年の関係を踏まえた判断は、「Kさんにとって最善のものであったと思う」と伝えました。長男の姉弟はL子さんに

感謝の言葉を伝え、長男も「はじめは家で看ることに不安があったが、妻がよくやってくれ、考えていたよりもずっと穏やかに過ごせた」「家だからこそよかったと思う」と話していました。

ケアのポイント

　エンゼルケアは、療養者がその人らしい姿で旅立つためのケアであるとともに、遺族となった家族の悲嘆をケアする最初の機会でもあります。一緒にケアを行いながら、療養者の人生を家族とともに振り返り、療養の過程を振り返り、在宅での看取りに至ったことを肯定的にとらえられるように支援します。家族もエンゼルケアに携われるように看護師から促しますが、実施は必須ではありません。子どもや孫・ひ孫などの幼い子には、保護者に声をかけ、その子なりに理解できるような言葉で看取りについて伝え、一緒に療養者の顔や手などを拭きます。

　医療者からみて、どんなに素晴らしい介護をしてきた家族であっても、療養者が亡くなると「本当にこれでよかったのか」「もう少し何かできたのではないか」といった思いが生じることがあります。たとえ期せずして入院することになり、そのまま亡くなったという場合であっても、それまで在宅で過ごした時間に意味づけをし、家族の後悔や悲嘆がやわらぐように支援します。

● グリーフケアの機会

　グリーフケアの機会としては、表7のようなものがあります。これらの全てを行うべき、というものではありませんので、各ステーションでどのようなグリーフケアを実施していくかを話し合いましょう。死別後1〜2週間後の悲しみがもっとも強く、多くは1年ほどである程度落ち着いていく、といわれています。1年以上強い悲嘆が続いている場合は病的悲嘆を疑い、適切なケアにつなげていく必要があります。

81

第3章　在宅ターミナルケアのプロセス

表7　グリーフケアの機会

1. エンゼルケア：死亡日
2. グリーフカード：死後1週間程度
3. 遺族訪問：死後1カ月程度
4. 命日カード：死後1年後
5. 遺族会の開催：年1回

● 病的な悲嘆のケア

　療養者が亡くなったあとの遺族のケアで注意しなければならないのは、病的な悲嘆です（表8）[1]。このような悲嘆がみられる場合には、より密な遺族支援が必要となります。場合によっては専門医や担当の地域包括支援センターにつなぎます。

表8　病的な悲嘆

1. 悲嘆が長期化する場合
2. 悲嘆がプロセスの1つの段階に長くとどまる場合
3. 悲嘆がうつ病やその他の精神疾患に進行する場合
4. 喪失に適応するのが困難な場合
5. 感情が麻痺する場合　　　　　　　　　など

● 在宅における病的な悲嘆のケアの実際

事例4

● 末期がんの妻を看取ったあと、酒量が増えてしまった夫

Mさん　70歳代　女性　乳がん末期
夫と長女の三人暮らし

　Mさんは4カ月ほど在宅で療養したあと、最期の1週間を病院で過ごし、永眠されました。
　Mさんが病院で亡くなった翌日、長女からMさんが自宅に戻っているという連絡を受け、死別期のケアとして看護師が訪問しました。Mさんにご挨拶するとともに、夫や長女の支援をねぎらい、退室するとき、看護師は長女に「お父さんがもし体調をくずされるようなことがあったら、よかったら連絡をください」と声をかけていきました。
　その半年後、長女から訪問看護ステーションに連絡があり、「父が日中一人になり、母が亡くなってやはり寂しいのか、お酒の量がだいぶ増えてしまっ

ている。薬も飲まないことがあるようだ」とのことでした。
　夫への訪問看護を開始し、夫の主治医やMさんを訪問していたヘルパーと連携してケアにあたりました。夫は寡黙でMさんのこともあまり話しませんでしたが、少しずつ看護師やヘルパーの支援を受け入れ、お酒の量も減って生活状況が改善してきました。やがてMさんの仏壇に朝晩線香をあげて弔うことが習慣となり、笑顔もみられるようになりました。

ケアのポイント
　悲嘆は大切な家族と死別することに伴う自然な反応ですが、遺族同士でのグリーフケアを促すとともに、病的な悲嘆の疑いが生じた場合に"つながれるところ"を確保しておくことが大切です。

3 チームのグリーフケア—看護師、多職種

● 看護師自身のケア

　看護は、療養者や家族のニーズに応えるために手と目（看護の "看" の字）を駆使しますが、一方で "感情労働" ともいわれる "心を寄せる" 作業を伴います。これは単なる感情移入とは異なる、"専門職的献身" といえるのかもしれません。

　特にターミナルケアにおいては、療養者にとっては自身の死、家族にとっては大切な一人の家族の死、という特別な時期のかかわりとなり、独特の緊張感を持つ看護師もいることでしょう。ターミナルケアは、限られた時間の中で、正解のない支援をスピーディに提供しなければならない面があります。療養者を看取ったあと、訪問看護師自身が燃え尽き感や喪失感にとらわれてしまうことがあります。

　看護師も一人の人間です。専門職としてよりよい看取りのために療養者の支援に没頭し、看取ったあとに、「あれでよかったのか」「かかわりの深かった人を失った」といった悲嘆を感じても不思議ではないのです。遺族への訪問を含めたグリーフケアは、一人の人の看取りを支援した看護師自身のグリーフケアにもつながります。ともにケアを提供したチームメンバーで、提供したケアについて認め合うことも大切です。

◆ 看取りを振り返る

　訪問看護ステーション内や在宅医など多職種を交えた "デス（death：死）カンファレンス"（看取りを振り返るカンファレンス）などの機会に、ケアの評価だけでなく、ケア提供者が感じる悲嘆についても共有していきましょう。フォーマルなカンファレンスでなくとも、個々の訪問看護師が悲嘆を抱え込まず、日頃からステーション内でオープンにできる環境づくりが大切です。「訪問看護のチーム」としてお互いに悲嘆をケアし合えることは、ターミナルケアに継続的にかかわっていくうえで重要な要素であるといえます。

● チームメンバーのケア

　ターミナルケアにかかわるチームの中には、ターミナルケアはもちろん、"人が死ぬこと" 自体、身近には経験したことのないチームメンバーもいます。

　訪問看護師は医療職ではありますが、生活面の支援を通して、さまざまな介護職、福祉職、行政職の人々と連携をとります。医療職が「よい看取りだったね」とある種の達成感をいだくような最期であっても、たとえばヘルパーにとっては「お手伝いしていた人が亡くなった」という強い悲嘆を抱えていることがあります。また、悪化期や臨死期に訪問することに「怖さ」を感じ、トラウマのようになってしまうこともあります。

前述したように、グリーフケアは療養者が亡くなる前から、そして亡くなったあとにも提供されるものです。準備期や開始期から病状や療養方針についての情報をケアにかかわるチームメンバーと共有していくことはもちろん、場合によっては家族に準じた配慮やケア方法の伝達も必要です。少なくとも病状が悪化した際には、単に状態を伝えるだけでなく、ヘルパーなどのチームメンバーが困っていることや不安に思っていることを看護師のほうから聞き取るようにしましょう。その上で、対応の方法や緊急連絡先について繰り返し伝えておくことが大切です。

　療養者・家族だけでなく、ケアにかかわるすべてのメンバーがお互いに支えあい、療養者が生ききる過程、その後も家族が生きていく過程を支えていくケアがターミナルケアであるといえるのかもしれません。

●引用文献
1) 川越 厚：がん患者の在宅ホスピスケア．医学書院；2013．p.80．

●参考文献
・川越 厚：がん患者の在宅ホスピスケア．医学書院；2013．

『訪問看護師とケアマネジャーのための アドバンス・ケア・プランニング入門』
（長尾和宏著、健康と良い友だち社、2020年）

　アドバンス・ケア・プランニングとは何か、リビング・ウィルやアドバンス・ディレクティブ、DNARとの違いは何かといった基本的な知識から、実際の在宅療養の場でどのように話し合いを繰り返していくのかという実践例が多数掲載されています。また、必ずしも全ての人にアドバンス・ケア・プランニングが最善とはならないという現場の医師ならではの経験をもとに、訪問看護師とケアマネジャーへの貴重な提言と期待が込められた一冊です。

（宮田乃有）

9 訪問看護師の役割

これまで紹介してきた在宅ターミナルケアのプロセスを通して、訪問看護師が果たす主な役割をまとめると、表9の5つが挙げられます。

● 在宅ターミナルケアのコーディネーター

訪問看護師が在宅ターミナルケアにかかわるうえで一番大きな役割は、療養者の身体状態をアセスメントしたうえで、ケアの方向性と具体的なケアをチームで調整することです。そのために、療養者が今、在宅ターミナルケアのプロセスのどの時期にあるのかを日々の訪問やチームメンバーからの情報を通してアセスメントします。ターミナルケアのプロセスに照らしながら、現在の状態と目指す目標をおさえ、これから起こることの予測を療養者・家族・チームで共有し、対応を準備しておくことが重要です。

ターミナルケアにおけるケアコーディネートには、療養者と家族の意思決定支援が欠かせません。意思決定支援のポイントは、主に表10の4つです。

あらゆる選択には、メリットとデメリットがあります。在宅医など多職種と連

表9　看護師の役割

1　在宅ターミナルケアのコーディネーター（意思決定支援を含む）
2　症状のコントロール
3　日常生活の援助
4　療養者と家族に対する全人的ケア
5　グリーフケア

表10　意思決定支援のポイント

● **どこで過ごすか（療養場所の選択）**
今過ごす場所、そして今後過ごす場所、最期を迎える場所を在宅とするのか病院なのか、ホスピスなのか、あるいは他の場所なのか、療養場所の選択を支援する。

● **どのような医療を受けるか、あるいは受けないか**
（医療の選択）
治療の継続と QOL とのバランスをどう選択していくかを含め、食べられなくなったときに点滴をするか、あるいはしないかといった、医療の選択を支援する。

● **どのように生活するか（日常生活上の選択）**
療養者の希望と病状に伴うリスクとを踏まえながら、食事や排泄、移動、保清などを具体的にどのように行うか、日常生活上の選択を支援する。

● **何に価値をおいていくか（QOL の選択）**
療養場所の選択、医療の選択、日常生活上の選択の全般にかかわるが、療養者が何に価値をおいて限られた時間を生きていくか（QOL の選択）を支援する。

携し、必要に応じて言葉や伝える人を変えるなどしながら、繰り返し説明し、本人・家族と一緒によりよい選択を考えていきましょう。医療者の論理で療養者や家族を説得し選択させるのではなく、療養者や家族ができるだけ納得して選択できるように支援することが大切です。

療養者や家族が選択する過程では、医療者として納得のいかないことや、医療者からみると意思決定のタイミングが遅くなってしまうということがあるかもしれません。デメリットも伝えたうえでの選択であれば、その選択を支えることもときには必要です。予測されるリスクに備えつつ、発生時には迅速に対応し、療養者と家族の選択が変わったときにはチームがスムーズに新たな選択を受け止められるように連携・調整します。

困ったときは、「本当の当事者は誰で、誰のために何を尊重するか、誰の最善か」に立ち返ってみましょう。一人の訪問看護師だけで抱えないということはもちろんですが、療養者、家族、訪問看護事業所、主治医、ケアマネジャー、ヘルパーなどのサービス事業所の担当者、友人等支援にかかわる関係者の声を寄せ合うことが大切です。

◆「『もしも』のとき」の話

意思決定を支援するため、「『もしも』のとき」の話を切り出した途端、ショックを受けたり怒り出したりしてしまう人もいます。「考えられない、考えたくない、決められない、決めたくない」のは療養者だけでなく、家族でも起こり得ます。比較的若い世代であっても「主治医にまかせたい」という場合もあります。

中には「『もしも』のとき」のことについて話し合う機会を最期まで拒否したまま過ごす人もいますが、その人にとっては話し合わないことが「最善」であったのかもしれません。治療としては意味のない処置を続けているとしても、もしその治療に苦痛が伴うなら、その苦痛をどのような形で軽減するか、中止するのか、減量するのか、対症療法をとるのか、という相談をします。その結果、事実上看取りの体制になるということを、言語化し明確に認識してもらう必要があるかどうかは、「その人にとっての最善は何か」によると思うのです。

「『もしも』のとき」の話し合いは、ときに療養者や家族を深く傷つけてしまうことがあります。一時的な感情の表出は悪いことではありませんが、その後も繰り返し対話する機会を得るには高度なコミュニケーション能力が求められます。あえて「話し合わない」選択が最善となるケースもある、と認識することも必要です。医療者として、あるいは訪問看護師自身の経験からくる、「こうしなければならない」「こうすべき」という価値観や信念を押しつけないことが重要です。

前述のとおり、療養者や家族が選択する過程では、医療者として納得のいかないことや、医療者からみると意思決定のタイミングが遅くなってしまうということがあるかもしれません。看護師として「懸念」は伝えつつも、療養者と家族が選択したことを「受けとめる」ことも必要です。予測されるリスクに備えつつ、

発生時には迅速に対応し、療養者と家族の選択が変わったときにはチームがスムーズに新たな選択を受け止められるように連携・調整します。

困ったときは、「本当の当事者は誰で、誰のために何を尊重するか、誰の最善か」に立ち返ってみましょう。一人の訪問看護師だけで抱えないということはもちろんですが、療養者、家族、訪問看護事業所、在宅医、ケアマネジャー、ヘルパーなどのサービス事業所の担当者、友人など支援にかかわる関係者の声を寄せ合うことが大切です。

● 症状のコントロール

症状の緩和は、在宅ターミナルケアの大前提となります。第4章（90頁以降参照）にあるように、症状コントロールの方法を知ったうえで、予測的に対応していくことが必要です。

在宅における症状のコントロールは、個別的な生活上のニーズや介護環境などに配慮して、細やかかつ柔軟に調整していくことが求められます。療養者が「どこで、どのように過ごしたいか」によっても、選択する薬剤や使用方法は変わっていきます。たとえば、仕事や家事など、できるだけ活動することを重視する場合には、ベースの薬剤は控えめにして、レスキュー薬で症状に対応します。突発的な症状に不安が強かったり、適宜レスキュー薬を用いることが難しかったりする状況の場合には、ベースの薬剤を十分に用います。ホスピスへの移行を予定している場合には、オピオイドスイッチや細やかな薬剤の調整が必要になったときが移行のタイミングとなることもあります。

訪問看護師として療養者の疾患と生活、支援体制を含めた包括的な視点からアセスメントし、療養者の個別的ニーズに合ったコントロールを目指します。

● 日常生活の援助

在宅ターミナルケアに限らず、訪問看護師には訪問看護師ならではの日常生活援助があります。訪問看護師は、療養者の身体状態から、できる可能性があることとリスクとをアセスメントし、具体的な方法の選択肢を考案します。そして療養者の希望を踏まえた選択を支援し、リスクを最小にしながら直接あるいは間接的にケアを提供していきます。

在宅ターミナルケアでは、療養者の身体状況が一定期間の中で急速に変化することが特徴です。その変化を予測的にアセスメントし、適時適切に日常生活を組み立て直していくことが求められます。

ただ、限られた時間の中で何を優先し、どのように暮らしていきたいのかは、個別性の高い選択となります。療養者が望むこととそのリスクとを踏まえ、オーダーメードの暮らしができるよう、家族やケアマネジャーなどの多職種とともに支援していきます。

療養者と家族に対する全人的ケア

療養者の「全人的苦痛とケア」については第2章2節（32頁参照）で説明していますが、在宅ターミナルケアにおいては、療養者だけでなく家族も同様にケアしていく必要があります。療養者が在宅で最期を迎えられるかどうかは、療養者の希望だけでなく家族が在宅での看取りを希望するかどうかが大きく影響するからです。

家族をケアすることにより、在宅療養を望む療養者が最期まで家で過ごすことが可能になり、療養者自身が在宅療養の継続を望む基盤にもなります。家族が在宅療養の継続を支えられるためには、まず療養者の身体的苦痛が緩和され、症状管理についての不安が軽減されることが大切です。当面の介護についての不安や介護負担の軽減のほか、病状がこれからどうなっていくのか、どう対応したらよいのかといった不安に対処していく必要があります。

家族は療養者の亡くなる過程を文字どおり「看取って」いく存在です。療養者のサポーターであると同時に、療養者という「家族」を失う寂しさや悲しみ、ときには憤りを感じており、まさにケアを必要とする主たる対象者でもあるのです。

別居の家族や親戚など他の家族との関係やケアチームの他のメンバーとのかかわり、あるいは経済的問題など、家族にも多岐にわたるケアニーズがあります。それらのニーズを訪問看護師だけで抱えるのではなく、関係機関や多職種と広く連携しながらチームで支えていくことが重要です。

グリーフケア

「グリーフケアは療養者が亡くなってから提供するもの」というイメージがあるかもしれませんが、家族の悲嘆は療養者が亡くなる前から始まっています。予期的悲嘆として、感情や思考の麻痺、悲しみや怒りなど、死別が近い現実への対処として現れる反応です。

グリーフケアを提供する場面には、家族とともに療養者を支援する過程、療養者が亡くなったあとのエンゼルケアの過程、そして亡くなったあとのかかわりが考えられます。亡くなったあとには病的悲嘆に移行していないかどうかに留意し、必要に応じて専門的なケアにつなげていきます。

第4章

在宅における症状緩和

第4章　在宅における症状緩和

1　症状緩和の重要性：ポイントと訪問看護師の役割

● 在宅で対応が必要な症状

　療養者が終末期に入ると、さまざまな苦痛症状が現れ、症状緩和が必要になります。がん、非がんにかかわらずよく見られる症状は、呼吸困難、嘔気・嘔吐、倦怠感、せん妄、浮腫などがあります。

　筆者の経験では、特に呼吸困難や嘔気・嘔吐の症状が緩和されずに長引くと、在宅療養生活の継続が困難になる傾向があり、療養者・家族ともに在宅での生活を希望していても入院を選択せざるを得なくなることもあります。

　また、さまざまな症状や疾病の進行に伴ってADLが低下し、今までできていたことができなくなるという喪失体験が増えていきます。それによって「生きている意味がない」「家族や周りの人に迷惑をかけてまで生きていたくない」といったスピリチュアルペインが増幅することも少なくありません。

　苦痛症状は療養者の体力を消耗し、生活にさまざまな影響を及ぼし、QOL低下や生きる希望の喪失を招きます。また介護する家族にとっても介護負担が増し、心身の疲労が増大するとともに、終末期に「十分な家族介護ができなかった」という思いを残させてしまい、グリーフワークに支障を及ぼす可能性もあります。

● 症状緩和における訪問看護師の役割

　言うまでもありませんが、看護師の基本的責任は①健康の増進、②疾病の予防、③健康の回復、④苦痛の緩和（安らかな死への援助）です。終末期にみられる苦痛症状を可能な限り緩和し、在宅療養生活のQOLの維持・向上を図るケアを提供し、最期までその人らしく生きることをサポートします。

　症状緩和のためには、症状を引き起こす原因の理解、知識やスキルを伴うアセスメント、症状が及ぼす生活への影響を見定め、薬物動態を理解したうえで、医師をはじめとする多職種と連携を密に図っていくことが必要です。身体的苦痛のみならず、精神的・社会的苦痛やスピリチュアルペインに対すケアも同時に提供していくことが必要です。

　症状緩和には薬剤が使用されることが多いですが、それだけではなく看護判断に基づく看護技術によるケアによっても症状が緩和されます。身体と生活の両側面から多角的にアセスメントできる看護職の役割は大きく、地域の多職種連携の中で中心的役割を担うことが求められています。

2 がん疼痛コントロール

1 がん疼痛の基礎知識

● 痛みの定義

　身体的苦痛には、疼痛、呼吸困難、全身倦怠感、嘔気・嘔吐、食欲不振など多様です。がんターミナル期の場合、7割以上のがん療養者が疼痛を経験するといわれています（図1）[1]。

　痛みとは、組織の損傷や傷害の際に表現される不快な感覚および情動体験と定義されており、心理社会的、スピリチュアルな要素などさまざまな因子に修飾を受けます[2]。痛みは主観的な体験であることから、Twycrossは、"痛みとは、患者自身が「痛い」と言うことそのものである"[3] と述べています。痛みの訴えがある場合には、まずトータルペインの4つの視点でアセスメントし、それぞれの要因に対して看護介入を行う必要があります（第2章・32頁参照）。

　身体的要因での痛みに対しては、痛みの原因や特徴を適切にアセスメントし、WHOがん疼痛ガイドライン（99頁参照）などに即しながら疼痛緩和を図ります。

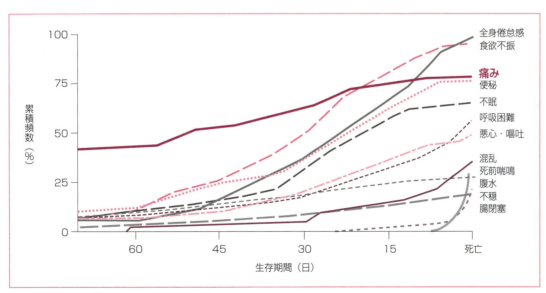

図1　主要な身体症状の出現から生存期間
（恒藤暁：最新緩和医療学. 最新医学社；1999. p.19.）

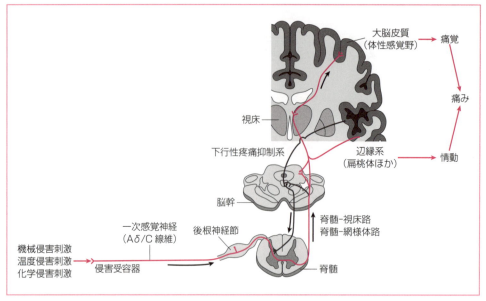

図2 痛みの伝達メカニズム
(「結束貴臣・佐伯朋哉：がん疼痛，専門家をめざす人のための緩和医療学（日本緩和医療学会編），改訂第3版，p.61, 2024，南江堂」より許諾を得て転載.)

痛みの伝達のしくみ

　腫瘍の増大や浸潤、炎症などによって侵害刺激といわれる機械的・温度・化学的刺激が生じ、末梢神経終末にある侵害受容器がその刺激を受容すると電気的興奮が起こります。その電気的興奮は、鋭い針で刺すような刺激を伝導するAδ線維と、局所不明瞭な鈍い刺激を伝導するC線維という末梢感覚神経を介して脊髄に伝わり、脊髄後角の脊髄視床路を通って大脳皮質に伝達され痛覚が発生し不快な痛みとして認識します（図2）[4]。組織の損傷や炎症、虚血などが起きると、発痛物質であるブラジキニン、プロスタグランジンなどが産生・放出され、痛みが発生、増強します。

がん疼痛の分類

　がん療養者にみられる疼痛には、①がん疼痛や②がん治療に伴う痛みなどがあります（表1）。本章では、がん疼痛について述べます。

表1 がん療養者にみられる疼痛

①がん疼痛	がんの浸潤や転移など、がんによる痛み
②がん治療に伴う痛み	手術、化学療法に伴う末梢神経障害性疼痛や、放射線照射後疼痛症候群　など
③がん治療とは関連のない痛み	基礎疾患や帯状疱疹、廃用性疼痛　など

◆ 痛みの性質による分類

　がん疼痛は、侵害受容性疼痛と神経障害性疼痛の2つに分類されます。侵害受容性疼痛には、内臓痛と体性痛があり、がん療養者における発生頻度は体性痛71%、神経障害性疼痛39%、内臓痛34%といわれていますが、混在していることが多く見られます[5]。また、末梢感覚神経から脊髄レベルに痛みの情報が伝達されるため、病巣部位から離れた同じ脊髄レベルの侵害刺激を入力する部位の痛みや皮膚の感覚異常、筋肉の収縮や痛みといった関連痛が生じます。

●侵害受容性疼痛

・体性痛

　皮膚や粘膜、骨、筋肉などの体性組織への刺激によって発生する疼痛で、腫瘍の浸潤による骨転移が代表的です。疼痛の部位が損傷部位に限局され、体動時に増強することが特徴です。骨破壊などによって発痛物質が産生され、痛みが発生・増強します。

痛みの表現・訴え方：持続する「うずくような」「ズキズキする」痛み、「差し込むような」痛み

・内臓痛

　消化管や尿路などの管腔臓器、肝臓や膵臓などの実質臓器、腹膜などの臓器のがん浸潤や圧迫・閉塞に伴う疼痛です。臓器の炎症や臓器被膜の伸展・収縮、消化管閉塞などによる臓器の内圧上昇、浸潤組織の壊死によって発痛物質であるブラジキニンなどが産生され、疼痛の発生・増悪が起こります。内臓痛は、体性痛に比べてC線維を介して痛みを脊髄に伝えることから、痛みの性状がはっきりしないことがあります。また内臓痛の場合、病巣の周囲や病巣から離れた部位に痛みが発生する「関連痛」が発生することもあるため、痛みの部位がはっきりしないことも特徴です。

痛みの表現・訴え方：「締めつけられるような」「押されるような」「深く絞られるような」痛み

●神経障害性疼痛

　腫瘍の浸潤や増大に伴う神経の圧迫や断裂などにより起こる痛みで、痛覚を伝導する神経の損傷により生じます。損傷部位の炎症や虚血に伴って発痛物質が産生されます。手術療法や化学療法、放射線治療などが起因することもあります。

　損傷された神経の支配領域に、感覚異常や痛みが生じます。皮膚が侵害刺激を入力する脊髄レベルを示したデルマトームと痛みの部位が一致します（図3参照）。また、痺れなどの感覚異常や、痛み刺激を通常より強く感じる痛覚過敏、通常では痛みを起こさない刺激（寝衣や寝具など）で痛みが生じるアロディニアが認められることがあります。

痛みの表現・訴え方：「焼けるような」「槍で突き抜かれるような」「電気が走るような」痛み

第4章　在宅における症状緩和

◆ 痛みのパターンによる分類

●持続痛

「1日のうち12時間以上持続する痛み」と定義されています。鎮痛薬を定期的に投与して症状緩和を図ります。

●突出痛

定期的に投与されている鎮痛薬で持続痛がコントロールされている場合に、痛みが一過性に増強することで、breakthrough painともいいます。レスキュー薬の投与で症状緩和を図ります（119頁参照）。

がん疼痛のアセスメント

療養者自身の痛みの訴えを尊重し、療養者とパートナーシップを組み症状緩和に努めますが、痛みは主観的な症状であるため、療養者を軸にしながら家族や多職種も含めて、客観的かつ多角的に情報を収集します。

主なアセスメント項目を表2に示します。項目が多いため、療養者の様子を見ながら必要な箇所から情報収集し、適時モニタリングと再アセスメントしていく必要があります。

◆ 痛みの部位

痛みの部位が複数あることもありますが、療養者は最も強い疼痛部位だけを訴える場合もあるので、ほかにも痛む部位がないか確認し、ボディチャートなどに記載してもよいでしょう。

局在する痛みは体性痛、局在が不明瞭な痛みは内臓痛、デルマトーム（皮膚が侵害刺激を入力する脊髄レベル）（図3）に一致する痛みは神経障害性疼痛を考えます。内臓痛の場合、関連痛が生じることもあるので、注意が必要です。関連痛をアセスメントする際には、ヴィセロトーム（内臓が侵害刺激を入力する脊髄レベル）（図3）やデルマトーム、オステオトーム（骨格が侵害刺激を入力する脊髄レベル）の理解と活用が必要となります。

●痛みの経過

いつから痛みがあるのか、どのように痛みが始まり軽快していくのか、増悪因子と軽快因子は何かなどを聞き取ります。以前からある痛みであれば、がん疼痛とは関連のない痛みの可能性があります。

表2　がん疼痛のアセスメント項目

①痛みの部位	⑥痛みの増悪因子と軽快因子
②痛みの経過	⑦痛みによる日常生活への影響
③痛みの強さ	⑧痛みに影響を与えるその他の因子
④痛みのパターン	⑨現在行っている治療の反応や副作用など
⑤痛みの性状	

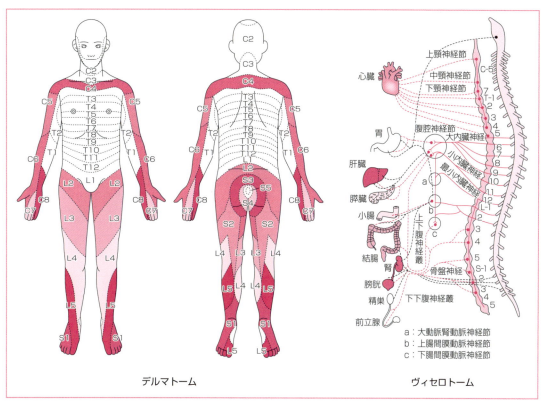

図3　デルマトーム、ヴィセロトーム
(的場元弘, 他：見つけよう！がんの痛みと関連痛. 春秋社；2004. p.5-6. より抜粋)

　また、悪性腫瘍の経過の中で、急激な増悪や突然の強い痛みの場合、骨折や消化管穿孔、感染症や代謝障害など、緊急対応が必要な病態（オンコロジーエマージェンシー）の可能性がありえますので、医師に報告・相談します。

聞き方：「痛みが出始めるときは、どのように始まりますか」「今の強い痛みは急に始まりましたか」

◆ 痛みの強さ

　主観的な体験である痛みを客観的に評価し、療養者・家族、多職種でそれを共有していくことが大切です。信頼性と妥当性が確認されている痛みの評価ツール（図4）を活用します。代表的なツールがいくつかありますが、療養者の負担にならず、使いやすいツールを選択し、毎回同じツールで評価します。

聞き方：「痛みの強さを教えてください。痛みがないときを0として、今考えられる最悪の痛みを10としたら、今の痛みはいくつぐらいですか」

● アセスメントツール

・NRS（Numerical Rating Scale）

　痛みの強さの範囲を設定し、「全く痛みがない」状態を0、「これ以上考えられないほどの最悪の痛み」を10として点数を問い、0～10の11段階で痛みの強さを表現してもらうツールです。記録は「NRS5」というように記載します。

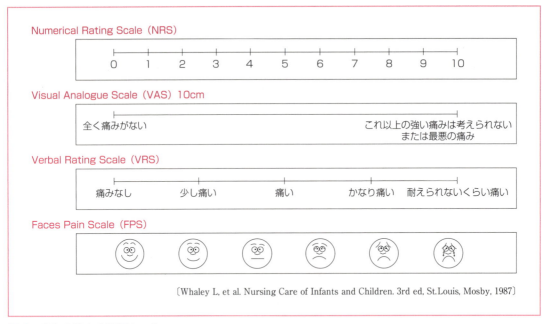

図4　痛みの強さの評価ツール

・VAS（Visual Analogue Scale）
　10cmの線の左端を「痛みなし」、右端を「最悪の痛み」として、療養者が感じている痛みの程度を線上に記入してもらい、印をつけた場所の長さを測り、「VAS 5/10」のように記載します。

・VRS（Verbal Rating Scale）
　痛みの強さを表す言葉（痛みなし・少し痛い・痛い・かなり痛い・耐えられないくらい痛い）を順に並べて、痛みを表している言葉を選んでもらうツールです。

・Faces Pain Scale（FPS）
　今の痛みに一番合う顔を選んでもらうことで評価します。3歳以上の小児の自己評価に有用といわれています。認知症の高齢者にも活用することもあります。表情によってバイアスがかかるとの指摘もされています。

◆ 痛みのパターン

　1日のうち12時間以上続く持続痛なのか、一過性に痛みが増強する突出痛なのか、その有無や程度を確認します。

　定時でオピオイドを内服していても、決まった時間帯に痛みが増強する場合には、薬効が持続していない可能性も考えられます。突出痛の程度によって、レスキュー薬の開始や増量を医師と検討します。

聞き方：「1日の中で痛みに変化がありますか」「1日ずっと痛みますか」「決まった時間に痛くなったり、痛みが強くなったりする時間帯がありますか」

◆ 痛みの性状

　体性痛、内臓痛、神経障害性疼痛なのか、痛みの性状をアセスメントします。

既述したように、痛みの性質によって特徴的な表現があります（93頁参照）。しかし、痛みの詳細を他者に伝えるのは難しいもので、「痛い」としか表現しない療養者も少なくありません。訪問看護師が痛みの性質の特徴と代表的な表現を理解したうえで、療養者に「鈍い、押されるような痛みですか？」などのヒントを提供すると、訴えのきっかけを得て話し出してくれます。筆者が以前訪問していたがん療養者はひどい神経障害性疼痛があり、「グラグラ沸騰した天ぷら鍋に両足を突っ込まれたような痛み」と表現され、その痛みのつらさに胸が痛くなったことを今でも覚えています。

◆ 痛みの増悪因子と軽快因子（表3）

　痛みが増悪する、または軽快（緩和）する要因を聞きます。日々の生活の中で可能な限り増悪因子を取り除き、逆に軽快因子を多く取り入れられるよう、環境を整備したりケアプランを変更したりすることにより、疼痛緩和とともに療養者のQOLが向上します。体動や排泄などによって増悪する場合は、動く前に予防的にレスキュー薬を服用することが苦痛緩和につながります。

聞き方：「どのようなときに痛みが増しますか」「入浴など温めると痛みが楽になりますか」「何かをすると痛みが落ち着くことがありますか」「動いたときや、動いたあとに痛みが増しますか」

◆ 痛みによる日常生活への影響

　痛みによって睡眠や食事、排泄、移動、入浴、更衣などの日常生活にどの程度支障を来しているのかをアセスメントします。食事・排泄・睡眠といった生理的欲求が充足されていない状態は、日常生活の質を著しく低下させ、精神的苦痛やスピリチュアルペインの増悪を招くこともあります。

聞き方：「生活の中で、痛みのためにできなくなっていること、しにくくなっていることはありますか」

◆ 痛みに影響を与えるその他の因子
　　─精神的苦痛・社会的苦痛・スピリチュアルペイン

　全人的苦痛の枠組みで、4つの側面から痛みに影響を及ぼす要因をアセスメントします（第2章・32頁参照）。療養者の価値観や人生観、死生観、希望や意向などアドバンス・ケア・プランニングに関することも、全人的苦痛と関連しますので、療養者との日常的な何気ない会話も丁寧に寄り添い、理解し汲み取ってい

表3　痛みの増悪因子と軽快因子

増悪因子 痛みの閾値を下げる因子	不眠、疲労、倦怠感、不快感、姿勢、体動、食事、排泄、夜間の時間帯、鎮痛薬の切れ目、不安、恐怖、怒り、悲しみ、孤独感、うつ状態、社会的地位の喪失、など
軽快因子 痛みの閾値を上げる因子	症状緩和、睡眠、休息、周囲の人々との共感と理解、人との触れ合い、気晴らしとなる行為、温・冷罨法、入浴、マッサージ、不安の減退、気分の高揚、鎮痛薬などの薬剤、など

くことが、症状緩和につながっていきます。

聞き方：「何か気にかかっていることはありますか」「この先の生活に向けて、どのようにお考えですか。希望があれば教えてくださいますか」

◆ 現在行っている治療の反応や副作用など

服用している鎮痛薬など、現在行っている治療の効果を評価します。処方通りに定期的に内服ができているか、持続痛の有無と程度、突出痛の有無と程度・頻度、レスキュー薬の服用状況と効果、鎮痛薬による副作用の有無と程度などをアセスメントします。

今までの経過の中で使用してきた薬剤の種類とその効果、副作用の有無、療養者と家族の鎮痛薬に対する印象や思い、また痛みをどの程度取り除いてほしいと考えているかなど、除痛目標の希望の把握も大切になります。療養者によっては、「痛みがあるほうが生きている実感があるので、多少は痛みが残っているほうがいい」と希望される人もいれば、逆に「苦痛をすべて取ってほしい。目が覚めなくても、話ができなくなってもいいので、痛みを取ってほしい」と希望される人もいます。

聞き方：「鎮痛薬についてはどのようにお考えですか」「どの程度、痛みが取れたらいいとお考えですか」

● 引用文献

1）恒藤暁：最新緩和医療学. 最新医学社；1994. p.19.
2）日本緩和医療学会ガイドライン統括委員会編集：がん疼痛の薬物療法に関するガイドライン 2020 年版. 金原出版；2020. p.22.
3）武田文和監訳：トワイクロス先生のがん患者の症状マネジメント. 医学書院；2003. p.17.
4）日本緩和医療学会編集：専門家をめざす人のための緩和医療学. 改訂第 2 版. 南江堂；2019. p.66.
5）前掲書 2）.

2 WHO 方式がん疼痛治療法

WHO 方式がん疼痛治療法は、治療にあたって守るべき「鎮痛薬使用の 4 原則」（101 頁参照）と痛みの強さによる鎮痛薬の選択ならびに鎮痛薬の段階的な使用方法を示した「3 段階除痛ラダー」（図 5）から成り立っています。

WHO はがん対策の 4 本の柱（予防、早期発見、診断と治療、緩和ケア）を基本に "有効ながん疼痛対策" を掲げ、「WHO 方式がん疼痛法」を作成し、その普及のために「がんの痛みからの解放」の第 1 版が 1968 年に、第 2 版が 1996 年に出版されました。これらは専門家の報告をもとに作成されましたが、2018 年にエビデンスに基づく標準化された方法で作成されたガイドライン「WHO guidelines for the pharmacological and radio-therapeutic management of cancer pain in adults and adolescents」として改訂されました。

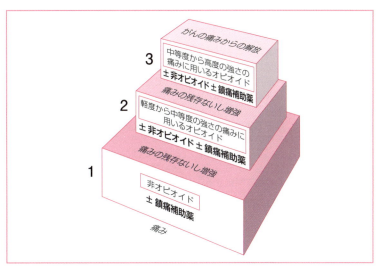

図5　3段階除痛ラダー
(WHO：Guidelines for the pharmacological and radiotherapeutic management of cancer pain in adults and adolescents；2018. p.70 を基に作成．
https://iris.who.int/bitstream/handle/10665/279700/9789241550390-eng.pdf?sequence=1)

2018年の改訂により、この除痛ラダーはガイドライン本文からは削除されましたが、現行のガイドラインにおいても付録（ANNEX）には残っており、疼痛マネジメントにおける1つの目安として活用されています。そのため、本稿でも参考として掲載します。

●WHOがん疼痛ガイドライン

WHOがん疼痛ガイドラインは、7つの基本原則と推奨から構成されています。

◆がん疼痛マネジメントの基本原則

①**疼痛治療の目標**：患者にとって許容可能な生活の質を維持できるレベルまで痛みを軽減する。

②**包括的な評価**：がん疼痛マネジメントの最初のステップは常に、患者を評価することである。詳細な病歴、身体診察、心理状態の評価、適切な疼痛評価ツールを用いた痛みの重症度の評価などが含まれる。安全かつ適切ながん疼痛治療を維持するためには、定期的な再評価を行う必要がある。

③**安全性の保障**：がん医療におけるオピオイドの適切かつ効果的な管理は、患者の安全の確保と薬物の社会への転用リスクを減らすために不可欠である。

④**がん疼痛マネジメントは薬物療法が含まれるが、心理社会的および精神的ケアも含まれうる**：薬物療法ががん疼痛マネジメントの主体である一方で、心理社会的ケアも包括的なケアプランの不可欠な要素である。

⑤**オピオイドを含む鎮痛薬は、いずれの国でも使用すべきである**

⑥**鎮痛薬は、「経口的に」「時間を決めて」「患者ごとに」「細かい配慮をもって」投与する**

第 4 章　在宅における症状緩和

表 4　推奨のサマリー

鎮痛薬	導入	推奨： 迅速、効果的かつ安全な疼痛管理を達成するために、臨床的評価および痛みの重症度に応じて、非ステロイド性抗炎症薬（NSAIDs）、アセトアミノフェン、およびオピオイドを単独でまたは組み合わせて使用すべきである。 （強い推奨、質の低いエビデンス） 備考： 痛みの強さに適した強さの鎮痛薬を開始すべきである。 軽度の痛みの鎮痛薬（アセトアミノフェン、NSAIDs）は、中等度または重度の痛みに対して単独で開始されるべきではない。痛みの強さの評価で、適応と判断された場合にはアセトアミノフェンおよび/または NSAIDs と経口モルヒネなどのオピオイドを組み合わせて開始することができる。
	維持療法	[オピオイドの種類の選択] 推奨： 効果的かつ安全な（鎮痛）疼痛管理を維持するために、臨床的疼痛評価および痛みの強さに応じて、どのオピオイドが選択されてもよい。 （強い推奨、質の低いエビデンス） 備考： オピオイドの至適用量とは、患者が許容できるレベルまで痛みを緩和する用量である。オピオイドの効果は患者によって、また、薬剤によっても異なる。
		[オピオイドの投与経路] Best Practice statement： 経口または経皮投与が不可能である場合、患者にとって痛みが少ない皮下投与が筋肉内投与より優先される。
	※中等度のがん疼痛に対し、モルヒネが弱オピオイドに比べ、有害事象は同等で、有効率が高く、痛みの強さをより軽減したと報告されている。	
	オピオイドの中止	Best Practice statement： 患者にオピオイドへの身体的依存がありオピオイドを中止する場合、退薬症状を回避するために徐々に減量すべきである。
鎮痛補助薬	ステロイド	推奨： 必要に応じて疼痛管理を達成するために鎮痛補助薬としてステロイドを投与することがある。 （強い推奨、中程度のエビデンス） 備考： 一般的にステロイドの投与はできるだけ短期間の処方とするべきである。 がん疼痛に対するステロイドの最適投与量は、痛みの部位および種類、感染の有無やリスク、がんの病期、糖尿病の有無、ならびに治療の目標など多くの臨床的要因に左右される。 腫瘍周囲の浮腫に起因するがん疼痛または合併症を治療するとき、ミネラルコルチコイド作用が最も少ないステロイドが望ましい。
骨転移による痛み	ビスホスホネート	推奨： 骨転移による骨痛を予防および治療するために、ビスホスホネートを使用すべきである。 （強い推奨、中程度のエビデンス）
	放射線治療	[放射線単回照射と分割照射の比較] 推奨： 骨転移による痛みに対する放射線治療の適応があり、実施可能な場合には単回照射放射線治療を使用すべきである。 （強い推奨、質の高いエビデンス）

（World Health Organization. WHO guidelines for the pharmacological and radiotherapeutic management of cancer pain in adults and adolescents. 2018 より作成）
（日本緩和医療学会ガイドライン統括委員会編：がん疼痛の薬物療法に関するガイドライン 2020 年版. 金原出版；2020. p.41. ）

WHO方式がん疼痛治療法は、第1版・第2版までは治療にあたって守るべき「鎮痛薬使用の5原則」を掲げていました。しかし、従来の「除痛ラダーに沿って効力の順に（by the ladder）」が、「患者ごとに個別の量で」に含まれることから、2018年の改訂で以下の「鎮痛薬使用の4原則」に変更されました。

・経口的に（by mouth）

がんの痛みに使用する鎮痛薬は、簡単で用量調節が容易で、安定した血中濃度が得られる経口投与を基本とします。

・時刻を決めて規則正しく（by the clock）

痛みが出てから鎮痛薬を投与する頓用的な方法は行いません。痛みのない状態を保つために、鎮痛薬は時刻を決めて規則正しく投与します。毎食後ではなく、8時間ごと、12時間ごとなど時間を決めて投与します。

・患者ごとに個別的な量で（for the individual）

痛みの強さや感じ方はそれぞれ異なり、鎮痛薬の効果にも個人差があります。患者に見合った鎮痛効果と副作用のバランスが最も良い個別的な量を投与します。「標準投与量」や「投与量の上限」があるわけでなく、痛みがとれる量が適量とします。

・そのうえで細かい配慮を（attention to detail）

鎮痛効果と副作用の評価並びに対策を行い、適切な鎮痛薬への変更や鎮痛補助薬の追加を検討します。レスキュー薬の指示や説明、患者・家族のオピオイドについての誤解を解くことも重要です。

⑦**がん疼痛治療は、がん治療の一部として考えられる**：終末期であるかどうかに関係なく、がん治療の計画に統合されるべきである。患者が痛みを感じている場合は、抗がん治療とがん疼痛マネジメントを同時に行う必要がある。

◆ 推奨

推奨は「鎮痛薬」「鎮痛補助薬」「骨転移による痛み」が網羅されています（表4）。

2018年に改訂されたWHO方式がん疼痛治療法の概要は、WHOのウェブサイト（https://www.who.int/https://www.who.int/publications/i/item/9789241550390）を参照ください。

3 がん疼痛治療に用いる薬剤（鎮痛薬と鎮痛補助薬）

● 非オピオイド鎮痛薬（表5）

◆ 非ステロイド性抗炎症薬（NSAIDs*）

抗炎症作用、解熱作用、鎮痛作用を有します。がん疼痛治療法の土台となる鎮

＊ NSAIDs：non-steroidal anti-inflammatory drugs

第4章　在宅における症状緩和

表5　主な非オピオイド鎮痛薬

	一般名	商品名	剤形・規格・濃度	投与経路	用法・用量	最高血中濃度に達する時間	半減期
非ステロイド性抗炎症薬（NSAIDs）	ロキソプロフェンナトリウム水和物	ロキソニン®	細粒：10% 錠：60mg	経口	1日3回、1回60mg	約50分（活性代謝物）	1.3時間（活性代謝物）
		ロキソプロフェンナトリウム内服液	液：60mg/10mL			約30分	約2時間
	ナプロキセン	ナイキサン®	錠：100mg	経口	1日2～3回、1回100～300mg　1日300～600mg	2～4時間	14時間
	ジクロフェナクナトリウム	ボルタレン®	錠：25mg	経口	1日3～4回、1回25mg	2.7時間	1.2時間
		ボルタレン®SRカプセル	カプセル：37.5mg	経口	1日2回、1回37.5mg	7時間	1.5時間
		ボルタレン®サポ	坐剤：12.5mg・25mg・50mg	直腸内	1日1～2回、1回25～50mg	1時間（50mg）	1.3時間（50mg）
	エトドラク	ハイペン®オステラック®	錠：100mg・200mg	経口	1日2回、1回100～200mg	1.4時間	6時間
	メロキシカム	モービック®	錠：5mg・10mg	経口	1日1回、1回5～15mg	7時間	28時間
	セレコキシブ	セレコックス®	錠：100mg・200mg	経口	1日2回、1回100～200mg	2時間	7時間（100mg）
	フルルビプロフェンアキセチル	ロピオン®	注：50mg/5mL	静脈	1日2～3回、1回50mgをできるだけ緩徐に静脈内投与	7分	5.8時間
アセトアミノフェン	ピリナジン		末	経口	1日3～4回、1回200～500mg、1日最大1,500mg、使用方法は国内のものがん疼痛の場合は1日最大4,000mg	0.5～1時間	2.4時間（400mg）
		カロナール®	細粒：20%・50% 錠：200mg・300mg・500mg シロップ：2%	経口			
			坐剤：100mg・200mg	直腸内		1～1.6時間	2.7時間
		アンヒバ®	坐剤小児用：50mg・100mg・200mg				
		アセリオ®	静注：1,000mg	静脈	1回300～1,000mg、15分かけて静脈内投与、投与間隔は4～6時間以上、1日総量は4,000mgまで		2.5時間

（伊豆津宏二，他編：今日の治療薬2024年版．南江堂：2024．および各社添付文書を基に作成）

痛薬で、弱い痛みが対象です。オピオイドと併用することで鎮痛効果の増強が期待できます。がんの転移や浸潤は組織損傷による炎症を伴うため、がんの痛みに有用です。副作用として、胃腸障害、腎機能障害、肝機能障害、血小板機能障害、心血管系障害、アスピリン不耐症があります。NSAIDs使用中は、胃腸障害が発生する頻度が高いため、胃酸分泌抑制薬のH$_2$ブロッカーやプロトンポンプ阻害薬の併用を考慮します。

ロキソプロフェンナトリウム水和物

● **ロキソニン®、ロキソプロフェンナトリウム内服液** 細粒剤 10%　錠剤 60 mg　内服液 60 mg/10 mL

半減期が 1.3 時間と短いものです。そのため、毎食後の投与では、投与間隔が長くなる夕食後から朝食の間に痛みが生じやすくなります。胃腸粘膜刺激作用の少ない不活性の状態で投与され、消化管から吸収後活性化されて作用を発揮するプロドラッグです。そのため直接的な胃腸障害は少なくなりますが、副作用対策は必要です。また、主に肝臓で活性体に代謝されるため、重症の肝障害では効果が減弱します。錠剤は粉砕しても投与可能です。内服液は嚥下困難な場合に使用できます。

ナプロキセン

● **ナイキサン®** 錠剤 100 mg

半減期が長く、1 日 2 回の投与で鎮痛効果を維持できます。多くの NSAIDs で解熱が困難な腫瘍熱に対して有効であるとされています。

ジクロフェナクナトリウム

● **ボルタレン®** 錠剤 25 mg　カプセル剤 37.5 mg　坐剤 12.5 mg・25 mg・50 mg

坐薬の効果は他の NSAIDs とは比較できないほどの強力な消炎・鎮痛・解熱作用が期待できます。胃部不快や消化管出血の頻度が高く、長期投与はすすめられません。膀胱浸潤の疼痛やバルーンカテーテルの刺激痛など、坐薬でないと効果が認められない疼痛があります。

エトドラク

● **ハイペン®** 錠剤 100 mg・200 mg

1 日 2 回の投与で鎮痛が維持できます。COX*-2 選択阻害薬であり、胃腸障害や腎機能障害は他の NSAIDs に比べると少ないようです。

メロキシカム

● **モービック®** 錠剤 5 mg・10 mg

半減期が長く、1 日 1 回の投与で鎮痛維持が可能です。半減期が長いため、高齢者や腎障害あるいは肝障害の療養者には注意が必要です。COX-2 選択阻害薬であり、胃腸障害や腎機能障害は他の NSAIDs に比べると少ないようです。

セレコキシブ

● **セレコックス®** 錠剤 100 mg・200 mg

1 日 2 回の投与で鎮痛が維持できます。COX-2 選択阻害薬であり、胃腸障害や腎機能障害は他の NSAIDs に比べると少ないようです。腎機能低下の状態でも使用しやすいものです。

＊　COX：cyclooxygenase（シクロオキシゲナーゼ）

第4章　在宅における症状緩和

フルルビプロフェンアキセチル

● **ロピオン®** 静注 50 mg/5 mL

NSAIDs で唯一の静脈注射剤です。脂肪微粒子に封入されているため、炎症組織に集積しやすく効率的に作用します。ニューキノロン系抗菌薬（クラビット®、シプロキサン®、タリビッド®、バクシダール® など）との併用で痙攣を生じることがあるので注意が必要です。

◆ アセトアミノフェン

アセトアミノフェンは、アスピリンと同等の鎮痛、解熱作用を持つ有用な薬物ですが、抗炎症作用は非常に弱いものです。主に代謝物が中枢に作用して鎮痛作用を発現すると考えられています。消化管、腎機能、血小板機能、心血管系に対する影響は少ないと考えられます。

がん疼痛では、2,400～4,000 mg/日程度が妥当な鎮痛量とされています[1]。投与で肝毒性の危険が高くなり、常用量の 10 倍以上の 1 回投与量で生じるとされています。肝機能障害のある療養者は、十分に観察を行う必要があります。

● **ピリナジン®** 末

抗炎症作用はありませんが、鎮痛・解熱作用があります。消化性潰瘍や腎機能障害のある療養者に使用できます。

● **カロナール®** 細粒剤 20%・50%　錠剤 200 mg・300 mg・500 mg　シロップ 2%　坐剤 100 mg・200 mg

抗炎症作用はありませんが、鎮痛・解熱作用があります。消化性潰瘍や腎機能障害のある療養者に使用できます。

● **アセリオ®** 静注 1,000 mg

アセトアミノフェンで唯一の注射剤です。経口製剤と坐剤の投与が困難な場合に使用します。投与速度は厳守します（15 分かけて静注）。投与直後は、経口製剤や坐薬に比べて血中濃度が高くなるため、過度の体温下降、虚脱、四肢冷却などの観察が必要です。他の炎症鎮痛剤との併用は避けて投与します。

● 軽度から中等度の強さの痛みに用いるオピオイド（表6）

コデインリン酸塩水和物

● **コデインリン酸塩散・錠**　散剤 1%・10%　錠剤 5 mg・20 mg

肝臓で代謝酵素 CYP2D6 により代謝され、1/6～1/10 がモルヒネに変換されることで鎮痛効果を発揮します。モルヒネの 1/12 の鎮痛効果があります。鎮痛効果だけでなく、鎮咳作用・止痢作用もあります。非がん性疼痛にも使用可能です。CYP2D6 による代謝に依存しているため、アジア系人種では CYP2D6 が欠損している人が約 1% います。それらの人はコデインを投与してもモルヒネに変換できず痛みがとれません。有効限界（目安は 300 mg/日）があり、最大量まで増量しても効果がないときや、増量しても効果が不十分な場合には、

2　がん疼痛コントロール

表6　軽度から中等度の強さの痛みに用いるオピオイド鎮痛薬

一般名	商品名	剤形・規格・濃度	投与経路	用法・用量
コデインリン酸塩水和物	コデインリン酸塩散・錠	散：1%・10% 錠：5mg・20mg	経口	1回20mg、1日60mg
トラマドール塩酸塩	トラマール®	カプセル：25mg・50mg OD錠：25mg・50mg	経口	1日100〜300mg、4回分服 1回100mg、1日400mgを超えない
		注：100mg/2mL	筋注	1回100〜150mg 必要に応じ4〜5時間ごとに反復（増減）
	ワントラム®	錠：100mg	経口	1日1回100〜300mg 1日400mgを超えない
トラマドール塩酸塩・アセトアミノフェン配合	トラムセット®	配合錠：(T) 37.5mg、 　　　　(A) 325mg	経口	1回1錠、1日4回 1回2錠、1日8錠まで 投与間隔は4時間以上、空腹時は避ける

（伊豆津宏二，他編：今日の治療薬2024年版．南江堂；2024．および各社添付文書を基に作成）

モルヒネ製剤への変更を検討します。

　2013年の小児の持続痛ガイドライン[2]では、コデインを排除した2段階除痛ラダーを推奨しています。成人ではコデインの代替薬には、ジヒドロコデインリン酸塩、トラマドール塩酸塩、アヘン末などが挙げられます。本邦においても2019年6月にコデインリン酸塩、ジヒドロコデインリン酸塩、およびトラマドール塩酸塩を含む医薬品について、12歳未満の小児には使用が禁忌となりました。コデインの原末、10倍散は麻薬として管理されます。

トラマドール塩酸塩

トラマドールは合成非麻薬性鎮痛薬で、μ受容体作動薬です。

　抗うつ薬のセロトニン-ノルアドレナリン再取り込み阻害薬（SNRI*）とオピオイド鎮痛薬の両方の作用機序を有し、侵害受容性疼痛、神経障害性疼痛への効果が期待できます。経口投与では、当量換算でモルヒネの薬1/10の鎮痛効果を示します。オピオイド鎮痛薬の副作用である便秘の発現は、他の製剤に比べて少ないようです。抗うつ薬の併用でセロトニン症候群を起こすことがあり、注意が必要です。特にモノアミン酸化酵素阻害薬であるセレギリン塩酸塩との併用は禁忌です。トラマドールを300mg使用しても鎮痛効果が得られないときは、モルヒネなどの強オピオイド鎮痛薬に変更することを考慮します。

● **トラマール®** カプセル剤25mg・50mg　OD錠25mg・50mg　アンプル剤100mg/2mL

経口剤は初回投与する場合は1回25mgから開始し、4〜6時間ごとの投与です。増量・減量の目安は、1回25mg（1日100mg）ずつ行います。疼痛増強時のレスキュー薬としても使用可能です。1回投与量は、本剤の1日量1/8〜1/4を経口投与します。1日100〜300mgの有効性は、モルヒネの20〜60mg/日に相当します。

---

*　SNRI：serotonin & norepinephrine reuptake inhibitors

注射剤は、1回100～150mgを筋肉内注射し、その後は必要に応じて4～5時間ごとに反復注射を行います。

● ワントラム® 錠剤100mg

初回投与は100mgから開始し、1日1回のできるだけ同じ時間帯に服用します。増減・減量の目安は、1日100mgずつ行います。疼痛増強時のレスキュー薬としても使用可能です。1回投与量は、本剤の1日量1/8～1/4を経口投与します。ただし、1日総投与量は400mgを超えてはいけません。

トラマドール塩酸塩・アセトアミノフェン配合

● トラムセット®

1錠中にトラマドール塩酸塩37.5mgと解熱鎮痛薬アセトアミノフェン325mgを配合した鎮痛薬です。トラマドールの作用に加え、アセトアミノフェンが視床と大脳皮質に作用し痛覚閾値の上昇により鎮痛効果を発揮するとされています。アセトアミノフェンによる肝機能障害に注意が必要です。

中等度から高度の強さの痛みに用いるオピオイド鎮痛薬(表7)

中等度から高度の強さの痛みに用いるオピオイド鎮痛薬には、モルヒネ、オキシコドン、ヒドロモルフォン、フェンタニル、メサドンがあります。

モルヒネ

モルヒネは、以下の作用機序により痛みを抑制します。①脊髄において一次感覚神経終末にある μ オピオイド受容体に結合してグルタミン酸やサブスタンスPなどの痛覚情報伝達物質を抑制するとともに、シナプス後の脊髄後角に作用し、その興奮を抑制することにより痛覚情報伝達を抑制する。②延髄から脊髄に存在する神経核に作用して下行性のノルアドレナリン神経系およびセロトニン神経系を賦活化し、痛覚を抑制的に制御する。③大脳皮質や視床などの上位中枢に作用して痛覚情報伝達を抑制する。

モルヒネは肝臓で、morphine-6-glucuronide（M6G）と morphine-3-glucuronide（M3G）に代謝されます。M6G活性代謝物は尿中より排泄されますが、腎機能障害がある場合は、体内蓄積により血中濃度が上昇し、傾眠やせん妄、嘔気・嘔吐、呼吸抑制などの副作用が生じやすくなります。

モルヒネ塩酸塩水和物

● モルヒネ塩酸塩 末 錠剤10mg

苦みがあります。定時服用としてもレスキュー薬としても使用できます。

● オプソ® 内服液5mg・10mg

苦いモルヒネに甘みや酸味を加え飲みやすくしたものです。飲み物や食事に混ぜても内服可能です。携帯しやすく、常温で3年保存可能です。定時服用した場合は、1日6回4時間ごとの内服です。夜間の睡眠を妨げないように、眠前の投与は2回分を合わせて投与可能です。

2　がん疼痛コントロール

- **アンペック®** 坐剤 10 mg・20 mg・30 mg

8時間ごとの定期投与で鎮痛効果を維持できます。疼痛力価は経口の 1.5 倍です。投与できる間隔や個数に限界があります。人工肛門からの投与は、腸管の分泌物が多いと薬剤の吸収が低下して、安定した鎮痛効果が得られないことがあります。

- **モルヒネ塩酸塩注射液　アンペック®** アンプル剤 1％（10 mg/1 mL）・1％（50 mg/5 mL）・4％（200 mg/5 mL）

製品によって容量・濃度が異なるので注意が必要です。主に持続皮下注射や持続静脈注射として使用します。持続静脈注射をする場合は、側管から投与することが望ましいとされています。

▌モルヒネ塩酸塩水和物徐放剤

- **パシーフ®** カプセル剤 30 mg・60 mg・120 mg

カプセルの中に速放性粒と徐放性粒が含まれています。1日1回の投与で鎮痛効果を維持できます。カプセルから粒を出したり、粒をすりつぶしたりしないように指導します。

▌モルヒネ硫酸塩水和物徐放剤

- **MS コンチン®** 錠剤 10 mg・30 mg・60 mg

1日2回（12時間ごと）の投与で鎮痛効果を維持できます。ただし、1日3回で投与（8時間ごと）する場合もあります。消化管で徐々に溶け長く効果を発揮する薬物（徐放剤）なので、内服時に噛んだりつぶしたりしないように指導します。便中にゴーストピル（錠剤の抜け殻）が排泄されることがありますが、薬の成分は身体に吸収されているので心配の必要はありません。

- **モルペス®** 細粒剤 2％（10 mg/包）・6％（30 mg/包）

水に溶けやすい甘味料でコーティングされているため、苦みがありません。1日2回（12時間ごと）の投与で鎮痛効果を維持できます。徐放剤なので噛んだりすりつぶしたりしないよう指導します。経管栄養チューブや胃瘻カテーテルより注入する場合は、チューブ閉塞防止のために、（服薬）ゼリー、経管栄養剤や乳製品に懸濁して投与します。

- **MS ツワイスロン®** カプセル剤 10 mg・30 mg・60 mg

1日2回（12時間ごと）の投与で鎮痛効果を維持できます。脱カプセルし、経管栄養剤に混ぜて、経管栄養チューブや胃瘻カテーテルから投与可能です。脱カプセルした顆粒は、徐放性が保てなくなるため、噛んだりすりつぶしたりしないように指導します。

◆ オキシコドン

モルヒネと同じ μ 受容体作動薬で、主に中枢神経系、平滑筋組織に作用します。オキシコドンは、肝臓でほとんどが不活化されノルオキシコドンに代謝されます。一部（約1％）が非常に強力なオキシモルフォンに代謝されますが、さらに

第4章　在宅における症状緩和

表7　中等度から高度の強さの痛みに用いるオピオイド鎮痛薬

一般名		商品名	剤形・規格・濃度	投与経路	投与回数 （定時投与）	換算比	
モルヒネ	モルヒネ塩酸塩水和物	モルヒネ塩酸塩	末　錠：10 mg	経口		1	
		オプソ®	内服液：5 mg 2.5 mL/包・ 10 mg 5 mL/包	経口	1日6回	1	
		パシーフ®	カプセル：30 mg・60 mg・120 mg	経口	1日1回	1	
		アンペック®	坐剤：10 mg・20 mg・30 mg	直腸内	1日2〜3回	2/3	
			注：1%（10 mg/1 mL） 　　1%（50 mg/5 mL） 　　4%（200 mg/5 mL）	持続静注 持続皮下注 持続硬膜外		1/3〜1/2	
		モルヒネ塩酸塩注射液	注：1%（10 mg/1 mL） 　　1%（50 mg/5 mL） 　　4%（200 mg/5 mL）	持続静注 持続皮下注 持続硬膜外		1/3〜1/2	
	モルヒネ硫酸塩水和物	MS コンチン®	錠：10 mg・30 mg・60 mg	経口	1日2〜3回	1	
		モルペス®	細粒：2%（10 mg/包） 　　　6%（30 mg/包）	経口	1日2〜3回	1	
		MS ツワイスロン®	カプセル：10 mg・30 mg・60 mg	経口	1日2〜3回	1	
オキシコドン	オキシコドン塩酸塩水和物	オキノーム®	散：2.5 mg・5 mg・10 mg・20 mg	経口	1日4回	2/3	
		オキシコンチン® TR	錠：5 mg・10 mg・20 mg・40 mg	経口	1日2〜3回	2/3	
	オキシコドン塩酸塩無水物	オキファスト®	注：10 mg/1 mL・50 mg/5 mL	持続静注 持続皮下注		1/2	
ヒドロモルフォン	ヒドロモルフォン塩酸塩水和物	ナルラピド®	錠：1 mg・2 mg・4 mg	経口	1日4〜6回	1/5	
		ナルサス®	錠：2 mg・6 mg・12 mg・24 mg	経口	1日1回		
フェンタニル	フェンタニル	デュロテップ® MT パッチ	貼：2.1 mg・4.2 mg・8.4 mg・ 12.6 mg・16.8 mg	経皮	3日に1回（72時間ごと）の貼り替え	1/100	
		ワンデュロ® パッチ	貼：0.84 mg・1.7 mg・3.4 mg・ 5 mg・6.7 mg	経皮	1日（24時間） ごとの貼り替え	1/100	
	フェンタニルクエン酸塩	フェントス® テープ	貼：1 mg・2 mg・4 mg・6 mg・8 mg	経皮	1日（24時間） ごとの貼り替え	1/100	
		フェンタニル注射液	注：0.1 mg/2 mL 　　0.25 mg/5 mL 　　0.5 mg/10 mL	持続静注 持続皮下注		1/100	
		イーフェン®	口腔粘膜吸収剤（バッカル錠）： 　50 μg・100 μg・200 μg・400 μg・ 　600 μg・800 μg	経口腔粘膜			
		アブストラル®	口腔粘膜吸収剤（舌下錠）： 　100 μg・200 μg・400 μg	経口腔粘膜			
その他	メサドン塩酸塩	メサペイン®	錠：5 mg・10 mg	経口	1日3回	1/4〜	

（伊豆津宏二，他編：今日の治療薬　2024年版．南江堂：2024．および各社添付文書を基に作成）

レスキューとして	効果発現開始	最大効果（時間）	効果持続（時間）	定期投与間隔（時間）	最短投与間隔（時間）
可	30分以内	0.5～1.5	3～5	4	1時間（レスキューでは）
可	30分以内	0.5～1.5	3～5	4	1時間（レスキューでは）
不可	30分以内	1時間以内（速放部）8～10（徐放部）	24	24	24
原則不可	30分以内	1～2	6～10	6～12	1～2
可	数分以内（急速単回投与時）	10時間以内（持続投与開始時）	持続投与	持続投与	記述なし
可	数分以内（急速単回投与時）	10時間以内（持続投与開始時）	持続投与	持続投与	
不可	1時間以内	1～4	8～14	12	8時間
不可	1時間以内	1～4	8～14	12	12時間
不可	1時間以内	1～4	8～14	12	12時間
可	30分以内	0.5～3	3～6	6	1
不可	1時間以内	1～4	8～14	12	12時間
可	数分以内（急速単回投与時）	10時間以内（持続投与開始時）	持続投与	持続投与	
可	30分以内	0.5～1	4～6	4～6	1
不可	1時間以内	3～5	24	24	24
不可	12時間以内（初回貼付時）	20～54	≧72	72	※2日以降血中濃度は上昇しない
不可	12時間以内（初回貼付時）	8～28	≧24	24	24
不可	12時間以内（初回貼付時）	14～26	≧24	24	24
可	数分以内（急速単回投与時）	10時間以内（持続投与開始時）	持続投与	持続投与	
可	30分以内	0.5～1.5	1～2	1回の突出痛に対して30分以上あけて1回のみ追加可能 4時間以上あけて、1日4回以下の使用にとどめる	
可	30分以内	0.5～1.0	1～2		
不可	30分～1時間	3～6	4～12	8	8

代謝を受けて活性を失うため、腎機能障害時でもモルヒネのような代謝産物による問題は生じません。静脈内投与におけるモルヒネとオキシコドンの鎮痛力価の比は2：3です。経口投与時は、オキシコドンの生体内利用率がモルヒネの約2倍であるため、モルヒネとオキシコドン鎮痛力価の比は約3：2となります。

オキシコドン塩酸塩水和物

●オキノーム® 散剤 2.5 mg・5 mg・10 mg・20 mg

オキシコドン徐放性製剤内服中のレスキュー薬として使用します。定期処方として、1日量を4回に分けて6時間ごとに経口投与することもあります。水に溶けやすく、甘みがあります。水25 mLに対して25 mgの溶解が目安です。

オキシコドン塩酸塩水和物徐放剤

●オキシコンチン® TR 錠剤 5 mg・10 mg・20 mg・40 mg

1日2回（12時間ごと）の投与で鎮痛効果を維持できます。腎機能障害があっても、モルヒネより安全に使用できます。オキシコンチン® TRは乱用防止特性（容易に砕けない硬さ、水を含むとゲル化）を有する徐放性製剤です。従来のオキシコンチン錠（2020年3月販売中止）はアクロコンチンシステムという二重構造内にオキシコドンを封入し徐放機構をもった製剤で、便中にゴーストピル（錠剤の抜け殻）が排泄されることがありました。オキシコンチン® TR錠は、ポリエチレンオキシド4000kに包埋された製剤で、ゴーストピルは排泄されません。

オキシコドン注射液

●オキファスト® アンプル剤 10 mg/1 mL・50 mg/5 mL

オキシコドン塩酸塩無水物10 mg、50 mgを含有する注射液です。オキシコンチン®が内服できない場合に、持続皮下注射や持続静脈注射で使用します。オキシコンチン®内服中のレスキュー薬としても使用できます。

◆ヒドロモルフォン

ヒドロモルフォンは主にμオピオイド受容体を介して薬理作用を発現します。

ヒドロモルフォンは、経口や静脈内、直腸内、皮下、くも膜下腔内へ投与できます。

静脈内投与におけるモルヒネとヒドロモルフォンの鎮痛力価の比は8：1です。ほとんどが肝臓で代謝されますが、腎機能障害時において血中ヒドロモルフォン濃度が上昇することが報告されています。

ヒドロモルフォン塩酸塩水和物

●ナルラピド® 錠剤 1 mg・2 mg・4 mg

ナルサス®内服中のレスキュー薬として使用する速放性製剤です。定期処方としては、1日4回6時間ごと、または1日6回4時間ごとに服用可能です。

●ナルサス® 錠剤 2 mg・6 mg・12 mg・24 mg

1日1回の投与で鎮痛効果を維持できます。徐放剤なので、噛んだりつぶした

2　がん疼痛コントロール

りしないように指導します。

◆ フェンタニル

フェンタニルは μ オピオイド受容体に作用し、完全作動薬として作用します。

フェンタニルは、オピオイド受容体のうち $\mu1$ 受容体への選択性が高く、$\mu2$ オピオイド受容体への選択性が低いため、便秘が生じにくいといわれています。そのため、モルヒネやオキシコドンからフェンタニルに変更し下剤投与を継続した場合、下痢が生じることがあります。そのときは、下剤は中止または減量します。フェンタニルは肝臓で代謝されCYP3A4により非活性代謝物のノルフェンタニルに代謝されます。そのため、CYP3A4阻害作用を有する薬剤との相互作用により作用が増強する可能性があります。一方、活性代謝産物が少ないので、腎機能障害や腎不全でも使用できます。鎮痛効果は経口モルヒネの75〜100倍とされています。

▍ フェンタニル

フェンタニル経皮吸収剤の添付文書にあるように、先行オピオイド（モルヒネやオキシコドンなど）製剤からの切り替えが必要です。

● **デュロテップ® MTパッチ**　2.1 mg・4.2 mg・8.4 mg・12.6 mg・16.8 mg

3日（72時間）ごとの貼り替えです。貼付場所は、皮膚血流がよく、体毛が少なく、損傷がなく、汗をあまりかかない場所（胸部、腹部、上腕部、大腿部など）を選択します。粘着面には素手で触れないように注意をします。皮膚にしっかり密着させ、上から30秒間押さえます。貼る場所は、毎回変更します。疼痛がある場所に貼るわけではないことを説明します。熱が加わると吸収が促進されるので、熱い風呂、電気毛布や湯たんぽの熱源など高温に触れないように注意します。発熱時は効果発現や副作用に注意します。

● **ワンデュロ® パッチ**　0.84 mg・1.7 mg・3.4 mg・5 mg・6.7 mg

1日（24時間）ごとの貼り替えです。基本的な貼り方、注意事項はデュロテップ® MTパッチと同じです。

▍ フェンタニルクエン酸塩

● **フェントス® テープ**　1 mg・2 mg・4 mg・6 mg・8 mg

1日（24時間）ごとの貼り替えです。基本的な貼り方、注意事項はデュロテップ® MTパッチと同じです。テープにボールペンや鉛筆などで日付と時間を直接記入することができます。

● **フェンタニル注射液**　アンプル剤 0.1 mg/2 mL・0.25 mg/5 mL・0.5 mg/10 mL

モルヒネの副作用が強いときに効果的です。

● **イーフェン®**　バッカル錠 50 μg・100 μg・200 μg・400 μg・600 μg・800 μg

強オピオイド鎮痛薬を定時投与中のレスキュー薬として上顎臼歯の歯茎と頬の間で溶解させて使用します。ただし、経口モルヒネ30 mg/日未満では使用できません。1回の突出痛に対して、50 μgまたは100 μgを開始量とし、用量調

整期に、症状に応じて、1回50、100、200、400、600、800μgの順に一段階ずつ適宜調整し、至適用量を決定します。用量調整期に1回50〜600μgのいずれかの用量で十分な鎮痛効果が得られない場合には、投与後30分に同一用量までの本剤を1回のみ追加投与できます。

至適用量決定後の維持期では、1回の突出痛に対して至適用量を1回投与します。1回用量の上限は800μgです。前回投与から4時間以上の投与間隔をあけ、1日当たり4回以下の使用にとどめます。4回を超える場合には、定時投与中のオピオイド鎮痛薬の増量の検討を行う必要があります。

口内炎、口腔内出血、口腔粘膜に欠損のある療養者では、血中濃度が上昇し、副作用が生じるおそれがあります。口腔内乾燥が強い場合には、少量の水で口内を湿らせた後に使用するとよいでしょう。30分経っても本剤の一部が残っている場合には、水などで嚥下してもよいでしょう。

● アブストラル® 舌下錠 100μg・200μg・400μg

強オピオイド鎮痛薬を定時投与中のレスキュー薬として舌下投与します。ただし、経口モルヒネ60mg/日未満では使用できません。1回の突出痛に対して、100μgを開始量とし、用量調整期に、症状に応じて、1回100、200、300、400、600、800μgの順に一段階ずつ適宜調整し、至適用量を決定します。用量調整期に1回100〜600μgのいずれかの用量で十分な鎮痛効果が得られない場合には、投与後30分に同一用量までの本剤を1回のみ追加投与できます。

至適用量決定後の維持期では、前回投与から2時間以上の投与間隔をあける以外は、前述したイーフェン®の投与方法を参照してください。口内炎、口腔内出血、口腔粘膜に欠損のある療養者への注意事項も、イーフェン®を参照してください。

◆ メサドン塩酸塩

● メサペイン® 錠剤 5mg・10mg

合成ジフェニルヘプタン誘導体であり、鎮痛効果は、μオピオイド受容体に対する親和性とNMDA受容体拮抗作用により発揮すると考えられています。

半減期が約30〜40時間と長いため、投与後徐々に血中濃度は上昇し、定常状態に達するまでに約1週間を要します。

他の強オピオイド鎮痛薬の投与では十分な鎮痛効果が得られない場合で、かつオピオイド鎮痛薬の継続的な投与を必要とする場合に使用します。1回5〜15mgを1日3回経口投与します。換算の目安は、経口モルヒネ剤60〜160mg/日で、メサドン15mg/日になります。血中濃度が定常状態に達するまでに7日間要するため、その間は増量をしません。副作用として、QT延長および呼吸抑制の報告が多くあるため、十分な注意が必要です。

◆ ブプレノルフィン塩酸塩

● **レペタン®** 坐剤 0.2 mg・0.4 mg　アンプル剤 0.2 mg/1 mL・0.3 mg/1.5 mL

μ オピオイド受容体に対して作動薬として作用し、κ オピオイド受容体に対しては拮抗作用を示します。モルヒネより 25～50 倍強い効力を持ち、モルヒネと類似する作用を示します。モルヒネを大量に投与している患者に投与すると、μ オピオイド受容体に結合できるモルヒネと競合するために、総合的に鎮痛効果が弱まる可能性があります。主な副作用として、悪心・嘔吐、便秘および眠気があります。注射剤は 2 mg/日で天井効果がみられます。

● **ノルスパン® テープ**　5 mg・10 mg・20 mg

7 日ごとに貼り換えです。初回貼布 72 時間後までは血中濃度が徐々に上昇するため、必要に応じて他の適切な治療薬の併用を考慮します。開始後 4 週間経過しても期待する効果が得られない場合は、他の適切な治療薬への変更を検討します。

◆ その他

塩酸ペンタゾシン

● **ソセゴン®** 錠剤 25 mg　アンプル剤 15 mg/1 mL・30 mg/1 mL

オピオイド作動薬が存在しない状況では作動薬として作用しますが、他のオピオイドと併用すると効果が減弱する麻薬拮抗性鎮痛薬であり、弱いオピオイド受容体刺激作用のため、麻薬ではなく、向精神薬として扱われます。モルヒネを長期間投与されている患者に投与すると、μ オピオイド受容体拮抗作用により離脱症候や鎮痛効果の低下を引き起こす可能性があります。嘔吐はモルヒネほどみられませんが、不安、幻覚などの精神症状が発現することがあります。ペンタゾシン（ソセゴン錠）は鎮痛効果が弱く，精神症状や有効限界を有することから使いにくい薬剤である[3] との意見もあり、WHO 鎮痛薬リストに記載されていません。

● 鎮痛補助薬（表8）

鎮痛補助薬とは、主たる薬理作用には鎮痛作用を有しませんが、鎮痛薬と併用することにより鎮痛効果を高め、特定の状況下で鎮痛効果を示す薬剤です。

神経障害性疼痛などのオピオイド抵抗性の痛みに対して、抗うつ薬、抗けいれん薬、抗不整脈薬、NMDA 受容体拮抗薬、中枢性筋弛緩薬、コルチコステロイド、ビスホスホネート製剤などが用いられます。

◆ 抗うつ薬

三環系抗うつ薬（TCA）の代表薬であるアミトリプチリンは投与後中枢神経に直接作用し、セロトニン系とノルアドレナリン系の下行性抑制系などの内因性鎮痛機序を介した作用とされています。中枢神経系のセロトニンの濃度が上昇するとオピオイドの鎮痛効果が増強します。ノルアドレナリン系もオピオイドの鎮

痛効果を増強します。

また、serotonine & norepinephrine reuptake inhibitor（SNRI）であるデュロキセチンも鎮痛補助薬として用いられます。

◆ ガバペンチノイド

ミロガバリンおよびプレガバリンは、シナプス前膜に存在する電位依存性Ca^{2+}チャネルの$\alpha2\delta$サブユニットを遮断する作用により、Ca^{2+}イオンの流入を抑制しグルタミン酸などの神経伝達物質の放出を抑制することによって鎮痛効果を示します。

◆ 抗けいれん薬

カルバマゼピンやフェニトインなどの抗けいれん薬の主な作用機序は、神経細胞膜のNa^+チャネルに作用し、Na^+チャネルを阻害することにより神経の興奮を抑制します。また、GABA受容体に作用し、過剰な神経興奮を抑制するものとして、バルプロ酸、クロナゼパムがあります。

◆ 局所性麻酔薬・抗不整脈薬

メキシレチン、リドカインは、Na^+チャネルを遮断するという作用機序が考えられています。メキシレチンは、肝初回通過効果が小さく、腸管からの吸収が良好であり、生体内利用率が約90%と高いために、経口で効果が期待できます。

リドカインの心血管系の副作用として、血圧低下、徐脈などがあります。また、重篤な刺激伝導障害のある患者には禁忌です。メキシレチンは悪心・嘔吐、食欲不振、胃部不快症状などの消化器症状があります。重篤な刺激伝導障害のある患者には禁忌です。

◆ NMDA受容体拮抗薬

神経障害性疼痛の発症機序の一つと考えられているNMDA（N-methyl-D-aspartate）受容体は、グルタミン酸受容体のサブタイプの一つで、痛みなどの侵害情報伝達に重要な役割を果たしています。神経障害性疼痛の発生には、興奮性神経伝達物質であるグルタミン酸が遊離され、NMDA受容体を活性化することも関与しています。ケタミンは、NMDA受容体拮抗薬として神経障害性疼痛に用いられます。

ケタミンの副作用は、血圧上昇ならびに脳圧亢進作用があるため、脳血管障害、高血圧には注意を要します。眠気、ふらつき、めまい、唾液分泌過多などがあります。

◆ 中枢性筋弛緩薬

バクロフェンは、$GABA_B$受容体の作動薬であり、三叉神経痛、筋痙縮、筋痙性疼痛などに使用されます。作用機序としては、シナプス前のカルシウム濃度を低下させ、興奮性アミノ酸の放出を減少させ、後シナプスではカリウムの伝導性を増加させて神経の過分極を起こします。

バクロフェンの主な副作用は、めまい、眠気、消化器症状があります。

2 がん疼痛コントロール

表8 鎮痛補助薬の投与方法の目安（参考）

薬剤分類		成分名	商品名	投与経路	用法・用量		備考（主な副作用）
					開始量（目安）	維持量（目安）	
抗うつ薬	TCA	アミトリプチリン	トリプタノール®	経口	10 mg/日（就寝前）	10〜75 mg/日 1〜3日ごとに副作用がなければ 20 mg → 30 mg → 50 mg と増量	眠気、口渇、便秘、排尿障害、霧視など
		ノルトリプチリン	ノリトレン®				
	SNRI	デュロキセチン	サインバルタ®		20 mg/日（朝食後）	40〜60 mg/日 7日ごとに増量	悪心（開始初期に多い）、食欲不振、頭痛、不眠、不安、興奮など
ガバペンチノイド（Ca²⁺チャネルα₂δリガンド）		ミロガバリン	タリージェ®	経口	10 mg/日（分2）	30 mg/日 5 mg ずつ1週間以上の間隔をあけて漸増（腎機能により投与量調節）	眠気、めまい、浮腫など
		プレガバリン	リリカ®		50〜150 mg/日（就寝前または分2）	300〜600 mg/日 3〜7日ごとに増量（腎機能により投与量調節）	眠気、めまい、浮腫など
抗けいれん薬		バルプロ酸	デパケン®	経口	200 mg/日（就寝前）	400〜1,200 mg/日	眠気、悪心、肝機能障害、高アンモニア血症など
		カルバマゼピン	テグレトール®		200 mg/日（就寝前）	600 mg/日 1〜3日ごとに眠気のない範囲で、300 mg 就寝前 → 400 mg 夕・就寝前 → 600 mg 夕・就寝前と増量	ふらつき、眠気、めまい、骨髄抑制など
		フェニトイン	アレビアチン®		150〜300 mg/日（分3）		眠気、運動失調、悪心、肝機能障害、皮膚症状など
		クロナゼパム	ランドセン®		0.5 mg/日（就寝前）	1〜2 mg/日 1〜3日ごとに眠気のない範囲で、1 mg → 1.5 mg 就寝前に増量	ふらつき、眠気、めまい、運動失調など
局所麻酔薬・抗不整脈薬		メキシレチン	メキシチール®	経口	150 mg/日（分3）	300 mg/日（分3）	悪心、食欲不振、腹痛、胃腸障害など
		リドカイン	キシロカイン®	持続静注	5 mg/kg/日	5〜20 mg/kg/日 1〜3日ごとに副作用のない範囲で 10 → 15 → 20 mg/kg/日まで増量	不整脈、耳鳴、興奮、けいれん、無感覚など
NMDA 受容体拮抗薬		ケタミン	ケタラール®	持続皮下注 持続静注	0.5〜1 mg/kg/日	100〜300 mg/日 1日ごとに 0.5〜1 mg/kg ずつ精神症状を観察しながら 0.5〜1 mg/kg ずつ増量	眠気、ふらつき、めまい、悪夢、悪心、せん妄、けいれん（脳圧亢進）など
中枢性筋弛緩薬		バクロフェン	ギャバロン®	経口	10〜15 mg/日（分2〜3）	15〜30 mg/日（分2〜3）	眠気、頭痛、倦怠感、意識障害など
コルチコステロイド		ベタメタゾン	リンデロン®	経口	①漸減法 開始量：4〜8 mg/日（分1〜2：夕方以降の投与を避ける） 維持量：0.5〜4 mg/日		高血糖、骨粗しょう症、消化性潰瘍、易感染症など
		デキサメタゾン	デカドロン®	経口 点滴静注	②漸増法 開始量：0.5 mg/日 維持量：4 mg/日		
Bone-modifying agents（BMA）（ビスホスホネート製剤）		ゾレドロン酸	ゾメタ®	点滴静注	4 mg を15分以上かけて、3〜4週ごと		顎骨壊死、急性腎不全、うっ血性心不全、発熱、関節痛など
		デノスマブ	ランマーク®	皮下注	120 mg を、4週ごと		低カルシウム血症、顎骨壊死・顎骨骨髄炎など
その他		オクトレオチド	サンドスタチン®	持続皮下注 皮下注	0.2〜0.3 mg/日（0.1 mg×3回）		注射部位の硬結・発赤・刺激感など
		ブチルスコポラミン	ブスコパン®	持続皮下注 持続静注	開始量：10〜20 mg/日		心悸亢進、口渇、眼の調節障害など

（日本緩和医療学会ガイドライン統括委員会編：がん疼痛の薬物療法に関するガイドライン2020年版. 金原出版；2020. p.88. 一部改変）

◆ コルチコステロイド

　ステロイド薬は、神経圧迫による疼痛の第一選択薬で、骨転移にも使用されます。鎮痛補助薬としては、作用時間が長く、電解質作用が比較的弱いベタメタゾン、デキサメタゾンが広く使用されます。

　主な副作用は、口腔カンジダ症、高血糖、消化性潰瘍、易感染症、満月様顔貌、骨粗しょう症、せん妄、うつなどがあります。

◆ ビスホスホネート製剤（ビスホスホネート、デノスマブなどの bone-modifying agents（BMA））

　ビスホスホネート製剤のゾレドロン酸は、破骨細胞の活動を抑制し、骨吸収を阻害することにより鎮痛作用を発現します。デノスマブは、RANKL（receptor activator of nuclear factor kappa-B ligand）と結合し、破骨細胞およびその前駆細胞膜上に RANK への RANKL の結合を特異的に阻害する分子標的薬で骨痛改善に関与します。

　ゾレドロン酸の主な副作用は、悪心、めまい、発熱、急性腎不全などで、本剤投与中は、侵襲的な歯科処置はできる限り避けます。

　デノスマブは顎骨壊死、顎骨骨髄炎はビスホスホネート製剤と同様ですが、低カリウム血症には注意を要します。

●引用文献

1) 日本緩和医療学会ガイドライン統括委員会編：がん疼痛の薬物療法に関するガイドライン：2020 年版 金原出版；2020. p.85.
2) 武田文和（監訳）：WHO ガイドライン 病態に起因した小児の持続性の痛みの薬による治療. 金原出版；2013.
3) 林隼輔, 井上大輔：オピオイドを中心とした疼痛コントロール. 医薬ジャーナル, 47(12)：p.2915-2922, 2011.

4 オピオイドの投与方法と副作用対策

● 投与方法

◆ 投与経路と経路の変更

　投与方法には、経口投与、直腸内投与、経皮投与、経口腔粘膜投与、持続皮下注、持続静注の投与経路があります。

●経口投与

　WHO 方式がん疼痛法による鎮痛薬使用の 4 原則（101 頁参照）にもあるように、鎮痛薬投与の基本は経口投与です。経口投与は容量調節も容易で、安定した血中濃度が得られるためです。

　終末期になると食欲不振が強くなり食事量低下や、食事が摂取できないことが増えてきます。家族や介護職から「食事をしなかったので薬を飲ませなかった」

という話を聞くことがあります。オピオイドは食事に関係なく時間を決めて内服することは、鎮痛薬使用の4原則で定められています。決まった時間に内服し、血中濃度を一定に保つことが必要であること、食事をせずに内服しても消化管への負担がないことを、療養者と家族や多職種に事前にわかりやすく説明しておくことが重要です。また、MSコンチン®を内服する場合は、便中にゴーストピルが排泄（110頁参照）されることもあらかじめ説明しておくと、排泄介助を行う家族や多職種が驚くことなく介護にあたることができます。

・経口投与からの変更

病状の進行に伴って嚥下困難や嘔気・嘔吐、腸閉塞などの症状が出現すると、内服が困難になってきます。その場合は、早急に投与経路の変更を検討します。

疼痛の増強や嘔吐、下痢など今後さらに起きうる症状や、療養者の状態（ストマ造設、皮膚疾患の有無、独居などの生活状況など）、介護者の理解度や心身の状況などを考慮して、どの経路が在宅療養において安全かつ確実に投与できるかを主治医等の多職種と検討します。

在宅看護では予測のアセスメント、予測のマネジメントが必須になります。訪問時に観察された症状に対応するとともに、さらに今晩、明日、数日後、あるいは次回訪問するまでの間に、どのように症状が変化するのか、どのようなことが起こり得て、どのようなことに療養者と家族が困るのか、という視点からのアセスメントをしていかなくてはなりません。

特にオピオイドの投与経路変更は、経口投与が困難になってから再アセスメントするのでは遅く、経過の中でそろそろ経口投与が困難になるのではないか、その際には療養者に適した投与経路は何か、その実施に向けてどの職種と何を話し合い、何を準備しなくてはならないのかなどのマネジメントが必要です。特に週末前は、土日に投与経路を変更することにならないよう考慮して、きめ細かな対策・多職種連携・家族指導を講じます。これらを十分に行っていないと、内服が困難になった際などに療養者の苦痛が増悪してしまい、療養者・家族の双方につらい思いをさせてしまうため、適切なアセスメントが必要です。

投与経路を変更する場合、製剤や剤形によって、薬剤力価が異なるため、投与経路変更前と変更後が等力価となるように換算量を求めなくてはなりません（オピオイドスイッチング・119-120頁参照）。

●直腸内投与（坐剤）

吸引も速やかで、比較的簡便に投与できます。最初に療養者もしくは家族が坐剤を挿入できるかをアセスメントします。可能と判断した場合でも、きめ細かい個別的な配慮・指導を行いましょう。

下痢や便秘、下血がある場合は、十分に薬剤が吸収されないことがあり、注意が必要です。直腸炎や肛門・直腸に創部が存在する場合や、重度の血小板減少・白血球減少時は投与を避けます[1]。人工肛門を造設している療養者の場合、旧肛

門からの挿肛が可能かどうか術式を確認します。人工肛門からの投与は、吸収率が不安定になるため推奨はされていませんが、状況に応じて医師等と検討します。

● 経皮投与（貼付剤）

貼用してから効果発現するまでに12〜14時間、血中濃度が最高値になる（最高血中濃度、Tmax）までには17時間を要します。そのため、初めてオピオイドを投与する際や、投与経路を変更する場合には、Tmaxになるまでの間の疼痛マネジメントを行います。

発熱や入浴、電気毛布など熱が加わると吸収が促進されるので注意します。また、皮膚疾患や掻痒などの副作用を伴う場合は、貼付が困難になります。

● 経口腔粘膜投与（バッカル錠・舌下錠）

経口腔粘膜投与は、他の速放製剤と比べて効果の発現が速いのが特徴です。ベースにフェンタニルを投与している場合のレスキュー薬として用いられます。イーフェン®バッカル錠は、上顎臼歯の歯茎と頬の間で溶解させます。アブストラル®は舌下に投与します（112頁参照）。

口内炎や口腔カンジダなど口腔内トラブルがある場合は投与が困難になります。

● 持続皮下注

簡便であるとともに、持続静注よりも安全な投与経路です。経口や経皮投与が困難な場合や、疼痛コントロールが不安定な場合などに選択します。投与速度は1 mL/hが上限とされています。注入量が増えた場合や薬剤によって刺入部に痛みや発赤、硬結などが出現することがあるので注意が必要です。

注入速度は注入ポンプ（PCA機能付き）で管理します（図6）。PCA機能とは、自己調節鎮痛法（patients-controlled analgesia）のことで、突出痛の出現時などにレスキュー薬（119頁参照）として使用する際に、療養者もしくは介護者がPCAボタンを押すと、あらかじめ設定してある1回注入量が投与できる仕組みになっています。また、過剰投与を防ぐために、PCAボタンを一度押すとロックがかかり、何度も押せないようにすることができます。ロック時間は個々の状

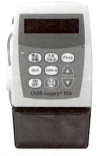
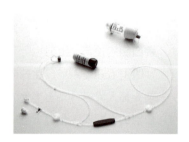

図6 PCA機能付き注入ポンプ
左：CADD-Legacy® PCA Model 6300　携帯型精密輸液ポンプ 持続・PCAタイプ（スミスメディカル・ジャパン・提供）
右：携帯型ディスポーザブル注入ポンプ　シュアーフューザー® A PCAセット（ニプロ・提供）

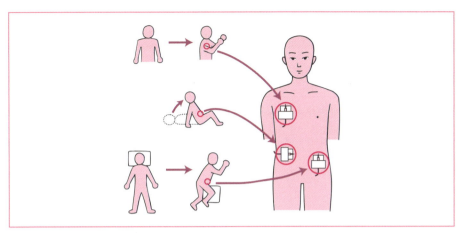

図7　針の刺入方向
針の刺入部位は鎖骨と乳頭の間か、腹部を選択します。
胸部では頭側に向けて、腹部は正中に向け横向きに、寝たきりのことが多く、仰臥位の場合には頭側に向けて刺入します。
(「緩和ケアプログラムによる地域介入研究」臨床教育プログラム委員会 編：ステップ緩和ケア：緩和ケア普及のための地域プロジェクト（厚生労働科学研究がん対策のための戦略研究）．2008．p.138.)

況に合わせて設定することができます。ただし、ディスポーザブルポンプの場合は商品によって設定できる時間が決まっています。

　持続皮下注射を行う際の注射針は、24〜27Gの静脈留置針を使用し、身体を動かした際に痛みや違和感が生じにくい腹部・胸部・大腿・上腕などの部位を選択します。針の向きにも注意を要します（図7）。針は1回/週を目途に差し替えます。

●**持続静注**

　皮膚の発赤や硬結などの理由から皮下注射ができない場合や、CVラインやポート留置などの静脈ラインがある場合に選択されます。他の投与経路では困難な大量のオピオイド投与も可能です[1]。注入量などの管理は、持続皮下注射と同様に輸液ポンプを使って安全に行います。

◆ **オピオイドスイッチング**

　オピオイドスイッチングとは、投与中のオピオイドから他のオピオイドに変更することです。鎮痛効果が不十分な場合や、副作用が強く必要量のオピオイド投与が困難な際にオピオイドスイッチングを行います。

　既述したように、製剤や剤形によって薬剤力価が異なります。変更前と変更後の力価を同等にするため「オピオイド等力価換算の目安表」を参考に投与量を確認します（表9）。表は換算目安ですので、変更後の痛みや副作用の増減をきめ細かく観察し、必要時は投与量の調整を医師に相談します。

◆ **レスキュー薬**

　レスキュー薬とは、鎮痛薬を使用している場合で、一時的に痛みが増強（突出痛：breakthrough pain）した際に臨時に追加する臨時追加投与のことをいいます。
　急に増強した痛みをすぐに緩和するためには、速効性のある薬剤として、モル

表9　オピオイド等力価換算の目安表*1, 2

分類	経路	一般名	製剤名	用法	等力価となる量（mg/日 or mL/時）mL/時はそれぞれ原液											
定期オピオイド	経口	トラマドール塩酸塩	トラマール®OD錠	1日4回		100		200	300	⇒ レスキュー薬は1日量×1/4のOD錠（定期処方薬と合わせて400mg/日以内）						
			ワントラム®	1日1回		100		200	300							
		モルヒネ硫酸塩水和物	MSコンチン®	12時間ごと		20	30	40	60	90	120	150	180	210	240	360
		オキシコドン塩酸塩水和物	オキシコンチン®	12時間ごと	10	15	20	30	40	60	80	100	120	140	160	240
		ヒドロモルフォン塩酸塩水和物	ナルサス®	1日1回		4	6	12		18	24	36		42	48	72
	坐剤	モルヒネ塩酸塩水和物	アンペック®	6〜12時間ごと		10	20	20	40	60	80	100	120	140	160	240
	貼布	フェンタニル	フェントス®テープ	1日ごと		1		2		4		6		8		12
			デュロテップ®MTパッチ	3日ごと		2.1		4.2		8.4		12.6		16.8		25.2
	持続注	モルヒネ塩酸塩水和物	モルヒネ塩酸塩注射液	mg/日		10	15	20	30	45	60	75	90	105	120	180
				mL/時（1%製剤使用時）		0.04	0.06	0.08	0.12	0.18	0.25	0.31	0.37	0.43	0.5	0.75
		オキシコドン塩酸塩無水物	オキファスト®	mg/日		10	15	20	30	45	60	75	90	105	120	180
				mL/時		0.04	0.06	0.08	0.12	0.18	0.25	0.31	0.37	0.43	0.5	0.75
		フェンタニル	フェンタニル注射液	mg/日		0.2	0.3	0.4	0.6	0.9	1.2	1.5	1.8	2.1	2.4	3.6
				mL/時		0.17	0.25	0.33	0.5	0.75	1	1.25	1.5	1.75	2	3
レスキュー薬*3	経口	モルヒネ塩酸塩水和物	オプソ®	1時間はあけて繰り返し可			5		10	15	20	25	30	35	40	60
		オキシコドン塩酸塩水和物	オキノーム®	1時間はあけて繰り返し可		2.5		5		10	15		20		30	40
		ヒドロモルフォン塩酸塩水和物	ナルラピド®	1時間はあけて繰り返し可		1	1	2		4		6			8	12
	坐剤	モルヒネ塩酸塩水和物	アンペック®	2時間あけて3回/日				5			10				20	40
	持続注	各注射剤		15分あけて繰り返し可	その時点での1時間量を早送り1回量として設定する											

*1 換算はあくまで目安の表であり過量となったり副作用が増悪したりする場合もある
　▶病状悪化時や高齢者では25〜50%少なめに換算する
　▶経口モルヒネ換算120 mg/日以上の高用量からのオピオイドスイッチングの場合は30%程度ずつ段階的にスイッチングを行う
*2 タイトレーション・スイッチングの前に下記が行われているかを必ず確認
　①非オピオイド鎮痛薬併用　②適切な副作用対策　③適切なレスキュー薬の使用と評価　④鎮痛補助薬・RT・神経ブロックなど他の手段検討
*3 レスキュー薬：「嘔気や強い眠気がなく」「呼吸回数≧10回/分」であれば1時間あけて（持続皮下注・静注は15分あけて）回数制限なし
　▶例外：アンペック®坐剤は2時間あけて1日3回程度まで、フェンタニルROO製剤は2 or 4時間あけて1日4回まで

（吉田健史：がん治療のための緩和ケアハンドブック. 羊土社：2017. 付録A., 国立がん研究センターホームページ：オピオイド製剤換算表, 厚生労働省ホームページ：医療用麻薬適正使用ガイダンス　令和6年：p.6, 加古川中央市民病院ホームページ：緩和ケアポケットガイド2021., および各社添付文書等を参考に作成）

ヒネやオキシコドンは速放性のあるオプソ®やオキノーム®を、フェンタニルでは、アブストラル®やイーフェン®をレスキュー薬として選択します。レスキュー薬の1回量は、経口投与の場合が1日量の1/6、持続静注・持続皮下注では1時間注入量を目安にします。

レスキュー薬の使用回数が頻繁であれば、基本処方されているオピオイドの定時投与量を増量していきます。

◆ タイトレーション

個別的にその療養者にあった至適用量を調整することを、タイトレーションといいます。痛みの状況に応じてオピオイドを増減させて調整していきます。増量・減量ともに投与量の30〜50％量の範囲で調整を図ります。

◆ 投与経路、投与剤形の変更における注意点

●オピオイド注射液に変更になった際の1日投与量の把握

持続皮下注射や持続静脈注射の場合、生理食塩水に薬物が溶解されているので、1日の投与量が把握しにくくなります。PCAの使用回数も含めて、オピオイドの1日投与量を確認し、疼痛と副作用の出現や程度などを併せて観察しながら疼痛マネジメントを行う必要があります。

筆者の訪問看護ステーションでは、投与経路が点滴に変更になった際の指示内容の確認書「オピオイド製剤点滴指示書」を作成し、在宅医に書いてもらい、医師・薬剤師とも共有しながら活用しています（図8）。訪問看護ステーションが、処方箋で処方内容を確認することは難しいこともあり、また、注入速度やPCAのロックアウトタイム、レスキュー薬1回量の指示を本書面で確認し、多職種協働で疼痛マネジメントを安全かつ確実に行えるようサポートしていく必要があります。

●持続注射に変更後に確認する事項と記録

持続注射に変更後の訪問時には、表10の項目を確認し、必ず記録に残します。

各事業所で記録方法を決めて、だれが訪問しても必要事項を確認・記録できるようにしておきます。緊急訪問時に普段訪問しない看護師が訪問してもスムーズにケアに当たることができます。

表10　確認事項

輸液ポンプの設定項目の確認
注入量、レスキュー薬の1回量、ロックアウトタイム
前回訪問時からの注入量等の確認
残量 レスキュー薬の使用回数 レスキュー薬分を含めた総投与量 残量（総投与量と残量があっているか確認する） 残量から、薬剤充填をいつ行えばよいか確認する 電池で使用している場合は、電池の残量

第4章　在宅における症状緩和

オピオイド製剤点滴指示書

療養者氏名	様		
指示書記入日	令和　　年　　月　　日		
変更前のオピオイド製剤 処方内容（製剤名と量）	製剤名（　　　　　　　　　　　　　　　　　　　　　　　　） レスキュー薬（　　　　　　　　　　　　　　　　　　　　　）		
指示変更日	令和　　年　　月　　日〜（指示あるまで　・　　月　　日まで）		
投与経路	□ 持続皮下注射（CSI）		
	□ レスキュー薬のみ皮下注射		
	□ 持続静脈注射（　静脈　　　ポート　　　PICC　）		
	□ レスキュー薬のみ静脈注射（　静脈　　　ポート　　　PICC　）		
投与内容	□ 塩酸モルヒネ塩酸液（モルヒネ液®） 　□ 原液のみ（　　　　　　　　ml） 　□ 生食（　　　　　　ml）＋（　　　　　　　ml）		
	□ オキシコドン（オキファスト®） 　□ 原液のみ（　　　　　　　　ml） 　□ 生食（　　　　　　ml）＋（　　　　　　　ml）		
	□ フェンタニール（フェンタニルクエン酸®） 　□ 原液のみ（　　　　　　　　ml） 　□ 生食（　　　　　　ml）＋（　　　　　　　ml）		
輸液ポンプ機種名	□ Legacy PCA ポンプ □ バルン式携帯型ディスポーザブル注入ポンプ □ その他（　　　　　　　　　　　　　　　　　　　　　）		
輸液ポンプ設定項目	□ 持続皮下注射	持続注入量（　　　　　　　　ml/時間）	
		レスキュー薬1回量（　　　　　ml/回）	
		ロックアウトタイム（　　　　　　分）	
		レスキュー薬回数（　　　　　　回/日）	
	□ レスキュー薬のみ	レスキュー薬1回量（　　　　　ml/回）	
		ロックアウトタイム（　　　　　　分）	
		レスキュー薬回数（　　　　　　回/日）	
調剤薬局名・電話番号	薬局名：　　　　　　　　　　　TEL：		

上記のとおり指示します。

医療機関名 住所　電話・FAX 医師氏名	

　東久留米白十字訪問看護ステーション　殿

【鍵の保管者・保管場所】

（東久留米白十字訪問看護ステーション）

図8　オピオイド製剤点滴指示書

■ 注射液に変更になった際の1日投与量の考え方

オピオイド等力価換算の目安表（120頁・表9）を参考にして計算します。

> **例 1** フェントス®（経皮投与）からオキファスト®注（持続皮下注）への変更になり、鎮痛薬の1日投与量を確認

中咽頭癌　中咽頭切除、舌亜全摘

放射線治療による斜頸と頸部リンパ節転移による腫瘍が増大により顔の挙上と経口摂取困難があり、胃瘻造設、気管カニューレの留置がある。

経口摂取困難なためフェントス®テープを貼用。徐々に増量し現在は8mgを経皮投与中だが、疼痛増悪に伴いレスキュー薬の使用頻度が増え、持続皮下注射（オキファスト®注）に変更することになった。

◆ 変更の処方内容

変更前：フェントス®テープ（フェンタニル）　8mg

変更指示内容：オキファスト®注（オキシコドン）　10mg　0.5mL/hの注入量

レスキュー1回量　0.5mL※

※持続皮下注射時の1回レスキュー量は1時間注入量（121頁参照）なので、0.5mL/回

◆ 1日投与量の確認（考え方）

①「オピオイド等力価換算の目安表」（表9）より、フェントス®8mgは、オキファスト®注120mgと同等であることを確認。

②オキファスト®注の添付文書の組成（図A）で、オキファスト®注10mgは、1アンプル中の注射液1mLにオキファスト®10mgが含まれていることを確認。

つまり、注射液1mL＝オキファスト®10mg

③今回の指示は0.5mL/hなので、1日12mL（0.5mL×24h）のオキファスト®注射液を注入することになる。

④「1mL＝10mg」なので、1日12mL注入すると120mg/日（10mg×12mL）の投与量になる。レスキュー用量は、これに追加する。

以上より、持続皮下注射による「オキファスト®注10mg　0.5mL/hの注入量」への変更指示は、投与経路変更前のフェントス8mg経皮投与と同等量の指示であることが確認できる（図B）。

図A　オキファスト®注添付文書・抜粋

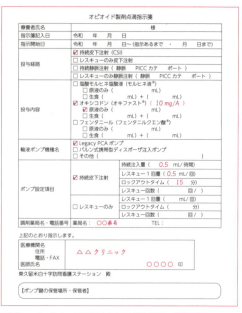

図B　オピオイド製剤点滴指示箋（例1）

例2　持続皮下注射による1日モルヒネ投与量の把握

> 胃がん　胃全摘術　髄膜播種

　患者が入院中の病院の看護相談室から在宅療養に向けた調整として、「髄膜播種に伴う頭蓋内圧亢進による痙攣があり、連日グリセオール®200 mLとリンデロン®注6 mg＋生理食塩水100 mLの末梢点滴が必要。また経口摂取が困難になったため、MSコンチン®からモルヒネ塩酸塩注射液の持続皮下注射に投与経路変更をした」との情報があった。1日のオピオイド投与量を把握する必要があるため、処方内容の詳細を確認し計算した。

◆ 退院時の持続皮下注射の処方内容

モルヒネ塩酸塩注射液 10 mg 5A ＋ 生食 45 mL（総量 50 mL）0.6 mL/h

レスキュー1回量 0.6 mL/回　10分に1回、1時間に6回まで

◆ 1日のモルヒネ投与量の確認（考え方）

① 0.6 mL/h なので、0.6 mL×24h＝14.4 mL/日の注入量であることを確認。

② モルヒネ塩酸塩注射液の添付文書で、モルヒネ塩酸塩注射液 10 mg は1アンプル中の注射液1 mLにモルヒネ塩酸塩が10 mg含まれていること（1 mL/1A）を確認（図C）。

　つまり、<u>注射液1 mL＝モルヒネ塩酸塩10 mg</u>

③ 本事例の処方内容は、モルヒネ塩酸塩注射液 10 mg 5A/5 mL＋生食 45 mL（総量 50 mL）なので、50 mLの持続皮下注射液中に50 mgのモルヒネ塩酸塩が溶

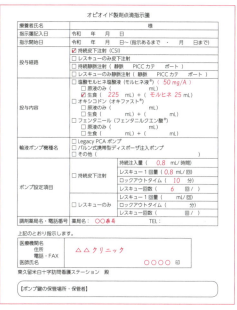

図C　モルヒネ塩酸塩注添付文書・抜粋

図D　オピオイド製剤点滴指示箋（例2）

解されていることになる。

「1 mL＝10 mg」なので、0.6 mL/h＝6 mg/hとなり、1日144 mg（6 mg×24 h）の投与量であることがわかる。（レスキュー薬分はこれに追加する）

> その後、疼痛増強があり、モルヒネを増量することになった。

◆ 増量後の持続皮下注射の処方内容

モルヒネ塩酸塩注射液50 mg 5A＋生理食塩水225 mL（総量250 mL）　0.8 mL/h
レスキュー1回量0.8 mL/回　10分に1回、1時間に6回まで

◆ 1日のモルヒネ投与量の確認（考え方）

①0.8 mL/hなので、1日19.2 mL（0.8 mL×24h）の投与量であることを確認。

②モルヒネ塩酸塩注射液の添付文書で、モルヒネ塩酸塩注射液50 mgは1アンプルが5 mL（5 mL/50 mg）なので（図C）、5Aで25 mL/250 mgのモルヒネが生食に溶解されていることになる。

③「50 mg＝5 mL」（10 mg＝1 mL）なので、0.8 mL/h＝8 mg/hとなり、1日投与量は192 mg（8 mg×24h）であることが理解できる（図D）。

処方変更により、変更前の144 mg/日から192 mg/日に増量されたことが確認できる。つまり、48 mg（約33％）増量しており、増減の目安である30〜50％の範囲内であることがわかる（タイトレーション・121頁参照）。

副作用

オピオイドによる副作用は、オピオイドの投与量や投与期間に関連して出現する自律神経系・中枢神経系の副作用と、投与量などに関係なく消化器系に出現する副作用があります（表11）[2]。

腎機能や肝機能など、療養者の全身状態によっても、副作用の出現状況は変化します。がん疼痛と同様、オピオイドの副作用も苦痛症状であり、著しくQOLを低下させてしまうこともあります。

オピオイド投与初期に副作用でつらい思いをしてしまうと、オピオイドに対する印象が悪くなり、服用を拒むことになりかねません。症状によって、耐性[*]ができる期間も異なります。きめ細かい観察と配慮のもとでの副作用対策が重要となります。

ここでは代表的な悪心・嘔吐、便秘、眠気、せん妄、呼吸抑制、排尿障害、口渇について述べます。

悪心・嘔吐

オピオイドを使用する療養者の約40%に出現するといわれています。

延髄の化学受容器引き金帯（chemoreceptor trigger zone：CTZ）であるオピオイドCTZに発現しているμオピオイド受容体を刺激されることによって、ドパミンの遊離が引き起こされ、嘔吐中枢（vomiting center：VC）が刺激され悪心・嘔吐が出現します。また、前庭器のμ受容体が刺激されることによって、ヒスタミンが遊離してCTZやVCが刺激を受けて悪心・嘔吐が生じます。また消化管の蠕動運動が低下し、胃内容物が停滞することでCTZやVCが刺激され、

表11　オピオイドの副作用

消化器系	悪心・嘔吐 便秘
中枢神経系	眠気 認知機能障害 せん妄（失見当識・幻覚・幻聴） 呼吸抑制 ミオクローヌス てんかん発作 痛覚過敏
自律神経系	口渇 排尿障害 起立性低血圧
皮膚	痒み 発汗

（Fallon M et al.：Opioid analgesic therapy. Oxford Textbook of Palliative Medicine. 4th ed. Hanks G et al.（eds）. Oxford University Press, Oxford p.661-698, 2010. より引用改変）
（日本緩和医療学会編集：専門家をめざす人のための緩和医療学. 改訂第2版. 南江堂；2019. p.79.）

---

[*]　長時間薬物に曝露されることによって生じる生体の生理学的な適応状態のこと[3]。

2 がん疼痛コントロール

表12 オピオイドによる悪心・嘔吐に対する主な制吐薬

分類	薬剤名	代表的な商品名	作用する部位
抗ヒスタミン薬	ジフェンヒドラミン	レスタミン®	VC
	クロルフェニラミンマレイン酸塩	ポララミン®	
	ジメンヒドリナート	トラベルミン®	
ドパミン受容体拮抗薬	プロクロルペラジン	ノバミン®	CTZ 消化管
	ハロペリドール	セレネース®	
	ドンペリドン	ナウゼリン®	
	メトクロプラミド	プリンペラン®	
非定型抗精神病薬	リスペリドン	リスパダール®	CTZ VC 消化管
	オランザピン	ジプレキサ®	

VC：嘔吐中枢　　　　CTZ：化学受容器引き金帯

悪心・嘔吐が起こることもあります。

　耐性は数日〜約2週間で生じ、症状は消失します。つまり、投与初期にみられる副作用ということです。耐性ができるまでの間は、症状の有無の観察を行い、悪心・嘔吐が出現した場合は、制吐薬剤処方などで速やかに対応します。原則として予防投与は行わない[3]とされていますが、在宅療養の場合はすぐに処方できないこともありますので、主治医や薬剤師と対策を事前に検討します。

　高カルシウム血症や脳転移、消化管閉塞、便秘、化学療法などの要因がありますので、オピオイドの副作用によるものかの判断が必要になります。

●対策

　オピオイドによる悪心・嘔吐に対して投与される主な制吐薬を表12に示します。第一選択薬として抗ヒスタミン薬（トラベルミン®）か、ドパミン受容体拮抗薬プロクロルペラジン（ノバミン®）が検討されます。ドパミン受容体拮抗薬を使用する場合は、パーキンソニズムやアカシジアなどの錐体外路症状が副作用として出現することがあるので、短期間の投与に留めるよう注意します。耐性ができる1〜2週間が経過したら、投与を一度中止して悪心・嘔吐の症状が出現するかどうか評価します。

　経口投与が困難な場合は、ナウゼリン®坐剤やノバミン®注射剤などの処方を医師と検討します。悪心・嘔吐の副作用が強い場合には、オピオイドスイッチングを医師や薬剤師と相談することも必要になります。

生活上のケア：消化吸収のよい食事のアドバイスや、冷・温罨法など、悪心を和らげる方策を生活の中に取り入れます。

◆ 便秘

　オピオイドを使用する療養者の約60％に出現するといわれ、発生頻度の高い副作用です。

　腸管のμオピオイド受容体が活性化し、腸管神経叢のアセチルコリン遊離が抑制されることに伴って腸管分泌が抑えられるため、便が固くなります。また、セ

ロトニン遊離によって腸管平滑筋が緊張することで腸蠕動の低下と肛門括約筋の緊張が高まり、排便しにくい状況となり、便秘が発生します。排便回数の低下、残便感、いきまないと排便できないなどの症状を呈します。耐性が形成されにくいため、オピオイドを服用している期間は、常に対策を講じなくてはなりません。

便が出ているから便秘でないと思っていても、宿便の周囲や下部腸管の狭窄部を通って下痢便が出る溢流性便秘という場合があるので、注意します。

●対策

薬剤による対応としては、浸透圧下剤や大腸刺激性下剤が主に使われますが、末梢性オピオイド受容体拮抗薬であるナルデメジンも選択できるようになりました（表13）。状況によっては嘔気・嘔吐と同様に、オピオイドスイッチングを主治医等と検討します。

生活上のケア：水分や食物繊維を多く摂れるような工夫や、可能であればオリーブオイルの摂取を助言します。油類が摂れると便の滑りがよくなり、排便が促されます。起床時や食後の水や牛乳などの摂取により、胃結腸反射を促進させ、腸を刺激することも効果的です。全身状態にもよりますが、適度な運動や腰腹

表13　主な下剤の種類

薬剤分類	製剤名	商品名	備考
浸透圧下剤	酸化マグネシウム	酸化マグネシウム®	浸透圧によって水分を大腸内に引き込み便の容量を増大させ、腸蠕動を促進する。できるだけ多めの水分と一緒に内服すると効果的。高 Mg 血症が出現することがあるため注意を要する。
	ラクツロース	ラクツロース® ソルビトール®	大腸に達したところで乳酸菌によって有機酸がつくられ、腸管内が酸性化し、腸蠕動が促進する。
クロライドチャネルアクチベーター	ルビプロストン	アミティーザ®カプセル	腸管内の腸液分泌を促し、便を軟化させ排便を促進させる。
大腸刺激性下剤	センノシド	センノサイド® プルゼニド®	大腸粘膜を刺激し、腸の蠕動運動を促進させるとともに、水分の吸収を抑制して排便を促す。 連用で耐性が増大するため、長期連用はなるべく避ける。尿が黄褐色や赤色になることがある。
	センナ	アローゼン®	
	ピコスルファートNa	ラキソベロン®	
	ビサコジル	テレミンソフト®坐薬	効果発現に 15～60 分を要する。
	炭酸水素ナトリウム・無水リン酸二水素ナトリウム配合坐剤	新レシカルボン®坐剤	腸内で炭酸ガスを発生し、腸粘膜を刺激して蠕動を促進させる。
末梢性オピオイド受容体拮抗薬	ナルデメジン	スインプロイク®	消化管閉塞をきたしている、もしくは可能性や既往がある場合は禁忌。
消化管運動賦活薬		モサプリド®	
漢方	大黄甘草湯		腸内水分を調整することで排便を促す。
	麻子仁丸		
	大建中湯		
浣腸 摘便	グリセリン浣腸液		副作用に発疹などの過敏症や、血圧変動などがあるので注意する。

部のマッサージや温罨法も効果的です。状況に応じて、浣腸や摘便による排便ケアが必要になります。

腹部マッサージ：臍部から右下腹部→上腹部→左下腹部の順に「の」の字を描くように優しくマッサージする方法や、腰部の大腸兪（左右の第4腰椎棘突起2横指下方）を握り拳で優しくマッサージするのも効果的です。また、合谷（親指と人差し指の付け根の中間あたり）や、足三里（膝蓋骨下外方のくぼみから4横指分下）、上巨虚（足三里から4横指下方）、下巨虚（上巨虚の4横指下方）など、便秘に効くといわれるツボを刺激するのもよいでしょう。

浣腸：浣腸を施行する場合には、医薬品医療機器総合機構による、「グリセリン浣腸に関する取り扱い時の注意」[4]に準じます。在宅の場合、住環境などの理由から左側臥位で実施できないことが起こりえますが、直腸穿孔を起こす危険性があるので、安全な姿勢を確保して行います。また、消化管の完全閉塞や腸管出血がある場合は、浣腸が禁忌になることがあるので、主治医との相談が必要です。

　高齢者や終末期の療養者などの全身衰弱が強い場合などでは、グリセリン浣腸による負担が大きくなることやショックを招くことがあります。このような場合には、腹痛などの負担を最小限にするためにオリーブオイルを使って浣腸することもあります。オリーブオイルを30〜50 mL/回、ネラトンカテーテルで注入します[5]。グリセリンよりも刺激が少なく、便の滑りがよくなり、自然排便が促されます。実施に関しては医師とよく相談し、指示のもとで行うようにします。

摘便：直腸内に便が停滞し、自力で排出できないときなどに、直腸粘膜を刺激して排便反射を促すケアです。痛みや血圧の変動、出血などがみられることがありますので、十分注意して実施します。左側臥位をとって、腹壁の緊張を緩めた状態で行います[6]。

◆ 眠気

オピオイドの投与開始時や増量時に生じることがあります。耐性が形成しやすいので、数日〜1週間以内に軽減していくことが多くみられます。オピオイドが投与されるまで疼痛によって睡眠が十分にとれていなかった場合には、オピオイド投与によって疼痛が緩和されて熟睡していることがあります。また、併用している薬剤の影響、脳転移、肝機能や腎機能低下、電解質異常、高カルシウム血症などの要因から眠気を生じることもあり、オピオイドの副作用によるものかどうかの判断が必要になります。

　モルヒネを服用している場合には、腎機能低下に伴ってM6G（モルヒネ-6-グルクロニド）の蓄積によって眠気が生じることもあります。

●対策

オピオイドが原因と考えられる場合には、眠気を生じにくいオキシコドンや

フェンタニルへのオピオイドスイッチングや、オピオイドの減量を医師や薬剤師と検討します。療養者にとってその眠気が生活上の支障や不快な症状なのかなどを確認しながら、調整していきます。減量時には、退薬症状*に留意します。

◆ せん妄

オピオイドの投与開始時や増量時に、感染症や脱水など全身状態の悪化や、認知機能低下がある場合にせん妄が出現する可能性が高くなります。また、脳転移や高カルシウム血症、低酸素症、ベンゾジアゼピン系抗不安薬や抗コリン薬などのオピオイド以外の薬剤が要因になることもあります。

●対策

オピオイドが原因だと考えられる場合には、オピオイドの減量やオピオイドスイッチングを医師等と検討します。せん妄に対する薬物治療としては、ベンゾジアゼピン系抗不安薬や抗精神病薬が投与されます。

生活上のケア：療養者の安全と安心が維持できる環境を整えます（154頁参照）。

◆ 呼吸抑制

オピオイドが用量依存的な呼吸中枢に直接作用することによって、二酸化炭素に対する呼吸中枢の反応性が低下し呼吸が抑制され、呼吸回数が低下します。オピオイドの過量投与や腎機能低下によって代謝物が蓄積した場合などに発現します。呼吸回数は8〜10回/分程度を維持します。呼吸回数が減少しても、1回換気量が増加するため、低酸素症を呈することは多くありません。

●対策

療養者の覚醒と呼吸を促します。状況によっては酸素投与も検討します。

持続的な SpO_2 低下や呼名反応がない場合や、CO_2 ナルコーシスを引き起こす可能性が考えられるなど重篤な場合には、オピオイド拮抗薬であるナロキソン®が使用されます。在宅でナロキソンを使用する際には、主治医や薬剤師と密な連携をとり、呼吸状態や副作用の出現などを注意深く観察することが必要です。

◆ 排尿障害

平滑筋の緊張が増加することに伴って、膀胱の痙縮や尿道括約筋の緊張亢進によって排尿障害が生じます。耐性は短期間で形成されますが、尿閉を引き起こすこともあるので、注意深く観察し適切な対応が必要になります。

●対策

薬物療法としては、α_1 受容体遮断薬などが検討されます。尿閉の場合は、一時的に尿カテーテルの留置が必要になることもあります。

◆ 口渇

進行がん療養者の30〜97％に発生するとされています[7]。原因として、唾液分泌量の低下、脱水、口腔カンジダなどの口腔内のトラブルなどといわれています。

---

*　退薬症状：主に中枢神経系薬物を反復的に服用していたときに、その薬物を断つことにより現れる症状のこと。嘔吐、振戦、腹痛、下痢などがある。

2　がん疼痛コントロール

●対策

　口腔内ケアを工夫します。水分や氷の摂取、心地よいと思える含嗽薬や口腔内保湿剤、人工唾液の使用を検討します。キシリトールガムを嚙むことで唾液の分泌が促進されることもあります。好みに合えば、上質な白ゴマ油を口腔内に塗擦することで改善することもあります。

　口内乾燥以外にも、口腔内トラブルによって、オピオイドの口腔粘膜吸収剤の服用が困難になることもあり得ます。

　終末期療養者への口腔内ケアは、疼痛コントロールや最期までなるべく経口から飲食物が摂取できるようにするためにも、とても大事なケアになります。

●引用文献

1) 日本緩和医療学会ガイドライン統括委員会編集：がん疼痛の薬物療法に関するガイドライン 2020 年版．金原出版；2020．p.57.
2) 日本緩和医療学会編集：専門家をめざす人のための緩和医療学．改訂第 2 版．南江堂；2019．p.79.
3) 日本緩和医療学会ガイドライン統括委員会編集：がん疼痛の薬物療法に関するガイドライン 2020 年版．金原出版；2020．p.67.
4) 医薬品医療機器総合機構：グリセリン浣腸の取扱い時の注意について．PMDA 医療安全情報．No.34．2012 年 10 月．医薬品医療機器総合機構ホームページより．〈https://www.pmda.go.jp/files/000143821.pdf〉［2024.6.18 確認］
5) 余宮きのみ：ここが知りたかった緩和ケア 改訂第 2 版．南江堂；2019．p.208.
6) 日本訪問看護財団監修：訪問看護基本テキスト：各論編．日本看護協会出版会：2018．p.27.
7) 前掲書 1）．p.69, p.81.

●参考文献

・河井啓三，大沼敏夫：よくわかる排便・便秘のケア．中央法規出版；1996．p.115.

5　がん疼痛コントロールの実際：初回訪問時のアセスメント

● 初回訪問時の疼痛アセスメントのポイント

　初回訪問時に、まずはトータルペインの視点で①身体的苦痛、②精神的苦痛、③社会的苦痛、④スピリチュアルペインの 4 つの側面で情報や状況を看て、聞（聴）き、情報を整理しながらアセスメントを行っていきます（第 2 章・32 頁参照）。

　がん疼痛がある場合には、前述の「がん疼痛のアセスメント」（94 頁参照）の項目に沿って、療養者や家族の話や様子から、疼痛の状況と生活や QOL への影響などを聞き取り・確認すると同時に、疼痛の種類や除痛目標、効果的だと思われる薬剤やレスキュー薬の必要性、副作用対策、疼痛緩和や尊厳・QOL を維持するための看護の方向性を考えていきます。

　疼痛アセスメントのポイントは、①疼痛アセスメント項目、②疼痛の種類、③疼痛の種類にあった薬剤選択の考え方、④オピオイドの適切な使用方法、⑤副作用対策の 5 つです。自分では気づいていないかもしれませんが、訪問看護師として療養者宅を訪問してケアに当たるときには、これらのアセスメントを実践して

第 4 章　在宅における症状緩和

いるはずです。日頃実践している思考過程を、根拠に結び付けて論理的に整理する作業を意識的に行っていくと、より効果的なアセスメントと疼痛マネジメントが可能になります。

　病院と異なり在宅は、医師や看護師などの医療スタッフが常時滞在するわけでもなく、いつでも必要な薬剤が使用できるわけでもありません。訪問時の状況だけを看るのではなく、今夜、明日、または次回の訪問日までに、どのように症状が動きそうか、何が起こり得るかといった予測に基づき、それに対する対応策を講じたり、家族にあらかじめ説明しておくなどの予測のマネジメントが訪問看護師に求められるスキルです。

　上記のポイントを押さえて、療養者個々の状態に応じて、医師や薬剤師を中心とした多職種と連携しながら、アセスメントを深め、"療養者と家族のQOL改善と維持"という共通目標に向かって、密なコミュニケーションをとりながら協働していきます。

● 初回訪問時の疼痛アセスメントの実際：事例検討

> **事例 1　通院困難から在宅療養となった胃がん療養者への、初回訪問**
>
> 76歳　男性　胃がん　肝・肺転移　がん性腹膜炎　腹水　多発性骨転移　心房細動
> 76歳の妻と2人暮らし　娘は結婚し2時間ぐらいかかるところに住んでいる。仕事と家事を両立させているが休みは平日に1日だけ。
>
> **経　過**
> 　外来通院していたが通院困難となり、訪問診療と訪問看護が同時に開始されることになった。ケアマネジャーから訪問看護開始の依頼が入った。

◆ 初回訪問時のアセスメント

聞き取ったこと・確認したこと	アセスメント
●確認・聞き取り1：疼痛の状況 「どのように痛みますか？」 「常に痛みがありますか？」 「夜は眠れていますか？」 ① 心窩部を中心に上腹部にジーンとする痛みを常時感じている。（部位・性状） ② 時折、右腰部〜背部全体にも同じような痛みを感じることがある。（部位・性状） ③ ウトウトしていても目が覚めてしまうことがある。（強さ・生活への影響）	① 心窩部の痛みは鈍痛で常時あることから、胃、肝臓の腫瘍増大に伴う内臓痛と考える。 ② これも鈍痛であることなどから胃、肝、副腎、肺などの腫瘍による内臓痛と考える。 ③ 痛みによって睡眠の確保が十分にできていない。除痛目標として、まずは夜間しっかりと良眠できることを第一目標として、疼痛マネジメントを行う必要がある。内臓痛にはNSAIDsかオピオイドが奏功する。

132

④ <u>下腹部に張った感じがあり、「しんどい」と話す。</u>
<u>NRS7〜8</u>（部位・性状・強さ）

⑤ <u>右大腿部にピリピリとした痛みが軽度ある。</u>（部位・
性状）

④ 張り感は、がん性腹膜炎に伴う内臓痛、腹水貯留による体性痛が混在しているか？
NRS7〜8 のため強い痛みを感じている。

⑤ ピリピリするという表現などから、神経障害性疼痛と考える。疼痛部位である大腿部は、腰椎（L2〜4）神経の支配領域であることから、骨転移は L2〜4 周辺の可能性があると考えられる。（デルマトーム・95 頁参照）
神経障害性疼痛は、NSAIDs やオピオイドでコントロールできないときは、鎮痛補助薬を検討するとされており、状況に応じて医師に相談する。

●確認・聞き取り 2：鎮痛薬
「お薬を見せてください」

⑥ <u>5 日前にオプソ® 5 mg が頓用で処方され、2 回服用した。</u>
<u>内服すると少し楽にはなるが、3〜4 時間経つとまた痛みが出てくる。</u>
その他の処方：カロナール 3T　　　　3×
　　　　　　　　タケプロン®OD　1T　1×　就前
　　　　　　　（現在行っている治療の反応・痛みのパターン）

⑥ 頓用で処方されたオピオイドを内服すると疼痛は緩和するが、3〜4 時間経過すると痛みが出て、ウトウトしていても痛みで覚醒してしまっている。オプソ® の Tmax は 0.5〜1 時間で、半減期は 2〜3 時間であることから、3〜4 時間で痛みは増強するのは薬物動態的に合致する。
心窩部の痛みは常時あることから考えても、オピオイド頓用ではなく、定時内服に切り替えていってもよいのではないかと思われる。⇒医師に相談する。
疼痛緩和に向けた看護ケアとして、痛みの閾値を上げるための心地よいケアを取り入れる。会話や生活状況の中から、個別的な心地よいケアを見つけ、取り入れていく。

●確認・聞き取り 3：生活状況
「食事は、どの程度召しあがれていますか？」

⑦ <u>食欲低下が強く、おかゆなどを数口程度のみ摂っている。「骨と皮だけになっちゃったよ。こんなに痩せちゃったよ」と話す。</u>（生活への影響・疼痛以外の症状）

⑦ 食欲低下、体重減少、倦怠感も強く、悪液質症候群を呈しているかと考えられる。

「ご気分はいかがですか。吐き気などありませんか？」

⑧ <u>気分不快が数日前からあると話すが、嘔吐は見られていない。</u>（副作用等）
<u>水分は 400〜500 mL ／日しか取れず。</u>

⑧ 数日前から嘔気がある。がん性腹膜炎によるものや、消化管の通過障害などによる嘔気が考えられる。
また、数日前からという訴えから、頓用で服用したオピオイドの副作用による嘔気の可能性もある。
制吐薬の処方はない。状況に応じて処方が必要になるかもしれない。

「トイレには歩いていってらっしゃるのですか？」

⑨ <u>伝い歩きでトイレには何とか行けるが、腰背部の痛みが強くなるので……</u>（痛みのパターン・増悪因子・部位・PS の程度）

⑩ <u>水分摂取を控えている。</u>（生活への影響）

⑨ 体動時に疼痛が増強することから、骨転移に伴う体性痛と考える。⑤で、骨転移は L2〜L4 周辺とアセスメントしたが、体動時の腰部の訴えと場所が合致する。

⑩ 労作時の痛みを気にして水分摂取を控えており脱水になる可能性がある。既往に心房細動があり、脳梗塞や心筋梗塞のリスクも念頭に入れてサポートする。

⑪ <u>排便は 2〜3 日／回程度。普通便。</u>（副作用の有無）

⑪ オピオイドの内服が始まったので、副作用である便秘対策のケアが必要。状況によっては下剤処方を医師に相談する。

（妻に対して）「介護されている中で、困っていることなどはありますか？」

⑫ <u>強い倦怠感と痛みがあるため、着替えやシャワー浴などを促しても……</u>（疼痛以外の症状の有無）

⑫ 倦怠感が強く、悪液質の可能性がある。倦怠感に対する薬物療法はステロイドだが、口内炎、易感染などの副作用があるため、処方するタイミングを考慮することが求められる。状況に応じて医師に相談する。

第4章　在宅における症状緩和

	薬物療法以外の看護ケアとしては、温罨法やマッサージなどがある。
⑬「そんなことしても意味がない。みんなに迷惑をかけてまで生きていたくない」と拒むため、家族・ケアマネジャー・ヘルパーが困っている。（痛みに影響を与えるその他の因子）	⑬「そんなことしても意味がない。みんなに迷惑をかけてまで生きていたくない」という訴えは、スピリチュアルペインの表出と思われる。トータルペインの視点でアセスメントするとともに、スピリチュアルケアも行うことで、痛みの閾値を上げることにもつなげていきたい。
⑭ 娘さんが来た際には、背部をさするなどの介護をしてくれている。昔からの習慣で湯たんぽを使っている。（軽快因子）	⑭ 娘さんが来た際に背中をさすってもらっているという情報から、マッサージは心地よいケアになっていると判断できる。 また以前から湯たんぽを好んでいるということから、温罨法や足浴、入浴などが痛みの緩和につながっていく可能性が高いので、ケアや生活の中で実践できるように調整する。

◆ 初回訪問時の疼痛に関する総合アセスメント

　　初回訪問時のアセスメントから総合的に検討し、「除痛目標」「副作用対策」「症状緩和のケア」および、「家族や介護職に対するサポート」に関して次のように考え、在宅医をはじめ多職種と「ケアの方向性」を共有しました。

疼痛の分類	・心窩部の鈍痛：胃・肝臓の腫瘍増大に伴う内臓痛 ・右腰部〜背部全体の鈍痛：胃・肝・副腎・肺などの腫瘍の増大に伴う内臓痛 ・下腹部の張り感：がん性腹膜炎による内臓痛や腹水貯留による体性痛、NRS7〜8でつらい症状 ・トイレ歩行時や保清ケア時の腰部痛：骨転移による体性痛 ・右大腿部のしびれ：骨転移による神経障害性疼痛。大腿部であることから、腰椎：L2〜L4周辺の骨転移
必要と思われる薬剤と投与経路	①常時、心窩部の疼痛があることから、オピオイドは頓用ではなく、定期的な内服に切り替えていってもよいのではないか。 ②骨転移による体性痛が考えられる。体性痛にはNSAIDsが効果的ではないか。 ③体動時の突出痛があるため、レスキュー薬を処方してもらい、必要時に内服できるよう療養者と家族に対するサポートが必要ではないか。 ⇒①②③について、在宅医に報告・相談し、症状緩和に努める。 **レスキュー用量**：ベースの投与量が増えた場合には、レスキュー薬の1回量が適量になっているか、看護師側でも再度、確認する。 レスキューの1回投与量は経口モルヒネの場合、1日量の1/6が目安 ⇒　MSコンチン®が60mg/日であればレスキューは10mg/回が適量と考える。 **投与経路**：経口摂取できているので、当面は経口投与で問題ない。
除痛目標	まずは夜間の睡眠確保を目指し、次に体動時の痛みの緩和を目標とする。
副作用対策	**嘔気**：オピオイドが開始になった時期のため、嘔気対策をしっかり行う。開始期に嘔気・嘔吐などつらい副作用を経験すると、オピオイドに対する印象が悪くなり、今後の症状緩和に支障が出る可能性があるので、丁寧にサポートする。嘔気の耐性は1〜2週間なので、制吐薬が処方された場合は、オピオイド開始後2週間を目安に、服用を中止してもよいか、症状観察し、在宅医に報告・相談する。 **便秘**：耐性ができにくいため、オピオイドを服用している期間は、常に便秘対策を講じる必要がある。飲水や食事（オリーブオイル摂取など）など生活上のアドバイスや、下剤、浣腸・摘便、腹部マッサージなどをケアに取り入れる。オリーブオイル浣腸の場合、腹痛などの苦痛を少なくした状態で排便を促すことができるが、実施については在宅医と相談する。 ・その他の副作用症状の有無について、経過観察の継続が必要。
症状緩和のケア	マッサージや温めることが緩和因子になっているので、入浴、足浴、マッサージを訪問看護や訪問介護、家族介護の中に取り入れていく。

134

家族や介護職に対するサポート	労作時に突出痛が見られるため、入浴介助やトイレ歩行前などに予防的にレスキュー薬を服用し、痛みを最小限にして日常生活が送れるよう配慮する。レスキュー薬に使用する製剤の lag time[*1] や Tmax[*2] を把握し、血中濃度が高くなっている時間帯に身体を動かしたり、ケアが受けられるよう投与のタイミングを図る。 例：14 時から入浴介助がある場合 　　オプソ® の lag time は約 10 分、Tmax は 30〜90 分なので、13 時 30 分頃に内服すれば、血中濃度が高く、痛みが緩和しているタイミングに入浴することができる。

ケアの方向性

- まずは早急に常時感じている疼痛を緩和し、夜間の睡眠の確保と、痛みが緩和した状態で日中に必要なケアを安楽に受けられるようにし、生活の質の向上を図る。またそれと並行して、副作用に対するきめ細かいケアを提供していく。

- 睡眠の確保、体動時に疼痛緩和を図りながら、精神的・社会的苦痛やスピリチュアルペイン、意思決定支援、家族支援などのケアを提供し、療養者と家族が望む生活を在宅で継続していけるようサポートしていく。

---

*1　lag time：効果発現時間　　　　　　　　*2　Tmax：最大効果に達する時間

第4章　在宅における症状緩和

3 呼吸困難

呼吸困難と呼吸不全の定義

　呼吸困難は終末期がん患者の約50％にみられる症状で、肺がん患者では70％にみられます。また、慢性閉塞性肺疾患（COPD）や重症心不全患者の呼吸困難緩和に対応することも少なくありません。慢性呼吸器疾患患者の呼吸困難は発生頻度が高く、苦しさとともに日々の生活があり、症状の持続期間も長く全人的苦痛が増大することが多く、症状緩和が重要になります。

　呼吸困難は「呼吸時の不快な感覚」[1]と定義される主観的な体験です。それに対して呼吸不全は「呼吸機能障害のため動脈血ガス（特にO_2とCO_2）が異常値を示し、そのために正常な機能を営むことができない状態」[2]で、動脈血酸素分圧が60 Torr以下の状態を指す[2]と定義されています。低酸素状態にあっても呼吸困難を訴えないこともあれば、反対に酸素飽和度などの異常がなくても苦しいと強く訴える場合もあり、呼吸不全と呼吸困難は必ずしも一致せず、相関もしません。

　呼吸困難は疼痛と同様に主観的症状ですので、低酸素状態などの生理的障害がない場合でも療養者が苦しいと訴えるのであれば、療養者は苦しさを感じているのだと受け止め、それを緩和する対策を講じる必要があります。

　呼吸困難は身体的要因だけでなく、精神的・社会的側面、スピリチュアルな側面の要因によって増強されることもあります。苦痛をトータルペインとして多角的にマネジメントするのと同様に、呼吸困難も総合的・包括的に捉える「トータルディスニア（total dyspnea）」としての視点が大切になります。

　呼吸困難の症状コントロールが難渋する場合、在宅療養生活の継続が困難になることが少なくありません。そのためにも、いかに症状緩和を図るかが重要なポイントになります。

呼吸困難の原因

　がん患者の呼吸困難の原因は、①肺の病変、②治療による影響、③がんの進行、④心理・社会的要因の4つに分類されます（表14）。

　原因はさまざまな要因が絡み合っている場合が多く、治療やケアの方針を決めるためにも原因を適切に評価することが大切です。

呼吸困難のアセスメント

　疼痛と同様に呼吸困難も療養者の主観的な体験であるため、客観的な評価が必

136

表14　がん患者における呼吸困難の原因

①肺の病変
- 原発性、転移性肺腫瘍の増大に伴う換気、酸素化障害
- 胸水、心嚢液貯留
- がん性リンパ管症
- 上大静脈症候群
- 無気肺
- 気道狭窄、閉塞
- 肺炎
- 胸壁浸潤
- 横隔膜神経麻痺、肋間神経麻痺

②治療による影響
- 肺摘出術
- 放射線性肺臓炎
- 抗がん剤による骨髄抑制に伴う貧血、感染

③がんの進行
- 貧血
- 発熱
- 悪液質による衰弱に伴う呼吸筋疲労による胸郭運動不良
- 腹水や便秘などによる横隔膜挙上

④心理・社会的要因
- 精神的要因
- 不安
- 抑うつ
- パニック

要になります。まずは呼吸困難感の量的・質的評価と、日常生活上の支障の程度（QOL）を評価することが必要となります。疼痛と違って呼吸回数や酸素飽和度など、症状の一部を数値で表せることもあり、NRS（Numerical Rating Scale）などのツールを使って評価しないこともあります。療養者が感じる呼吸困難感と酸素飽和度などの数値は比例しないことも少なくありません。療養者に確認することなく、酸素飽和度が低下していないから呼吸困難感がないと判断したり、浅表性の促迫呼吸をみて「苦しそう」と他覚的に判断し薬剤を増量するようなことがあってはなりません。

◆ 量的評価

　呼吸困難の程度（量）の評価にはNRSやVAS（96頁参照）、修正Borgスケール（図9）などが使われます。

◆ 質的評価

　呼吸困難を、呼吸努力、呼吸不快感、呼吸不安感の3つの下位尺度で構成された12項目からなる自己記入式の質問票で評価するCDS（Cancer Dyspnea Scale）（図10）があります。

◆ 日常生活への影響

　呼吸困難による食事、歩行などの移動動作、排泄、保清、睡眠といった日常生活上の制限がどの程度なのか、QOLにどのような影響を及ぼしているのかをア

第4章　在宅における症状緩和

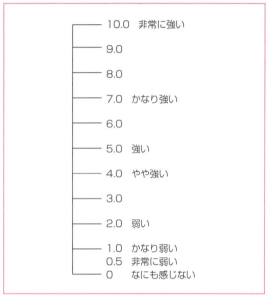

図9　修正Borgスケール
(Borg G.：Borg's Perceived Exertion and Pain Scales. Champaign, IL：Human Kinetics, 1998；p.104.)

		いいえ	少し	まあまあ	かなり	とても
1	らくに息を吸い込めますか？	1	2	3	4	5
2	らくに息をはき出せますか？	1	2	3	4	5
3	ゆっくり呼吸ができますか？	1	2	3	4	5
4	息切れを感じますか？	1	2	3	4	5
5	ドキドキして汗が出るような息苦しさを感じますか？	1	2	3	4	5
6	「はあはあ」する感じがしますか？	1	2	3	4	5
7	身のおきどころのないような息苦しさを感じますか？	1	2	3	4	5
8	呼吸が浅い感じがしますか？	1	2	3	4	5
9	息が止まってしまいそうな感じがしますか？	1	2	3	4	5
10	空気の通り道がせまくなったような感じがしますか？	1	2	3	4	5
11	おぼれるような感じがしますか？	1	2	3	4	5
12	空気の通り道に、何かひっかかっているような感じがしますか？	1	2	3	4	5

あなたの**息切れ感、息苦しさ**についておたずねします。
この数日間に感じられた息苦しさの状態にもっともあてはまる番号に各々一つだけ○をつけてください。感じたまま第一印象でお答えください。

図10　Cancer Dyspnea Scale（CDS）
(Tanaka K, et al：Development and validation of the Cancer Dyspnoea Scale：a multidimensional, brief, self-rating scale. British Journal of Cancer. 2000；82(4)：p.800-805.)

セスメントすることが大切です。これらは治療目標の設定や生活指導などのケア計画立案に役立つとともに、療養者が望む生活をサポートしていくことにつながります。

　呼吸困難による日常生活の影響を測定するツールとしてはmMRC息切れ質問票を、COPD患者の症状やQOLの評価ツールとしてはCAT（COPD assessment test）質問票[3]を活用するとよいでしょう。

これらの評価とともに、身体所見として血液検査、胸部X線写真やCT、動脈血ガス分析、酸素飽和度のデータなどと合わせてアセスメントしていきます。しかし在宅の場合、レントゲンなどの検査を実施するのは困難なことが多いでしょう。療養者の自覚症状の訴えと、生活上の支障の程度を多職種で情報共有しながらアセスメントしていくことが求められます。パルスオキシメーターは二酸化炭素分圧をみることができないため、呼吸不全の合併やCO_2ナルコーシスが疑われる場合は、頭痛、傾眠、振戦・痙攣、自発呼吸の減退、意識障害、昏睡などの症状の出現に気をつける必要があります。特にCOPDなど、二酸化炭素が蓄積する病態の場合には注意が必要です。

呼吸困難の治療法

◆ 薬物療法

オピオイド、ベンゾジアゼピン系薬、コルチコステロイドが主に使用される薬物です。

●オピオイド

オピオイドには数種類の薬剤がありますが、呼吸困難の症状緩和にはモルヒネが推奨されています。モルヒネを全身投与することにより、呼吸中枢の感受性の低下、呼吸数減少による酸素消費量の減少・鎮咳作用・中枢性の鎮静作用などが起こり、呼吸困難が改善されるといわれています。また、疼痛に対する投与量より少量でも効果があるとされています。

モルヒネは、呼吸数や1回換気量を減少させるため、呼吸抑制に注意する必要があります。少量から開始し、呼吸回数などを観察していれば、まず問題になることはありませんが、高齢者や呼吸機能低下、腎機能低下を起こしている療養者においては注意が必要です。呼吸回数は8〜10回/分以上が目安ですので、8回/分を下まわらないように注意し、状況によっては呼吸状態の観察について家族に説明しておくことも必要になります。モルヒネを使用する際は、便秘、嘔気、眠気など、副作用対策も必要です。また、呼吸困難がこれから起きることが予測される病態で、呼吸困難よりも先に疼痛の症状緩和目的でオピオイドを開始する場合、疼痛の種類にもよりますが、呼吸困難緩和も視野に入れてモルヒネを第一選択として検討するのもよいでしょう。

副作用などでモルヒネ投与が困難な場合や、腎機能障害がみられるときはオキシコドンの選択を検討します。

非がん療養者に対するオピオイドは、経口剤、注射剤ともにモルヒネのみが「激しい咳」に対して保険適用になっています[4]。

●ベンゾジアゼピン系薬

呼吸困難は、抑うつや不安などといった精神的状況と密接な関係があるといわれています。身体所見と比べて呼吸困難の訴えが強い人や、不眠、パニックにな

りやすい場合などに使われます。

　副作用としてふらつき、眠気などがあるので、転倒防止や日常生活の支障にならないように注意します。

　ジアゼパム（セルシン®）、アルプラゾラム（ソラナックス®）、ロラゼパム（ワイパックス®）、エチゾラム（デパス®）などが使われます。在宅で内服が困難な場合は、ジアゼパム（ダイアップ®坐薬）、ブロマゼパム（セニラン®坐薬）などを在宅医と検討するのもよいでしょう。

●コルチコステロイド

　抗炎症作用や腫瘍周辺の浮腫軽減により症状が緩和されます。気道狭窄、がん性リンパ管症、上大静脈症候群、放射線性肺臓炎などが保険適用とされています。

　効果と予後、副作用などを注意深くみながら、使うタイミングなどを検討していくことが大切です。半減期が長く副作用が少ない、また剤形が小さいなどの理由からベタメタゾン（リンデロン®）が使われることが多いのですが、ベタメタゾンは不眠の原因にもなるため、1日1回朝、もしくは1日2回朝・昼の投与とし、18時以降の投与は避けるなどの配慮が必要です。夕方の処方になっていることも時折みかけるため、その際には主治医に相談します。また、口内炎などの副作用も頻度が高いので、観察とケアが必要になります。

●その他の薬剤

　気管支拡張薬や、頻回で強い咳嗽があれば鎮咳薬としてコデインやジヒドロコデインを検討します。喀痰貯留量の増加に伴う苦痛がある場合に、コルチコステロイドや抗コリン薬が処方されることがあります。抗コリン薬には頻脈、尿閉、眼圧上昇、口渇、便秘などの副作用に注意が必要です。

◆ 治療抵抗性の呼吸困難

　すべての治療が無効である、あるいは療養者の希望と全身状態から考えて、予測される生命予後までに有効で、かつ合併症の危険性と侵襲を許容できる治療手段がないと考えられる場合は、苦痛を治療抵抗性と評価するとされています[5]。

　治療抵抗性の呼吸困難の評価や、苦痛緩和を目的とした鎮静の適応については、在宅チーム全体で倫理的視点を持ちながら検討し、症状緩和に努めることが求められます（Q5・155頁参照）。

● 酸素療法

　呼吸困難や呼吸不全に対して使われます。酸素飽和度が90％以下の場合に酸素療法が適用されますが、前述したとおり、呼吸困難と酸素飽和度の値との間に相関はありませんので、呼吸困難を訴える場合、低酸素血症の有無にかかわらず、在宅酸素の導入を在宅医と検討します。

　60％以上の酸素濃度が必要な場合はリザーバーマスク（図11）を、また高流量が必要なときにはベンチュリーマスク（図11）などの使用を主治医と相談し

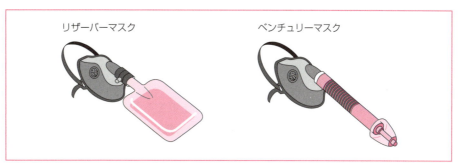
図11　リザーバーマスク、ベンチュリーマスク

ながら導入します。
　家族には、口渇感や口腔内・鼻腔の乾燥、拘束感などを増悪させないような工夫、停電時の対応や火気の取り扱いなどについて指導します。

● 呼吸困難緩和のための看護技術

◆ 換気量の増大と確保
　残存する肺機能の状況の中でなるべく効率よい換気ができるよう、肺理学療法を行います。

●ポジショニング（体位の工夫）
　最も安楽な体位を療養者と一緒に探します。呼吸筋が弛緩する体位や、横隔膜が下降し胸郭が広がるような体位、つまりセミファーラー位、半座位、起座位、側臥位などが、呼吸が楽になる体位です。胸水の貯留を認める場合は、患側を上にした側臥位にすると楽になります。
　クッションを抱える、オーバーテーブルを活用するなどの工夫をするとよいでしょう。

●呼吸法
　口をすぼめて息を吐き、鼻から吸う「口すぼめ呼吸」をすすめます。呼気と吸気の比は1対3～5程度で、10回/分程度を目標とします[6]。
　口すぼめ呼吸は、1回換気量の増加、呼気流速を速め、痰の喀出（移動）を促し、SpO_2の増加などの効果が期待できます。可能であれば、これと腹式呼吸とを併用すると、より効果を期待できます。

●呼吸介助法
　腹式呼吸がうまくできないときに、呼気時に胸郭を恥骨結合の方向へ軽く圧迫し、吸気時に手を離し、胸郭の弾性で吸気をしやすく介助する方法です。呼吸困難でパニックになっている場合、療養者は息を"吸おう"と慌てているため、援助者が落ち着いて声をかけ、まずは息を"吐く"よう呼気を促し、落ち着かせることがポイントです。

●排痰介助

①スクィージング

痰が貯留している部位を上にした排痰体位をとり、胸郭に手を置き、呼気時に胸郭を軽く圧迫します。呼気終末は、最大限呼吸位まで絞り出せるように圧迫します。呼気に同調させて胸郭を圧迫することで、呼気流速を速め、痰の喀出（移動）を促します。胸郭の動きを妨げないよう力を入れず、療養者の呼吸が楽になるようなイメージで、軽い圧迫で行うことがポイントです。

②ハフィング

咳をしても痰の喀出が困難な場合に有効です。両手を上部前胸部または下部側胸部に置き、最大吸気の後にハーッと強制呼出するときに胸郭を圧迫します。これを数回繰り返して、痰がのど元まで上がってきたら、咳払いをして排痰を促します。

◆ 酸素消費量を抑えるための工夫

エネルギーをなるべく消費しないよう、手が届く範囲に必要物品を配置する、ポータブルトイレの位置を工夫する、移動手段を考慮するなど、環境を調整します。また、排便時に努責をかけなくてもいいように、下剤などをうまく使って排便コントロールを図ることも必要です。排泄・清潔ケアなどを行う際は、最小限の身体の動きで実施し、酸素消費量を抑えるよう配慮しましょう。

◆ 日常生活上の工夫

室温は低め（18～20℃）に設定し、湿度は50～70％程度に保ちます。窓を開ける・扇風機を利用するなどして、空気の流れをつくることが大切です。冷たい微風が顔に適度に当たると、呼吸が楽になることが多くみかけられます。風の強弱はその都度、療養者に確認することも大切です。

また、締めつけない寝衣や、軽い寝具を使うようすすめます。食事については、咀嚼や嚥下しやすい食形態を工夫します。

◆ 心理的援助

呼吸困難は、生きることに消極的になったり、死に直結する不安を感じることが多い苦痛な症状です。気分転換やリラックスできる環境を整え、緊張を和らげて、本人の意識をほかのことへ向けるきっかけをつくることも有効です。

そばにいて声をかける、タッチングやマッサージを施す、独りにしないなど、安心を感じてもらうケアを意図的に取り入れてみるとよいでしょう。

苦しいときの対処方法を獲得することにより、本人が自信や安心感を得て、自己効力感（self-efficacy）を高めることができます。自己効力感とは、自分の力で症状をコントロールしている、症状が出ても大丈夫と思える自信のことです。既述したケアを組み合わせながら、自己効力感を持てるような指導も大切です。

また、苦しんでいる療養者を看ている家族も精神的なつらさを相当感じています。家族へのねぎらいや心身の負担にも配慮します。これらが予期的悲嘆のケア

につながることもあるでしょう（第3章・78頁参照）。

　代替ケアとして、アロマテラピー、リラクゼーション、ヨガ、音楽療法、コラージュなどの芸術療法、ストレスマネジメントなど多角的な視点で個別的な症状緩和のためのケアを積極的に検討していきましょう。

●引用文献

1) 日本緩和医療学会編集：がん患者の呼吸器症状の緩和に関するガイドライン：2016年版．金原出版；2016．p.14.
2) 前掲書1)．p.18.
3) 日本呼吸器学会COPDガイドライン第5版作成委員会編集：COPD診断と治療のためのガイドライン2018．日本呼吸器学会；2019．p.55.
4) 前掲書3)．p.117.
5) 前掲書1)．p.58.
6) 宮川哲夫：呼吸困難感緩和のための呼吸理学療法．ターミナルケア10月増刊号．2001；11：p.168-174.

第4章　在宅における症状緩和

4 嘔気・嘔吐

嘔気・嘔吐の定義

　嘔気とは、上部消化管に関連して起こる、吐きたくなるような不快な感覚で、主観的な症状であり、多くの場合、嘔吐に先行して現れます。

　それに対して嘔吐とは、胃腸の内容物を口から強制的に排出することです。嘔吐は呼吸筋が突発的・強制的に収縮すると同時に、上部食道括約筋が弛緩することで起こり、腹直筋や外腹斜筋の収縮によって胃の内容物が排出されます。そのため、体力を消耗し、倦怠感や冷感、寒気、筋肉痛などを訴えることがあります。嘔気・嘔吐は、がん患者の40～70％にみられる[1]といわれています。

　筆者の経験からは、1日数回の嘔吐であれば何とか耐えられても、頻回に起きたり、長期にわたって持続する場合は、脱水症、電解質異常、衰弱、倦怠感など身体症状の悪化、療養者・家族双方の精神的疲労の蓄積などによって、在宅療養生活の継続が困難になる場合が少なくありません。いかに予防・症状緩和を図るかがポイントになります。

嘔気・嘔吐の原因

　嘔気・嘔吐は、①大脳皮質、②化学受容体トリガーゾーン（CTZ）、③前庭器官、④迷走神経、⑤嘔吐中枢への直接刺激の経路で嘔吐中枢が活性化されることで起こります（表15）。

　高カルシウム血症によって、嘔気・嘔吐が引き起こされている場合もあります。見逃されやすいので、原因をアセスメントしたうえでの症状コントロールが必要です。

嘔気・嘔吐のアセスメント

　表15に示したようにさまざまな原因で嘔気・嘔吐は引き起こされるため、①どのような原因で症状が出ているのか、②どのような病態生理が考えられるか、③どのような対処や薬物が適切か、についてアセスメントし、在宅医と検討していきます。

　身体所見として、腹部膨満の有無、腸の蠕動音の亢進・減弱・消失や、腸閉塞の兆候である金属音の有無などを確認します。聴診は数分以上連続して聴取して判断します。悪心・嘔吐の評価尺度としては、VASやNRS（95-96頁参照）などを活用します[1]。

4 嘔気・嘔吐

表15 嘔気・嘔吐の原因と対策

作用部位		原因	薬物治療	主なケア
嘔吐中枢	大脳皮質	うつ、心理的状況 嘔気誘発因子（臭い・口に合わない食事など） 不十分な口腔内ケア	ロラゼパム（ワイパックス®） ジアゼパム（セルシン®） アルプラゾラム（ソラナックス®）	・室内の環境整備・換気 ・口腔内ケア、臭い対策 ・気分転換、リラクセーション ・さする、そばにいる、傾聴
	化学受容体トリガーゾーン（CTZ）	催吐性薬剤 　抗がん剤、オピオイド鎮痛薬、ステロイド、非ステロイド性消炎鎮痛剤（NSAIDs）、抗生物質、カルバマゼピン（テグレトール®）、鉄剤、ジゴキシン ＊これらの薬剤は迷走神経にも関与する	・薬剤の中止・変更 ・オピオイドの開始時には、副作用の嘔吐予防としてCTZに効果を示す薬剤を使用する 　プロクロルペラジン（ノバミン®）、ハロペリドール（セレネース®）など	・治療の中止 ・薬剤の中止、変更 ・利用者・家族への説明 ・インフォームドコンセント ・心理的支援 ・傾聴 ・意思決定支援
		電解質異常　高カルシウム血症	補液 　フロセミド（ラシックス®）、ゾレドロン酸水和物（ゾメタ®）、サケカルシトニン（サーモトニン®）、ステロイド	易疲労感、倦怠感、食欲不振、脱水、口渇、多飲、多尿、腎不全、近位筋力の低下、うつ状態、傾眠、せん妄などの症状が出ることがある。これらの症状は急激に出ることがあるので、注意深く観察し、対応する
		電解質異常　低ナトリウム血症	補液	倦怠感などの症状が出るのでよく観察する
		全身性疾患 　肝不全・腎不全、尿毒症、ケトーシス	補液の調整	症状の観察と、それに合わせた対応
		急性感染症	抗生物質、脱水があれば補液	発熱時のケアなど
	前庭器官	前庭器官の炎症 体位や体動による刺激 聴神経腫瘍	ジフェンヒドラミン・ジプロフィリン配合（トラベルミン®） レボメプロマジンマレイン塩酸（ヒルナミン®）など	急激な動きや、頭を動かさないなど、起居動作や移動動作、体位の工夫
	迷走神経	消化管通過障害、腸閉塞、幽門狭窄・閉塞、腹部腫瘍・がん性腹膜炎などによる胃内容物の停滞、化学療法、腹部に対する放射線治療、オピオイドによる胃内容物の停滞、腹水、肝被膜の伸展、便秘、咽頭・気管・気管支への刺激	・腸閉塞などの場合は、消化管分泌液を減少させる 　オクトレオチド酢酸塩（サンドスタチン®）、ブチルスコポラミン臭化物（ブスコパン®） ・消化管運動を促してもよい場合は、胃と小腸の蠕動運動を促進させる 　ドンペリドン（ナウゼリン®）、モサプリドクエン酸塩水和物（ガスモチン®）、メトクロプラミド（プリンペラン®）	排便コントロール 腹部の圧迫感などが軽減するようなポジショニングの工夫
	嘔吐中枢への直接刺激	脳、髄膜腫瘍などによる頭蓋内圧亢進	ステロイド 　ベタメタゾン（リンデロン®）	意識障害や嘔吐時のケア

● 嘔気・嘔吐の治療法

　主な薬物治療を表15に挙げました。

　嘔気を引き起こしている原因によって、薬物や対処方法を検討していきます。

　嘔気・嘔吐によって経口投与が困難になることがあるので、内服困難になりそうな兆候がみられた場合には早めに坐剤や貼用剤、点滴（静注・皮下注射）に投与経路を変更するための検討を在宅医と進め、薬剤師とも連携しながら薬剤の在

庫や供給できるまでの時間を確認するなど準備を行います。これらの連携が、在宅療養生活継続に向けた重要なポイントになります。

● 嘔気・嘔吐緩和のための看護技術

環境整備、口腔内ケア、臭い対策、気分転換やリラックスできる環境づくり、食事の工夫などを心がけます。消化管蠕動促進薬を投与している場合、投与後に腹痛がないかなどの観察をきめ細かく行い、状況に応じて薬剤の変更・中止の検討を在宅医と行う必要があります。排便コントロールも大事なケアになります。

嘔吐が頻回な場合や長期化する場合、もしくは消化管閉塞に起因する嘔吐は、在宅医・療養者と相談しながら胃管を留置し消化管ドレナージを行うことも必要になります。しかし留置が長期間になると、胃管留置に伴う苦痛（痛みや不快感）が増してしまうので、留置方法などは療養者の個別の状況により検討していきましょう。

浣腸は腸閉塞など状況によっては禁忌のことがありますので、注意が必要です。

● 引用文献
1) 日本緩和医療学会緩和医療ガイドライン作成委員会編：がん患者の消化器症状の緩和に関するガイドライン 2017年版．金原出版；2017．p.17.

嘔気・嘔吐などの原因となる高カルシウム血症について教えてください。

高カルシウム血症の症状は、がんの進行やオピオイドの作用によるものではないかと見逃されることがあります。苦痛緩和のためにきめ細かな配慮が必要となります。

高カルシウム血症（悪性腫瘍随伴高カルシウム血症、MAHC：malignancy associated hypercalcemia）は、がん患者の約15％にみられ[1]、場合によっては、直接的な死因になることもあり得ます。骨転移による骨融解に伴うことが多いのですが、骨転移がない場合でも生じます。

主な症状として、嘔気・嘔吐、食欲不振、口渇、多尿（多飲）、便秘、倦怠感、易疲労感、筋力の低下などがみられます。このような症状の場合、がん進行に伴う体力低下やオピオイドの副作用ではないかと判断される傾向がありますが、高カルシウム血症を発症しやすい疾患や病状であれば、血清カルシウム値のチェックをすることも必要になるでしょう。補正カルシウム値が12 mg/dL程度になるまでは無症状のことが多く、カルシウム値がさらに高値になると傾眠やせん妄、腎不全、ショック症状などがみられることもあります。

血液検査によるカルシウム値をアルブミン値で補正し、12 mg/dL以上を治療の対

象として考えますが、症状が療養者の苦痛の増大要因になっているか否かで、総合的に判断します。補正カルシウム値の算出方法は、以下のとおりです。

補正カルシウム値（mg/dL）＝カルシウム値（mg/dL）＋（4－アルブミン値）（mg/dL）

　治療は、ループ利尿薬やビスホスホネート製剤であるゾレドロン酸水和物（ゾメタ®）を使います。利尿薬であるフロセミド（ラシックス®）は、ナトリウム排泄に伴うカルシウム排泄効果を狙ったものです。ビスホスホネート製剤を投与後、数日からカルシウム値が低下し始め、7～10日で効果がみられます。コルチコステロイドを使用することもあります。

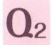 消化管閉塞（腸閉塞）の対策について教えてください。

 腫瘍の増大や浸潤に伴い、消化管の圧迫や閉塞が起きることにより、激しい嘔気・嘔吐や腹痛（疝痛発作）、腹部膨満などの症状が伴います。

　十二指腸や上部小腸など上部消化管での通過障害の場合は、腹痛や腹部膨満は軽度ですが、嘔吐が激しく大量の胃液や胆汁を嘔吐することが多くみられます。

　反対に大腸や下部小腸といった下部消化管での通過障害の場合は、食物残渣などのうっ滞に伴ってガスが発生し、腹痛や腹部膨満がみられやすくなります。狭窄が強くなると、便汁様や便臭のする吐物がみられます。この場合の対処として、胃管を挿入することが多いですが、長期留置はQOLを低下させてしまうため、あくまでも一時的な処置として考えます。

　また、たとえ排便がみられていても、腸閉塞を起こしている場合があります。腸閉塞時にみられる下痢として、溢流性下痢があるので、排便があるから大丈夫と安心せず、注意深い観察が必要です。

　腸閉塞の治療として、消化液の分泌を抑えるオクトレオチド（サンドスタチン®）の投与を検討します。病院では持続皮下注射で行うことが多いようですが、在宅の場合すべてのケースで持続皮下注射が可能とは限りません。その場合は、在宅医、薬剤師と検討しましょう。

　腸液の分泌を抑えるために、輸液中の場合は輸液量を減量するか、もしくは中止するかを在宅医などと慎重に検討します。その際には、療養者・家族に状況を丁寧に説明し、理解と合意を得る必要があります（151頁・Q4参照）。

●引用文献

1) 江口研二：緩和ケアプログラムによる地域介入研究．平成19年度総括研究報告書．厚生労働科学研究費補助金第3次対がん総合戦略研究事業．臨床教育プログラム委員会．ステップ緩和ケア；2008．p.135．

第 4 章　在宅における症状緩和

5　倦怠感

倦怠感の定義

　倦怠感とは、身体的・精神的・社会的という 3 つの異なった側面に関して、エネルギーや活動能力の低下により休息しても回復しない持続的な状況であり、主観的な感覚です。

　倦怠感は、がんの症状として最も出現頻度が高く、末期の状態になるとほぼ全例でみられます。終末期に限らず、化学療法や放射線療法などの積極的治療を受けている場合にも多くみられます。程度によっては QOL に大きな支障を及ぼすこともあり、症状緩和を必要としている人に多い症状の一つです。

倦怠感の原因

　主な原因および誘発因子として、①身体的要因、②精神的要因、③社会的要因の 3 つが考えられます。

◆ 身体的要因

　抗がん治療、疼痛、呼吸困難、貧血、低酸素状態、脱水、電解質異常（低ナトリウム血症、低カリウム血症、高カルシウム血症）、肝・腎不全、悪液質、睡眠障害などがあります。

　特に終末期の状態では、悪液質（Q3・150 頁参照）が全身倦怠感を増強させる要因になります。

◆ 精神的要因

　いらだち、不安、うつ状態、過剰なストレス、周囲の無関心などがあります。

◆ 社会的要因

　社会的孤立、対人関係、将来への不確かさ、体力などの喪失感、不十分なソーシャルサポートなどがあります。

倦怠感のアセスメント

　倦怠感は、さまざまな要因が絡み合って起きる主観的な症状です。倦怠感の有無や程度、日常生活への支障はどのくらいあるのか、また倦怠感を引き起こし悪化させている因子は何か、逆に軽減させる因子は何かなど、原因を明らかにするためのアセスメントが大切です。

　倦怠感は主観的な感覚で、また療養者自身が倦怠感を上手く表現できないことも多くあり、まずは療養者の訴えをよく聞き、状況を把握することが必要です。

その際のツールとして Cancer Fatigue Scale（CFS）[1] などのスケールを活用するのもよいでしょう。ただし、質問されること自体が苦痛になる場合もあるので、療養者の状況をみながら実施するようにしましょう。

● 倦怠感の治療

治療方法は、原因がはっきりしている場合と、がん悪液質の場合とでは違ってきます。

◆ 原因がはっきりしている場合

原因がはっきりしている場合は、それに対する治療を施します。電解質異常であれば補正をし、貧血が原因であれば鉄剤を使用するなどして、対症的な治療が検討されます。貧血の進行が急速であったり、ヘモグロビンが 8.0 mg/dL 以下で、呼吸困難や動悸など貧血による症状が強い場合などは、輸血が適応になる場合もあります[2]。輸血は病院で実施することが多いので、病院までの搬送の負担や、予後予測などを鑑みながら、症状緩和の観点で在宅医と慎重に検討します。

◆ がん悪液質による倦怠感の場合

ベタメタゾン（リンデロン®）の効果が期待されます。しかし、副作用がありますので、投与期間は 1〜2 カ月にとどめ、漫然と長期投与にならないようにする必要があります。生命予後が 1〜2 カ月と考えられる場合に投与を検討します。消化性潰瘍や口腔カンジダ症、易感染などの副作用対策のケアを忘れないようにしましょう。

● 倦怠感緩和のための看護技術

倦怠感緩和のためのケアは、日常生活行動の援助が主になります。療養者自身の中に潜在している力を引き出し、希望を支えるという姿勢でかかわることが大切です。

療養者の訴えに対し誠意を持って積極的に傾聴すること、心地よいと思えるような生活援助（入浴をはじめとする保清ケア）や、体位や食事の工夫、気分転換やリラクセーション、マッサージ、睡眠の確保、環境整備などを行います。

また、全身状態の低下がみられていたとしても、可能な範囲でセルフケア能力を高め、自己コントロール感や自己効力感を実感できること、たとえ小さなことでも実現可能な目標（お風呂に入る、アイスクリームを食べるなど）を療養者・家族とともに見つけ、それに一緒に対応するケアと看護者の姿勢が大切です。

● 引用文献

1) 国立がん研究センター東病院臨床開発センター精神腫瘍学開発部：Cancer Fatigue Scale マニュアル．国立がん研究センター精神腫瘍学グループホームページより．〈cfs-manual.pdf（umin.ac.jp）〉
2) 池永昌之，恒藤暁：倦怠感の薬物治療．ターミナルケア 10 月増刊号．2001；11：273-276.

第4章 在宅における症状緩和

 がん悪液質とは何でしょうか？　教えてください。

 がん悪液質症候群ともいい、
末期がん患者の30〜80％に認められるとされています[1]。

　悪液質（cachexia）とは、「従来の栄養サポートで改善することは困難で、進行性の機能障害をもたらし、（脂肪組織の減少の有無にかかわらず）著しい筋組織の減少を特徴とする複合的な代謝障害症候群で、病態生理学的には経口摂取の減少と代謝異常による負のタンパク、エネルギーバランスを特徴とする」と、EPCRC（European Palliative Care Research Collaborative：上質な緩和ケアの提供を目的とし、欧州連合の研究・技術枠組み計画に関連して設立された国際協力プロジェクト）のがん悪液質に関するガイドラインによって定義されています[1]。脂肪や筋肉組織の消耗を伴う体重減少が特徴的な症状です。

　原因は、代謝異常（糖質・タンパク質・脂質）、貧血、タンパク分解促進因子の増加、腫瘍産生物質（サイトカイン）などによります。これは進行性で全身衰弱につながり、生命予後にも影響を及ぼします。症状は、食欲低下、体重減少、休息や睡眠をとっても改善しない長引く倦怠感、易疲労感、筋力低下などがみられます。

　悪液質の治療・ケアは、まず食欲不振の原因除去と症状緩和から行います。カロリー摂取量や食事時間、体重に固執せず、「食べられるときに、食べられる物を、食べられる分だけ摂れればよい」という視点に切り替えられるよう、療養者・家族に丁寧に説明します。また、そのためには食事の内容や形態などの工夫が必要になります。

　食事が摂れず体重減少があれば、療養者・家族は点滴や高カロリーの輸液を希望することが多くあります。

　生命予後が数カ月ある場合は、ある程度効果がありますが、生命予後が1カ月くらいの場合はがん悪液質による代謝異常に伴い、栄養状態の改善は効果が期待できません。点滴を行うことでかえって浮腫や腹水・胸水などを増加させてしまい、逆に苦痛を増してしまうことが起こるので、慎重な検討が必要です。輸液を実施している療養者が、がん悪液質症候群を呈している場合は、在宅医と輸液の減量や中止を検討していくことになります（次頁・Q4参照）。

　薬物療法としては、消化管運動改善薬・メトクロプラミド（プリンペラン®）や、コルチコステロイドとして、ベタメタゾン（リンデロン®）やデキサメタゾン（デカドロン®）、プレドニゾロン（プレドニン®）、プロゲステロン系製剤の投与を検討します。

　本文（149頁参照）でも述べましたが、コルチコステロイドは数週間程度の効果は期待できますが、有害事象もあるので、生命予後が1〜2カ月程度と考えられる場合に使用します。副作用の有無（特に口内炎や口腔カンジダ症など）の観察や対応など、

きめ細かなケアが大切になります。

終末期の輸液の考え方について教えてください。

生命予後が1〜2カ月未満と考えられる終末期の中期〜後期における輸液の実施については、慎重に検討する必要があります。

　終末期にみられるがん悪液質の病態においては、輸液の効果を期待することは難しい場合が多く、逆に輸液を実施することで療養者の苦痛症状（胸水・腹水の増加、呼吸困難、喀痰の増加、全身浮腫、嘔吐など）を増してしまうことがあります。
　輸液を実施する際には、その目的や意味、実施することのメリット・デメリット、輸液量などを慎重に熟慮することが大切です。
　点滴を実施するか否かの方針を決定する際には、医学的判断だけでなく、療養者・家族が何を望み、何を考え、何を支えにしているのか、といった全人的視点で検討することが必要になります。日本緩和医療学会の「終末期がん患者の輸液療法に関するガイドライン2013年版」[2]の中で、"全般的な推奨"をしている事柄の一部を示します。

- 輸液を行う際には、療養者・家族の意向が十分に反映されるべきである
- 輸液は、個々の療養者の状況に応じたものでなくてはならない。すなわち、「輸液をする」「輸液をしない」といった一律的な治療は支持しない
- 輸液の選択肢を検討するときには、総合的なQOL指標や満足度、身体的苦痛、生命予後、精神面・生活への影響、および倫理的・法的妥当性などについて包括的に評価しなければならない
- 終末期の脱水は、必ずしも不快ではなく、単に検査所見や尿量・中心静脈圧などの改善は治療効果を決める主たる指標にはならない
- 輸液は、その利益と不利益のバランスを考慮して行われなければならない
- 経口摂取の低下した終末期がん患者に対しては、輸液などの人工的な水分・栄養補給のほかに、食欲低下を改善する薬物療法、看護ケア、心理的ケア、意思決定支援、生活支援などの療養者・家族へのケアを行うことが必須である

　このように、病状の説明を丁寧に行ったうえで、療養者・家族の意向を確認しながら提供する医療の方向性を検討していきます。その際の看護師の果たす役割は、以下に示すように重要です。
①病状のアセスメントをしながら、輸液の適応や適量を在宅医と検討します。
②療養者・家族の思いを確認します。

第4章　在宅における症状緩和

　　点滴を生きる支えにしている場合もありますし、逆に不必要だと思っている場合もあります。それぞれの療養者・家族はさまざまな思いを持っているので、その思いを丁寧に聴き、それを共有しながら一緒に考えるスタンスが大事になります。

③輸液を行っている場合には、浮腫や胸・腹水、喀痰の増加などの症状の悪化の有無を丁寧に観察し、在宅医らとともに評価し、点滴の減量や中止などの検討を重ねます。また、輸液を行っていることによる生活の影響や自己実現への支障、家族の負担などにも配慮する必要があります。

④口渇を訴える場合には、口腔内ケアや口腔内観察を丁寧に行います。

⑤療養者・家族の意思決定に寄り添い、一緒に考え、支えます。

●引用文献

1）日本緩和医療学会緩和医療ガイドライン委員会編集：終末期がん患者の輸液療法に関するガイドライン2013年版. 金原出版；2013. p.46.
2）前掲書1），p.67-68.

6 せん妄

せん妄の定義

周囲を認識する意識の清明度が低下し、記憶力、見当識障害、言語能力の障害などの認知機能障害がおこる状態[1]とされています。

不安や焦燥感、落ち着きがない、不眠といった前駆症状に続いて、不穏（興奮）、見当識障害や記銘力障害、幻覚（「人がいる、虫が這っている」などと言う）などの知覚障害や、睡眠リズムが崩れるような睡眠覚醒リズムの障害などがみられます。これらの症状は、数時間〜数日の間に急速に出現し、夜間に増悪するなどの日内変動があるのが特徴です。がん終末期においては、発生頻度が高く、症状によっては家族の心身の負担が増大する症状の一つです。さまざまな要因で認知機能障害が出現するため、原因のアセスメントが大切です。

せん妄の原因

直接的な要因として、脳あるいは中枢神経系の障害（脳転移など）と、間接的要因として肝・腎障害、低酸素、電解質異常（カルシウム、ナトリウム、マグネシウム）、薬剤の副作用などがあります。

せん妄には、可逆性せん妄と不可逆性せん妄があり、治療目標の設定が異なるので、それに鑑別をすることも重要になります。

血液検査データや投与中の薬剤などから、せん妄を起こしている原因をアセスメントし、身体的要因の治療や薬剤の検討を在宅医と進めていきます。

せん妄の治療

◆ 薬剤の調整

薬剤の調整では、原因となっている薬剤の減量や中止、変更など主治医とチームで検討します。

オピオイドが原因の場合は、減量もしくは変更（オピオイドスイッチング・119頁参照）を考えますが、療養者の苦痛を増悪させないよう慎重に検討します。高カルシウム血症が原因の場合は、状況に応じてビスホスホネート製剤の投与を行います（Q1・146頁参照）。

終末期の場合、原因の治療が可能かどうか、また生命予後の状況などを鑑み、治療を施した場合の療養者の利益と不利益といった倫理的判断を多職種で検討しながら進める必要があるでしょう。

第4章　在宅における症状緩和

◆ 薬物治療

　薬物治療としては、抗精神病薬の投与になります。ハロペリドール（セレネース®）、クロルプロマジン塩酸塩（コントミン®、ウインタミン®）、リスペリドン（リスパダール®）、クエチアピンフマル酸塩（セロクエル®）などが使用されます。

　症状が改善しても数日間は継続し、その後に減量・中止を検討します。これらの薬剤は錐体外路症状が出る場合がありますので、注意が必要です。

　クエチアピンフマル酸塩など、糖尿病に禁忌の薬剤があるので注意が必要です。

● せん妄の症状緩和のための看護技術

◆ 環境の整備や家族への対応

● 環境の整備

・安心できる環境をつくる（ベッドの位置、室温調整など）
・静かで、適度な明るさの環境を用意する
・興奮時の転倒・転落などの危険要因へ配慮する。ベッドの高さ、ベッドレールの調整、カテーテルなどのルートが視野に入らないようにする。ルート類は最小限にする
・療養者が安心できる人がそばに寄り添う
・夜間はスポット照明などにする
・時計やカレンダー、窓の外が見えるようにするなど、時間感覚の回復を図るように工夫する

● 看護の工夫

・療養者が慣れている（顔なじみの）看護師が訪問する
・日中に適度な活動ができるように工夫する
・はっきり、ゆっくりとわかりやすいコミュニケーションを心がける
・睡眠の確保
・便秘など、せん妄の要因となる事柄へのケア
・口腔内ケア

● 家族ケア

・療養者の状況をわかりやすく説明する
・家族介護者の状況（年齢や身体的・精神的・経済的負担など）を考慮しながら、その家族にできる対応策を一緒に考え、説明する
・家族のつらさを理解し、ねぎらいの言葉をかけながら、家族の心身の負担緩和の方策を考える

◆ 家族への説明

　興奮する姿などを見て、療養者の変わりようにショックを受ける家族も少なくありません。終末期の場合は、死にゆく過程では出現しやすい症状であることなどを説明します。終末期がん患者において、予後が週単位〜日単位になってくる

と、せん妄の発症率が高くなります。せん妄の説明と同時に、予期的悲嘆のケア（78頁参照）や看取りまでにみられる症状変化について、家族に説明します。

一度説明したから終わりということではなく、さまざまな症状の説明と並行して、誠意を持ってわかりやすく、丁寧に何度も説明することが大切です。

◆ 鎮静の検討

非薬物的ケアや原因治療、薬物療法を行っても症状が緩和しない場合、鎮静が検討されることもあります。その際には、丁寧な説明とともに、療養者・家族の意向や意思を十分に確認する必要があります。療養者本人が明確な意思表示ができない場合もあると思いますが、療養者の意思を家族とともに推察しながら方針を決めるためのケアが大切になります。

また、療養者本人の意思が確認できるうちに、療養者へ意思確認することを意識しながら訪問し、チャンスを逃さずに踏み込んで聞くことも訪問看護師の大事な役割です。鎮静など倫理的問題を含んでいる事柄については、看護師自身が倫理的感受性と倫理的視点を持ちながら、療養者・家族を含む多職種での話し合いを繰り返し、倫理的判断の下で進めることが重要です。

● 引用文献

1) 日本緩和医療学会ガイドライン統括委員会編集：がん疼痛の薬物療法に関するガイドライン．2020年版．金原出版；2020．p.68．

在宅における鎮静（セデーション）の方法について教えてください。

療養者と家族を含むチーム全体で、鎮静の適応や方法について慎重に検討していきましょう。

◆ 鎮静の定義

苦痛緩和のための鎮静とは「治療抵抗性の苦痛を緩和することを目的として、鎮静薬を投与すること」とされています[1]。苦痛のすべてに鎮静を適応させるのではなく、治療抵抗性の苦痛や、耐えがたい苦痛の際に検討されます。

治療抵抗性の苦痛とは、「患者が利用できる緩和ケアを十分に行っても患者の満足する程度に緩和することができないと考えられる苦痛」で、「①すべての治療が無効である、あるいは、②患者の希望と全身状態から考えて、予測される生命予後までに有効で、かつ、合併症の危険性と侵襲を許容できる治療手段がないと考えられること」と判断される場合を指します[2]。

耐え難い苦痛とは、「患者にとって耐えられない苦痛」を意味し、患者が耐えられないと明確に表現するか、患者が苦痛を適切に表現できない場合には患者の価値観や

第4章　在宅における症状緩和

表16　鎮静の分類

間欠的鎮静		鎮静薬によって一定期間（通常は数時間）意識の低下をもたらしたあとに鎮静薬を中止して、意識の低下しない時間を確保しようとする鎮静
持続的鎮静	苦痛に応じて少量から調節する鎮静（調節型鎮静）	苦痛の強さに応じて苦痛が緩和されるように鎮静薬を少量から調節して持続的に投与すること 鎮静後もコミュニケーションが取れる可能性があるが、十分な苦痛緩和が図れない可能性もある
	深い鎮静に導入して維持する鎮静（持続的深い鎮静）	中止する時間をあらかじめ定めずに、深い鎮静状態とするように鎮静薬を調節して持続的に投与すること 鎮静後、コミュニケーションが取れなくなるが、確実な苦痛緩和が得られる可能性が高い

（日本緩和医療学会ガイドライン統括委員会編集：がん患者の治療抵抗性の苦痛と鎮静に関する基本的な考え方の手引き：2023年版. 金原出版；2023. p.21. 一部改変）

考えを踏まえて耐えられないと想定される苦痛と定義するとされています[2]。エンドオブライフ期におけるACPが、鎮静の適応について検討する際にも大事な情報となり、療養者の価値観に基づく判断につながります。

　鎮静の目的は、まずは療養者を苦痛から解放することであり、それによって家族が落ち着いて付き添えるようにすることです。療養者の尊厳を保ち、その人らしく生き抜くことを支える治療的手段です。

◆ 鎮静の分類

　鎮静は表16のように分類されます。

◆ 治療抵抗性の耐えがたい苦痛が疑われた場合の対応

　鎮静の対象となり得る症状として、せん妄や呼吸困難の頻度が高いこと、その他にも疼痛、嘔気・嘔吐、強い倦怠感、不安、抑うつ、心理・実存的苦痛（希望のなさ、意味のなさ等）などがあります。

　鎮静を行う前に、療養者の「耐え難い苦痛」であることの確認と評価を行ったうえで、「耐え難い苦痛」を緩和する方法が鎮静以外にないのか、慎重に再検討することが重要となります。検討時には、「治療抵抗性の耐えがたい苦痛への対応に関するフローチャート」[3]を参考にして、多職種で話し合い、療養者・家族を含むチーム内で合意形成するプロセスを丁寧に踏むことが必要になります。

◆ 鎮静と安楽死の違い

　苦痛を緩和するための鎮静を行う際に、安楽死と重ねてジレンマに陥ることがあります。苦痛緩和のための鎮静は、死をもたらすことを目的にしているのではなく、苦痛を緩和するための医療行為です。つまり、療養者に死をもたらす薬剤を投与するのではなく、苦痛を緩和させる薬剤を投与することで、結果として療養者の死や死期を早めることなく、苦痛を緩和することです。これは療養者の尊厳を守り、生き抜くことを支えるための医療行為です。

　療養者とその家族の意思を丁寧に確認すること、チーム内での検討と倫理的視点を持った合意形成が必要不可欠になります。また、そのプロセスを記録に残しておくこ

表17　鎮静における倫理的妥当性の要件

相応性	患者の苦痛緩和を目指す諸選択肢の中で、鎮静が相対的に最善と判断されることが必要。
医療者の意図	鎮静を行う医療者の意図が苦痛緩和であって、生命予後の短縮にないことは明示される必要がある。生命予後の短縮を意識して鎮静を行うことは倫理的に許容されることではない。 医療者の鎮静の目的が苦痛緩和であることを療養者・家族および医療職を中心とした在宅ケアのチームの間で明示的に話し合い、目的が関係者間で共有されていることを確認する。
患者・家族の意思	療養者に意思決定能力がある場合は、鎮静を希望する明確な意思表示が必要となる。療養者に意思決定能力がない場合は、療養者の価値観や日頃のケアの中で支援してきたACPによる療養者が表明していた意思に照らし合わせて推定意思を家族を含むチームで検討する。 また家族の意思も確認するとともに同意を得ることが望ましい。
チームによる判断	意思決定は多職種でのカンファレンスを行い、療養者・家族を含むチームによる合意形成を行う必要がある。意見の不一致などがある場合は、繰り返し療養者の最善利益について倫理的視点を持って話しあう必要がある。必要な場合は、緩和ケア医や精神腫瘍科、診療内科、麻酔科、認定看護師や専門看護師などの専門家にコンサルテーションを求める。

（日本緩和医療学会ガイドライン統括委員会編集：がん患者の治療抵抗性の苦痛と鎮静に関する基本的な考え方の手引き：2023年版．金原出版；2023．p.86を基に作成．）

とが重要です。

◆ 療養者とその家族の意思確認と倫理的配慮

　鎮静によりもたらされる好ましい効果は苦痛緩和ですが、好ましくない効果は、意識の低下やコミュニケーションができず人間的な生活が難しくなることです。状況によっては生命予後の短縮をもたらす可能性が考えられます。このように鎮静は、療養者と家族にとって益と害を伴います。「相手の益になるようにする（与益）」と、「相手に害を与えない（無危害）」という倫理的視点をしっかり持って進めていかなければなりません。

　『がん患者の治療抵抗性の苦痛と鎮静に関する基本的な考え方の手引き2023年版』では、鎮静を行う際の倫理的妥当性を4条件を示しています（表17）[3]。

◆ 鎮静の薬物治療

　ミダゾラム（ドルミカム®：静脈注射もしくは皮下注射）、フルニトラゼパム（ロヒプノール®：静脈注射）を投与することが多いのですが、在宅での注射薬投与は困難なことが少なくありません。その場合には、家族も対応しやすいジアゼパム（ダイアップ®坐剤）やブロマゼパム（セニラン®坐剤）、フェノバルビタール（ワコビタール®坐剤、ルピアール®坐剤）などで直腸投与を選択します。

◆ 鎮静薬使用時の注意事項と看護ケア

　療養者と家族の尊厳に配慮して、声かけや環境整備などのケアを行います。

　鎮静の開始にあたっては、療養者・家族の思いを十分に聞き、それぞれの意向のすり合わせや、インフォームド・コンセントの機会を設定するなどのケアを行いながら、療養者と家族の揺れる気持ちに丁寧に寄り添うことが大切です。

　鎮静以外の苦痛緩和を図る手段を常に考える姿勢を忘れてはなりません。苦痛に対する閾値を上げ、人生に意味を見出すための精神的ケアを中心とする全人的ケアの提供を続けていくことが非常に重要となります。

　家族へのケアとして、予期的悲嘆や身体的・精神的負担に対する支援を行います。

開始前には、伝えたいことはないか、会いたい・会わせたい人はいないかなど、療養者・家族双方の自己実現への配慮も大切になります。

鎮静を開始した後も、清拭や口腔内ケア、排泄ケアなど日々の療養生活上のケアをいつも通りに丁寧に行い、家族が療養者のためにできること（傍にいる、声をかける、身体に触れる、好きだった音楽を流すなど）を一緒に考え、実践することは、家族へのグリーフケアにつながっていく大事なケアとなります。

鎮静中においても、苦痛の程度や鎮静による有害事象の有無などの評価を行いながら、家族の気持ちの変化などにも丁寧にサポートしていくことが求められます。

●引用文献

1) 日本緩和医療学会ガイドライン統括委員会編集：がん患者の治療抵抗性の苦痛と鎮静に関する基本的な考え方の手引き：2023年版. 金原出版；2023. p.9.
2) 前掲書1) p.8.
3) 前掲書1) p.13-14.
4) 前掲書1) p.86.

7 腹水・腹部膨満

腹水・腹部膨満の定義

腹水とは

腹腔内には、通常20〜50 mLの液体が生理的に存在します。その生理的な量を超えて腹腔内に貯留した状態を腹水といいます[1]。腹水の貯留が100 mL以上だと腹部超音波検査で確認ができ、1,000 mL以上の場合、腹部X線写真や診察でも診断が可能になります。卵巣がんや胃がんで多くみられます。

症状として、腹部の不快感、腹痛、腹部膨満感、胃の内容物の停滞に伴う嘔気・嘔吐や、横隔膜の圧迫挙上による呼吸困難感などがあります。

腹部膨満とは

腹部膨満とは、さまざまな要因によって、腹部が異常に膨張した状態のことをいいます。腹水や腹部の巨大腫瘍などの病変、腸管内のガスや内容物の貯留が原因で出現します。

腹水・腹部膨満の原因

腹水・腹部膨満の原因は表18のとおりです。

表18 腹水・腹部膨満の原因

腹水の原因		腹部膨満の原因	
門脈圧亢進症・リンパ液の漏出	門脈塞栓症、肝硬変、うっ血性心不全、バッド・キアリ症候群*	腫瘍の増大	肝腫大、腹腔内腫瘍、後腹膜臓器のがん腫大
血漿膠質浸透圧低下	肝硬変、悪液質、ネフローゼ症候群	腹水	がん性腹膜炎、門脈圧亢進、リンパ管閉塞、低タンパク
悪性腫瘍	がん性腹膜炎、腹膜偽粘液腫	腸閉塞	腹部腫瘍、骨盤内腫瘍、がん性腹膜炎手術後の癒着、オピオイドなどの副作用、放射線、便秘、宿便
リンパ管の障害	悪性腫瘍、肝硬変、感染症	便秘	活動性・食事量・腸蠕動運動の低下、オピオイドなどの副作用、高カルシウム血症、低ナトリウム血症、脊髄圧迫
その他	腸閉塞など	腸内ガスの貯留	がん性腹膜炎、腸閉塞、脊髄圧迫

＊バッド・キアリ症候群…肝臓から流れ出る血液を運ぶ肝静脈か、あるいはその先の心臓へと連なっている肝部下大静脈の閉塞ないしは狭窄によって、肝臓から出る血液の流れが悪くなり、門脈の圧が上昇し、門脈圧亢進症等の症状を示す疾患をいう。

第4章　在宅における症状緩和

● 腹水・腹部膨満の治療

◆ 腹水の治療

● 利尿薬

　腹水の第一治療薬は利尿薬ですが、経口摂取量が低下している場合は、脱水や電解質異常を来すので注意が必要です。ステロイドは、がん性腹膜炎の炎症を抑えたり、腫瘍による門脈・肝静脈の閉塞を軽減させる効果を目的に使用されます。

　高カロリー輸液など輸液を継続している場合は、腹水を助長させる要因にもなるため、輸液の減量、もしくは中止を検討します。

● 腹水穿刺

　腹水穿刺は、腹部膨満や呼吸困難を改善させますが、その効果は長くは続かないことも多くみられます。繰り返し腹水穿刺を行うと、タンパク質の喪失を助長し、腹水貯留を加速させることもあるので、穿刺の適応については主治医と慎重に検討します。

　在宅で実施されることもありますが、施行中に状態が変化することもありますので、排液量や排液速度などを考慮しながら、状態の変化を看護師が注意深く観察する必要があります。

● 腹水濾過濃縮再静注法

　腹水濾過濃縮再静注法（CART）をとる場合もあります。CARTは、腹腔内穿刺で得られた腹水から濾過膜などを用いてがん細胞や細菌などを除去し、アルブミン、グロブリンの濃縮液を作製して静脈内に点滴する方法です。腹水のドレナージにより症状が緩和し、回収したタンパク質を静脈内に戻すことで、血漿膠質浸透圧の保持が可能であるため、この方法が選択される場合もあります。在宅でも実施が可能であったという報告例もありますが、外来や1〜2日の入院で実施することが多いでしょう。

◆ 腹部膨満の治療

　腫瘍の増大による疼痛や、膨満に伴う皮膚の伸展による張り感などの苦痛に対して、NSAIDsやオピオイド（腹部膨満による呼吸困難の緩和に対しても奏功）やコルチコステロイド（腫瘍周囲の浮腫の軽減）、抗不安薬（不安の軽減）の投与を検討します。

　腸内ガスの貯留による場合は、ガス吸収を促すジメチコン（ガスコン®）や、消化管運動機能を調整させるトリメブチンマレイン酸塩（セレキノン®）が、弛緩性便秘の場合は緩下薬が投与されます。状況によっては、ガス抜き、摘便、浣腸を要する場合もあります。オリーブオイル浣腸は腹痛などの苦痛が少なく、終末期や全身状態が低下している場合などに使われます（129頁参照）。

160

● 腹水・腹部膨満の症状緩和のための看護技術

　まず、腹水の有無を判断するフィジカルアセスメントとして、腹部の触診を行います。腹部打診音や波動をみながらアセスメントします。腹部の状況により、輸液量の減量・中止のタイミングを主治医に相談し、検討の機会を持ちます。

　これらを実施する場合や、腹水穿刺を行うか否かの場合、療養者・家族に丁寧に状況説明をし、療養者・家族の意向を確認しながら、治療方針の意図を理解・納得してもらうようにする役割があります。これらの意思決定支援は、予期悲嘆やグリーフケアにもつながっていく大事な家族ケアの一つでもあります。

　苦痛緩和としては、ファーラー位などの安楽なポジショニング、排便コントロール、ガス抜き、温罨法、マッサージなど、療養者が気持ちよいと思えるケアを、意向を確認しながら行います。

　また、ステロイドを使用している場合は、口腔内カンジダ症などの副作用の観察と予防、早期対処を行います。

●引用文献

　1) 恒藤暁：最新緩和医療学. 最新医学社；1999. p.108.

●参考文献

・粕田晴之監修：こうすればうまくいく　在宅緩和ケアハンドブック. 改訂2版. 中外医学社；2012. p.207.

第 4 章　在宅における症状緩和

8　浮腫

● 浮腫の定義

　組織を構成する細胞と、毛細血管やリンパ管を含む脈管系や膠原線維などの支持組織との隙間を満たしている組織間液が異常に増加した状態を浮腫といいます。動脈側の毛細血管からしみ出した組織間液のうち、90％は静脈側の毛細血管から、10％はリンパ管から還流されます。この流れが停滞すると、組織間液が皮下組織に貯留し、浮腫が起こります。

　浮腫は全身性浮腫と局所性浮腫に大別することができます（表19）。局所性浮腫には、静脈性浮腫とリンパ浮腫があり、がん患者では後者が多くみられます。皮膚の状態などから、病期（0 期〜Ⅲ期）が分類されています（表20）。

● リンパ浮腫とは

　リンパ浮腫は、リンパ管や節の発育不全、腫瘍、術後変化などによって、リンパの流れの圧迫や狭窄、閉塞によるリンパ液のうっ滞によって引き起こされます。慢性化すると皮膚の線維化が進み、皮膚の硬さがみられるようになります。

　リンパ浮腫には、原因がはっきりしない原発性リンパ浮腫と、がんに起因するなど原因がはっきりしている続発性リンパ浮腫があります。がん患者の場合、治

表 19　浮腫の種類と特徴

全身性浮腫 （心性浮腫・腎性浮腫・肝性浮腫）			局所性浮腫 （静脈性浮腫・リンパ浮腫）			
	原因	特徴			原因	特徴
毛細血管静脈圧上昇	うっ血性心不全 腎性ナトリウム貯留	左右対称 両側性 指で押すと圧迫痕が残る （タンパク分が少なく、水分が多いため）	静脈性浮腫	毛細血管静脈圧上昇	静脈閉塞 深部静脈血栓症 腫瘍の増大に伴う静脈還流不全 （上大静脈症候群など）	左右非対称 限局性 硬く張ったむくみで、指で押しても凹まず、圧迫痕が残らない
血漿膠質浸透圧減少	低栄養 低タンパク血症 （アルブミン 2.0〜2.5 g/dL 以下） 悪液質症候群 肝硬変		リンパ浮腫		リンパ管の損傷（リンパ節郭清術を伴う手術、放射線治療による組織の線維化） リンパ節転移によるリンパ管の圧排 腫瘍増大に伴う閉塞 深部静脈血栓症 静脈のうっ血	
毛細血管透過性亢進	感染症 敗血症 炎症 アレルギー反応			リンパ管等の閉塞		

162

療に伴うリンパ節切除や放射線療法による皮膚線維症に伴うリンパ浮腫や、リンパ節転移によって起こることが多くみられます。その多くは片側性に発症しますが、両側性の場合では左右差がみられることなどが特徴です。

　主な症状は、上肢や下肢の腫れ、重だるさや易疲労で、皮膚は乾燥しやすく脆弱になっています。皮膚が脆弱になっていることに加え、リンパの流れが滞ることに伴い体液の循環も滞るため、免疫力が低下し、感染防御機能が崩れ、細菌などが侵入するとすぐに炎症を起こし蜂窩織炎などを発症しやすくなります。また、腫れることに伴う膨張感や圧迫感などによって、鈍痛を感じることもあります。

● リンパ浮腫のアセスメント

　浮腫は病態によって対処方法が異なるため、種類と原因や症状の程度をアセスメントし、適切なケアにつなげていくことが必要です。まずは浮腫の種類と原因をアセスメントしますが、がんの場合、複数の原因が重なっていることがあり、鑑別が難しいことも少なくありません。症状の程度のアセスメントについては、病期分類（表20）の活用や、体重や上下肢周径を測定し、経過を観察します。

　浮腫が重症化すると、皮膚の緊満や角化、リンパ液の漏出、潰瘍化などがみられます。皮膚の状態としてリンパ小疱やリンパ漏の有無、線維化（表21）、続発

表20　リンパ浮腫の病期分類（国際リンパ学会）

0期	リンパ液輸送が障害されているが、浮腫が明らかでない潜在性または無症候性の病態
Ⅰ期	比較的蛋白成分が多い組織間液が貯留しているが、まだ初期であり、四肢を挙げることにより治まる。圧痕がみられることもある。
Ⅱ期	四肢の挙上だけではほとんど組織の腫脹が改善しなくなり、圧痕がはっきりする
Ⅱ期後期	組織の線維化がみられ、圧痕がみられなくなる
Ⅲ期	圧痕がみられないリンパ液うっ滞性象皮病のほか、アカントーシス（表皮肥厚）、脂肪沈着などの皮膚変化がみられるようになる

（日本リンパ浮腫研究会編：リンパ浮腫診療ガイドライン2018年版. 金原出版；2018. p.15.）

表21　リンパ浮腫に伴う皮膚の変化

皮膚色や皮膚温の変化	ピンク色になることがある 静脈血のうっ滞により紫色や褐色になることもある
リンパ小疱	流れる経路をなくしたリンパ液が柔らかい皮膚に押し出され、小さな水疱を形成したもの
リンパ漏	リンパ小疱が破れて皮膚に小さな穴ができ、そこからリンパ液が皮膚に漏れ出した状態
線維化	組織の中の蛋白質濃度が高くなると、結合組織が変化して皮下組織の線維化がみられるようになる。皮膚を押して圧痕が残りにくくなり、進行すると象皮症のようになる
皮膚の硬化・角化	皮膚が過剰に硬くなる状態
皮膚真菌症	皮膚の膨張などにより皮膚がむれやすくなり、白癬症になりやすくなる
巻き爪	浮腫の増悪に伴い爪の端が周りの組織に食い込みやすくなり、巻き爪を起こすことがある
下腿潰瘍	慢性静脈不全による静脈の逆流や閉塞が起こり、進行すると色素沈着や皮膚硬化、潰瘍がみられる
熱感	急性もしくは慢性の炎症を起こしていることがある

しやすい蜂窩織炎による炎症症状の有無、また関節拘縮の有無や程度などをアセスメントしていきます。

生活上の支障として、歩行困難に伴う行動範囲の制限や易転倒、陰部浮腫による陰茎や陰嚢部の不快感、歩行時の大腿部の擦れによる皮膚トラブル、靴が履けない、着用できる衣類がないなどがみられるので、多角的な視点で観察していきます。

浮腫の治療と看護援助

薬物治療として利尿薬を使用する場合がありますが、終末期の場合は効果が出ないことが多くみられます。保存的治療として①スキンケア、②徒手リンパドレナージ、③圧迫療法、④運動療法の4つによる複合的理学療法があります。

スキンケア

●清潔の保持（弱酸性石鹸での洗浄）：リンパ漏からのリンパ液の滲出が多いときは、オムツなどで保護します。絆創膏は直接皮膚に当たらないようにします。蜂窩織炎などが合併しやすい病態のため、留意が必要です。

●皮膚損傷の予防：採血や血圧測定時などは注意しながら、傷形成を予防します。

●乾燥予防：ローションやクリームなどで保湿します。

徒手リンパドレナージ

力を入れずゆっくりとした柔らかいマッサージ法です。障害を受けているリンパ節を避けてリンパ液を流すマッサージです。充分な知識や技術がなくては行えませんので、安易に行うのは危険です。また、深部静脈血栓症、心不全の既往がある場合は禁忌の場合があるので、実施する前に主治医への確認が必須です。がん終末期の場合、浮腫の軽減が図れないこともありますので、リンパドレナージだけにとらわれることなく、療養者が気持ちよいと思えるようなタッチングやマッサージなどを取り入れていくとよいでしょう。

圧迫療法

弾性包帯、弾性圧迫ストッキングやスリーブ、グローブなどを使用します。

心不全や動脈閉塞性疾患など禁忌の場合があるので、これも事前に主治医に確認することが必要です。

運動療法

ゆっくりとした大きめの運動をすることで、リンパ液のうっ滞を改善します。病状によって可動域制限がある場合もありますが、足首を動かすだけの運動でも効果は期待できます。

●参考文献

・堀夏樹，小澤桂子編：一般病棟でできる緩和ケア Q&A. 改訂版. 総合医学社；2010.
・堀夏樹編：緩和ケアゴールデンハンドブック. 南江堂；2009.
・加藤逸夫監修，佐藤佳代子：リンパ浮腫治療のセルフケア. 文光堂；2009.

9 スピリチュアルペイン

● スピリチュアリティとスピリチュアルペインとは

　全人的苦痛（トータルペイン）は、シシリー・ソンダースが、がん患者とかかわった経験から、患者が経験している複雑な苦痛を表した概念です[1]。患者の苦痛は、身体的苦痛、精神的苦痛、社会的苦痛、霊的（スピリチュアル）な苦痛があり、それぞれが複雑に絡み合いながら療養者の全人的苦痛が構成されます。

　死を間近にしているなど、人生の危機に直面している人々が、「生きる意味はあるのか、なぜ死ななくてはならないのか、死後はどうなってしまうのか」など、自己の根元にかかわる問い（スピリチュアルプロブレム）に苦悩します。

　スピリチュアリティとは、「人生の危機に直面して生きる拠り所が揺れ動き、あるいは見失われてしまったとき、その危機状況で生きる力や、希望を見つけ出そうとして、自分の外の大きなものに新たな拠り所を求める機能のことであり、また、危機の中で失われた生きる意味や目的を自己の内面に新たに見つけだそうとする機能のこと」[2]です。

　スピリチュアルペインは、人生の危機に直面したときなどに、生きる目的や意味、病気になった意味などを探求し、自分らしく生きる意味や自分の存在価値などについて苦悩し、生きようという気持ちが失われてしまったときなどに生じる苦痛のことを指します（表22）。

　スピリチュアルペインについて村田は「自己の存在と意味の消滅から生じる苦痛」[3]と定義し、それは人間の「時間存在」「関係存在」「自律存在」の3つの次元で構成されているとしています[3]。その苦悩（訴え）は、療養者との会話の中から汲み取れることが多くあります（表23）。

　以上のようにスピリチュアルペインは、人が生きていく際の根源にかかわる苦

表22　スピリチュアルペインを抱えるきっかけ

- 順調だった人生が、ある日突然に狂ってしまい、理不尽な思いを抱えながら生きていかなければならない状況になったときなどに抱える苦悩
- 衰弱などによるADLの低下に伴って、今までできていたことができなくなるという喪失体験が蓄積されたとき
- 日常生活や将来の不確実性が増大したとき
- 家族や周囲に負担（迷惑）をかけているという思いが募ったとき
- 迷惑をかけるだけで、自分が何も役に立てていないという思いが強くなったとき
- 人生の出来事に対して、後悔や恥、罪の意識が強くなったとき　　　　　　　　など

第4章　在宅における症状緩和

表23　スピリチュアルペインの構造とケア

	時間存在	関係存在	自律存在
苦悩	・人は過去と現在、将来という時間に支えられて生きている ・人は、今までの人生で経験してきたさまざまなことを通して、将来の目標や希望を持って、生きようとしている存在 ・人生の危機に直面し、残された時間が少ないと感じたときに、将来や将来の夢を喪失することによって、今を生きる意味を失い、無価値感や無目的感などを感じ苦悩が強まる	・人は他者との関係や支えの中で生きている ・死に直面したときなどに、このような関係性を失ってしまうことに苦悩し、孤独感や虚無感に襲われる ・この世界での自己の消滅とともに、他者との関係が断絶され、別れなくてはならないことに対する苦悩	・自律存在とは、自分のことは自分で行い、自分自身をコントロールできること。自己決定できる自由のこと。 ・病状の進行とともに、自分でできることが少なくなり、さまざまな場面で自己決定することが困難になり、自己コントロール感を失っていく ・他者に依存したり、負担になっていると感じることで、自己の無価値観を感じて苦悩する ・自己コントロール感の喪失や、人に迷惑をかけているという思いに伴う苦悩
療養者の声	・「どうせ先がないなら、何をしても意味がない」 ・「こんなことしても意味がない」 ・「私は何のために生きてきたのか？」 ・「私の人生は何だったのか？」 ・「これから私はどうなるの？」 ・「私はただ死ぬのを待っているだけだ」	・「孤独だ。自分一人取り残された感じだ」 ・「一人で天井を見ていると、生きている実感がない」 ・「家族がいてくれるが、一人ぼっちのように感じる」 ・「がんと言われ、すべての人や物が急に自分から遠のいてしまったように思う」 ・「がんと言われてから、みんなが腫物に触るかのようになり、差別されている感じがする」	・「何の役にも立たない。生きている意味がない」 ・「人（家族）に負担や迷惑かけてまで生きているのがつらい。早く死なせてほしい」 ・「動けないし、食べられない。ただ点滴しているだけ」 ・「何も人の役に立てることがない。生きている意味がない」 ・「何ひとつ自分でできることがなく、お荷物なだけだ。早く消えてしまいたい」
ケア	・今を生きる意味や明日への希望を支えていけるようアプローチを考える ・具体的に達成できる目標を一緒に探す ・希望が持てるようなアプローチや、小さなことでも達成感を感じてもらえるような関わり ・死の先にも大切な人との関係が続いていくことを思えるようなアプローチを行う　　　など 例：明日はお風呂に入ろう 　　明日はアイスクリームを一口食べてみよう　　　　　　など 　　ライフレビューをしながら人生の意味を考える	・人は一人では弱い存在で、自分のことを認めてくれる家族や友人、医療福祉関係者、信仰などによって支えられ生きる力が生まれる ・人生を振り返ることで、自分自身も一人で生きたわけではないことに気づき、人との関係性に支えられることで心が落ち着いていく。死後も人との関係が続いている、続いていくのだと思えるような関わりが大切になる ・死が近くなると家族もつらくなり、療養者から遠ざかってしまうことがあるため、家族など、大切な人と過ごす時間や空間、気持ちを共有できるような場を設けてみる ・自然を感じ、生かされていることに気づく　　　　　　　　　　など	・生活の中で、なるべく人に委ねなくても、自分でできることを見つけ、自分でできる方法を一緒に考える 例：その日の予定や、食事内容、着用する寝衣などを自分で選択したり、決める自由があることを実感できるようなアプローチを行う ・暮らしの中で、今も役割を果たすことができている自分に気づけるようなアプローチを行う ・大切にしている自分らしさを保てるようにし、「今の自分でいい、このままの自分でいい」と気付けるようにする

　悩であるため、最期までその人らしく生きることを支えるケアにおいて中核的なケアとなります。

　本項では、訪問看護の現場でスピリチュアルケアを実践していくための第一歩として、概要を簡潔にまとめました。スピリチュアルペインやケアについて、さまざまな書籍が出ていますので、これを機にそれらを読みながらケアを深めていただきたいと願います。

● スピリチュアルケア

　日々の暮らしの中には、沢山の希望がちりばめられています。表23に示したように、「明日はお風呂に入ろう」などといった明日への希望や、たとえ寝たきりになっていたとしても、家庭の中で自分の役割を果たすこと、また自然の移り変わりを肌で感じ、生かされていることに気づくなど、生きる希望を見つけ出すヒントや機会があります。病状の進行や自分でできることが日に日に少なくなっていたとしても、その時の状況の中で、生きる力や生きようとする気持ちを療養者自身で見つけ出すことが可能なのです。ケア提供者が生きる意味の答えを提供するのではなく、療養者自身で自分自身が抱えているスピリチュアルペインに対する答えに気づき、生きる力を再構築していけるようなかかわり、ケアを提供することがスピリチュアルケアの基本となります。

　そのためには療養者に寄り添い、その時その時の苦悩や感情に焦点を当てながら療養者の話に耳を傾け、その言葉に込められている意味を模索しながら聴き、伴走者となって見守っていくことが、スピリチュアルケアを行うときの大切な姿勢となります。

　苦しんでいる人は、苦しんでいる自分のことを理解してくれる人にそばにいてほしいと願います。看護師が療養者の理解者になれるよう、療養者の話を聴く際には援助的なコミュニケーションを心がけます。療養者がスピリチュアルな苦悩を語る際には、なかなか話し出せなかったり、沈黙が続くことがあるでしょう。沈黙の間を苦手とする看護師がいるかもしれません。苦悩や大切な言葉は、しばらくの間をおいてから語られることが少なくありません。つまり沈黙の間は、療養者が重たい自分の心の扉を開けるために必要な時間なのです。そして、療養者が語った言葉を、聴き手である看護師が「受け止めましたよ」というメッセージを込めて、そのまま反復して返します。するとまた沈黙の間をおいて療養者が語りだす、という、「沈黙・聴く・反復」というプロセスにそっと寄り添いながら繰り返す"援助的コミュニケーション"を心がけます。

　療養者自身が生きる意味を見つけ出すことを信じて、スピリチュアルペインの3つの構造「時間存在」「関係存在」「自律存在」を意識しながら、療養者の語りを聴き、アプローチ方法も考えていきます。

●引用文献

1) 森田達也，井上聡，千原明：終末期がん患者の希死念慮と身体的苦痛・実存的苦痛．ターミナルケア．2000；10 (3)：p.175-178.
2) 窪寺俊之：スピリチュアルケア入門．三輪書店．2000．p.13.
3) 村田久行：終末期患者のスピリチュアルペインとそのケア：現象学的アプローチによる解明—．緩和ケア．2005；15 (5)．p.385-390.

第**5**章

入退院支援の進め方と実際

第5章　入退院支援の進め方と実際

1 入退院支援の進め方

少子超高齢社会の到来に伴い、医療機能の分化が促進され、診療報酬においても退院支援・退院調整が評価されるようになりました。入院前からの支援体制を整え、病棟に退院支援担当者を配置するなど、組織的に取り組む病院も増えています。急性期病院の看護師の間でも、生活の場に帰るための移行支援、そして、院内外の多職種との協働への関心が高まっています。本章では、病院で行われているターミナル期の患者への入退院支援の実際について解説します。

1 退院支援・退院調整とは

診療報酬上でも「退院支援計画書」や「退院調整看護師」など、「退院支援」「退院調整」という2つの言葉が混在して用いられており、明確に分けることはできませんが、次のように区別すると考えやすいでしょう。

●退院支援

患者・家族が、退院後も継続が必要な医療や介護について理解し、療養場所・方法を意思決定するとともに、可能な限り自立した生活が送れるよう支援すること

●退院調整

患者の意思決定を実現するために、患者・家族の意向を踏まえて、必要な制度やサービスの活用に向けて、地域の関係機関と調整すること

つまり、「退院支援」は、患者の最も身近で日々のケアを行う病棟看護師が中心となって院内外の多職種で行うチームアプローチであり、「退院調整」は主に退院調整部署のMSWや退院調整看護師が退院に向けて行う調整といえるでしょう（もちろん、病棟看護師が「退院調整」を行うこともあります）。

2018年の診療報酬改定で、入院前からの支援も含めて評価されるようになったことから、「入退院支援」という言葉も使われるようになりました。

2 入退院支援のプロセス

終末期の患者は医療依存度が高いことが多く、退院に向けて何らかの支援を必要とします。そのような患者とその家族への入退院支援のプロセスは、3つの段階で示されています（図1）。ここでは、入院前の支援と入院後のプロセスについて説明します。

STEP 1	第1段階　外来（入院決定）〜入院後3日以内

退院支援が必要になる患者の把握　病気の理解・受けとめ、どうありたい？
- ●入院（発症）前の生活状況を把握→すでに在宅支援チームがいれば連携
- ●入院理由・目的・治療計画などから退院時の状態像（見通し）を予測
- ●退院支援の必要性を医療者間・患者・家族と共有

STEP 2	第2段階　入院3日目〜退院まで→第2・3段階は重なる時期もある

受容支援・自立支援　暮らしの場に帰るためのチームアプローチ
- ●継続的にアセスメントし、チーム（在宅＆病院）で支援
- ●患者・家族の疾患理解・受容への支援　医療選択の場面
- ●「退院後の生活のイメージ」を患者・家族とともに相談・構築　未来の姿
  - ①病状・病態から考える医療・看護上の視点
  - ②ADL・IADLから考える生活・ケア上の視点
- ●経済的・社会的な課題がある場合、MSW・行政などによる支援を検討・実施→在宅支援チームとの相談・協働

STEP 3	第3段階　必要になった時点〜退院まで

サービス調整（退院調整）→在宅支援チームとの協働！
- ●退院を可能にする制度・社会資源との連携調整　インフォーマルなつながりも大事に
- ●必要時、「退院前カンファレンス」「退院前自宅訪問」を実施
- ●看護の継続が必要→訪問看護導入 or 自院から訪問　安定在宅着地！

図1　退院支援・退院調整の3段階プロセス
（宇都宮宏子：入退院支援パーフェクトガイド：看護がつなぐ「在宅ケア移行支援」の実践. Nursing Business. 2019；174：p.18.）

● 入院前の支援—早期からの情報収集と外来・病棟の連携

　入院を予定している患者が入院生活や入院後にどのような治療過程を経るのかをイメージし、安心して医療を受けられるよう、診療報酬において入院前支援が評価されるようになりました。そのような支援体制を整えている病院では、入院の決まった患者に対し、入院中の治療や入院生活に係る計画に備え、入院前に以下の①〜⑧までを実施し、その内容を踏まえ、入院中の看護や栄養管理などに係る療養支援計画書を作成し、患者および入院予定先の病棟看護師と共有します。

① 身体的・社会的・精神的背景を含めた患者情報の把握
② 入院前に利用していた介護サービス又は福祉サービスの把握
③ 褥瘡に関する危険因子の評価
④ 栄養状態の評価
⑤ 服薬中の薬剤の確認
⑥ 退院困難な要因の有無の評価
⑦ 入院中に行われる治療・検査の説明
⑧ 入院生活の説明

入院前からの支援が促進されているのは、外来通院や在宅療養をしている段階

第 5 章　入退院支援の進め方と実際

からの継続した切れ目のないケアがますます求められているからです。在宅療養
支援を行う外来看護師や訪問看護師からの情報提供が重要性を増しています。

● 第 1 段階：合わせる
―退院支援の必要性のアセスメントと目標の共有

　平均在院日数短縮化が促進されており、できるだけ早い時期に、退院支援が必
要な患者かどうかのアセスメント（スクリーニング）を行い、支援を開始します。
退院困難な要因を有している患者として、表 1 の要因が示されています。

　これらの要因を有するかどうかをスクリーニングするために必要な情報を表 2
に示します。このような情報を得て、入院前の生活の様子をイメージし、入院の
目的や期間から退院時の状態を予測して退院支援の必要性をアセスメントしま
す。できるだけ早期に情報を得ることが望ましいですが、家族の来院が少なかっ

表 1　退院困難な要因（令和 6 年度診療報酬改定より）

ア	悪性腫瘍、認知症又は誤嚥性肺炎等の急性呼吸器感染症等のいずれかであること
イ	緊急入院であること
ウ	要介護状態であるとの疑いがあるが要介護認定が未申請であること又は要支援状態であるとの疑いがあるが要支援認定が未申請であること（介護保険法施行令第 2 条各号に規定する特定疾病を有する 40 歳以上 65 歳未満の者及び 65 歳以上の者に限る。）
エ	コミュニケーションに特別な技術が必要な障害を有する者
オ	強度行動障害の状態の者
カ	家族又は同居者から虐待を受けている又はその疑いがあること
キ	生活困窮者であること
ク	入院前に比べ ADL が低下し、退院後の生活様式の再編が必要であること（必要と推測されること。）
ケ	排泄に介助を要すること
コ	同居者の有無に関わらず、必要な養育又は介護を十分に提供できる状況にないこと
サ	退院後に医療処置（胃瘻等の経管栄養方法を含む。）が必要なこと
シ	入退院を繰り返していること
ス	入院治療を行っても長期的な低栄養状態になることが見込まれること
セ	家族に対する介助や介護等を日常的に行っている児童等であること
ソ	児童等の家族から、介助や介護等を日常的に受けていること
タ	その他患者の状況から判断してアからソまでに準ずると認められる場合

表 2　スクリーニングするために必要な情報

＊病状に関すること	＊生活に関すること
・入院までの経緯	・ADL、IADL
・入院となった理由（原因）	・家族背景、介護状況
・入院の目的、治療計画	・制度の利用状況、サービスの利用状況
・予測される入院期間と退院時の状態	・医療管理状況
	・住居環境、療養環境
	・経済的問題の有無

たり、身寄りがなかったりといった状況の患者も少なくありません。この段階で、すでに在宅でかかわっていた訪問看護師やケアマネジャーなどの在宅チームと連携し、入院前の様子や専門職の視点での課題を共有できるとよいでしょう。訪問看護師から病棟看護師への看護情報提供書は、入院中に支援・調整しなければならないことが伝わり、地域の関係職種との連携に慣れていない病棟看護師にとっても連絡がとりやすくなります。

　第1段階は、退院支援が必要であるとアセスメントした患者について、患者・家族、そして医師・看護師などの関係者それぞれの気持ちや方向性を合わせ、退院に向けたチームとして力を合わせる段階です。

　急性期病院では、がん患者は、積極的治療が終了し、ある程度の症状緩和が図られていれば、入院の適応ではないと判断され退院を促されます。そのような場面で、「家に帰って、自由に過ごしたい」と自宅退院を望む患者がいる一方、非常に強い不安や困難感を感じ、危機的状況に陥る患者・家族も少なくありません。また、病状が不安定で退院時期の見極めが難しい場合もあります。どのようなタイミングでどこに帰るのか（もしくは、入院を継続するのか）、患者・家族はもちろん、医療者側も迷いジレンマを感じることが多いのではないでしょうか。患者・家族の今後のQOLにかかわる重要な決定であり、最も時間とエネルギーを要するのが、この意思決定支援の場面です。

◆ 患者・家族の思いを把握

　まずは、患者・家族の価値観や思い、病状認識について把握することが必要です。患者がこれまで何を大切にしてきたか、どこでどのように過ごしたいと考えているのか、最も優先したいことは何か、病状についてどのように感じ、どう理解しているか、そしてどのくらい知りたいか、また、家族がどのように支えたいと思っているか、などについて言語化を促します。

◆ 選択のための情報提供

　次に、今後の病状・ADLの変化の予測、選択肢となる療養場所についての情報（それぞれの場で過ごすことのメリット・デメリット、医療・介護の提供体制、具体的な生活のイメージと利用できるサポート）について伝えます。特に、在宅医療や緩和ケアについての十分な情報を提供し、予後に関する大まかな見通し（○週間後、○カ月後の病状・ADL）を伝えることで具体的にイメージすることができ、不安の軽減や具体的なプランづくりにつながります。

　病院での看取りが一般化している現代では、死にゆく人を家で看るという決断をすることは容易ではありません。患者・家族が十分に理解できるよう説明を繰り返し、それぞれが思いを表出し、受容できるよう支援します。

◆ 医療者間の情報共有

　「家に帰る」という選択に不安を感じるのは、患者・家族だけではありません。病院で働く医療者は、在宅医療や地域の社会資源について知る機会が少なく、患

第5章　入退院支援の進め方と実際

者・家族が在宅でどのようなサポートを受けられるのかをイメージできないこともしばしばあります。在宅チームとの情報交換をしながら、患者の望みをかなえるための支援について、ともに検討します。

◆ **患者中心の意思決定支援**

意思決定支援においては、医療者自身が自己の価値観に縛られたり押しつけたりすることなく、中立の立場を保ちます。特に終末期の場合には患者本人の意向を軸に進めること、家族の悲嘆への影響も踏まえて支援することが大切です。そして、病状の変化を見越して決断までの期間を示し、必要な人や職種を巻き込み、家族間で意向のズレがある場合には話し合いの場の設定や気持ちの代弁などを行いながら、意思決定のプロセスに最後まで寄り添うことが必要です。

実際には、病状や介護力によっては、短期間の在宅療養を余儀なくされる場合もあります。また、患者も家族も最期の看取りの場面をイメージできないことが多く、「最期まで家で」と覚悟を決めて退院となるケースばかりではありません。家族が介護休暇をとれる数日だけとか、あらかじめ1週間後の入院予約をとっておく、といった短期間の自宅退院も、最期の時間の過ごし方として提案してみてもよいでしょう。患者・家族の状況を総合的にアセスメントし、退院時期や退院時の状態について目標を設定し、関係者全員の合意を得ることが重要です。

● 第2段階：整える─療養の場に移行するためのチームアプローチ

第2段階は、暮らしの場に帰るためのチームアプローチを行う段階であり、患者・家族の疾病理解を促し受容支援を行い、必要な医療・介護についてアセスメントし、自立に向けた支援を行います。

まずは、退院に向けた課題を①医療管理上の課題、②生活・介護上の課題に分けて整理します。入院当初に得た情報に加えて、患者・家族および院内外の多職種からも情報を得てアセスメントしていきます。そして、病状を踏まえて、在宅で実施可能な医療管理やケア方法を見極め、症状マネジメントや家族への指導を行い、在宅療養に必要な支援を検討します。

◆ **医療管理上の課題**

● **症状マネジメント**

がん終末期の場合は、痛みや嘔気などの苦痛症状のマネジメントが非常に重要であり、ある程度緩和されていなければ自宅でのQOLを保つことができません。それらの症状がなぜ起こるのかをアセスメントし、在宅でどのように予防し対処したらよいのかを医療者間で十分に検討します。この段階から在宅医や訪問看護師に相談しながら進めると、スムーズに在宅移行できると思います。

薬物療法については医師や薬剤師、緩和ケアチームと相談し、在宅で可能な安全で簡便な管理方法を選択します。定期薬の確実な投与と苦痛症状増強時の頓用薬の使用、予防的な使用について、患者・家族への指導を行うと同時にサポート

体制を検討します。また、薬物療法以外の予防・対処方法も伝え、生活の中に取り入れることができるとよいでしょう。「急変時にどうしたらいいのか？」という疑問は、すべての家族にとって不安感を増強させる要因の1つですから、「何かあったら、病院に来てください」といったあいまいな内容ではなく、予測される症状、報告や受診が必要な状態を具体的に伝え、適切な対応ができるよう説明します。

●医療管理方法の調整

医療処置や創傷ケアが必要なケースも増えています。長期間の在宅療養が予測される場合には、ある程度のセルフケア確立を目指さなければなりませんが、ターミナル期の場合には、集中的に人的資源を投入し、家族の身体的・精神的負担を軽減するほうが望ましい場合も多いのです。患者・家族には最小限の管理方法を伝え、複雑な処置は医療者が行うよう処置内容を調整してサポート体制を整えます。また、医療管理に伴う費用や医療器材・衛生材料の供給方法についても説明が必要です。特に、医療保険の自己負担が3割の場合は経済的負担が大きくなりますので、配慮しなければなりません。

◆ 生活・介護上の課題

●自立支援

「自分のことは自分でしたい」「歩いてトイレまで行きたい」「食事を楽しみたい」と、誰もができるだけ自立して自分らしく生きることを願っています。苦痛症状やADL低下が、食事、排泄、清潔、睡眠などの日常生活にどのような影響を及ぼし、その人らしさを失わせているかをきちんと観察することが大切です。また、家族や友人との関係や社会とのつながりを維持できているかも情報を得て、支援が必要な問題がないかアセスメントします。さまざまな症状やADL低下と折り合いをつけながら、最期の日々をどのように過ごしたいのかを患者・家族と話し合い、無理のない範囲でセルフケアが行えるよう工夫できるとよいと思います。排泄動作などに絞ったリハビリテーションが効果的な場合もあります。

●家族ケア

入院中、家族は24時間付き添っていないことが多いので、療養生活のイメージができず、漠然とした不安を抱えています。1日の過ごし方やケアの内容を具体的に伝え、家族でできることとできないことを考えてもらい、家族にとっても無理のない介護方法を話し合います。また、患者の心身のつらさを伝え、互いにストレスの少ない療養生活が送れるよう支援します。たとえば、食事については、患者は食欲不振や嘔気、口腔内のトラブルなどの身体症状に苦しんでいるだけでなく、食べたくても食べられないいら立ちや介護者への気兼ねを感じています。「しっかり食べて、長生きしてほしい」という家族の気持ちが、患者にとって負担になることも少なくありません。積極的な栄養摂取が必要な状態ではないことを説明し、好きなものを好きなときに好きなだけ食べてもらうことで、家族との

コミュニケーションを楽しむ時間となるとよいと思います。

●介護体制の構築

患者・家族の QOL を保障するために、患者の現在の ADL と今後の変化、家族の介護力などをアセスメントし、いつ、誰が、どこで、どのように支援するのが望ましいのか、どのような環境が必要かを看護の視点でアセスメントすることが重要です。そして、1 日単位、1 週間単位で必要なケアを伝え、適切なサポートが得られるよう支援していきます。がん患者の場合、比較的 ADL が保たれていることも多いのですが、安楽に過ごすための環境整備や急激な ADL 低下に備えて、介護保険の申請をしておくことをすすめます。

死期が迫った患者が退院することで、多かれ少なかれ、家族は生活パターンの変化を余儀なくされます。患者へのケアを優先せざるを得ない状況の中で、家族の仕事、生活習慣が後回しになることもあります。家族全体や個々の家族員の価値観や生き方を尊重し合いながら、患者の介護との折り合いをつけつつ生活し、かつ、悔いのない介護ができるよう適切な社会資源の活用を調整できるとよいでしょう。

●第 3 段階：つなぐ―必要な医療・ケアをつなぐ

第 3 段階は、退院直前の最終的な準備の段階であり、患者が利用できる制度につなぎ、そして、地域で患者・家族を支える在宅チームへと医療・ケアをつなぐ時期です。

まず、第 2 段階で調整した医療管理方法や生活様式を踏まえて、医療者がかかわったほうがよい内容や頻度に合わせて、在宅での医療チームを選定します。特に訪問看護師は、在宅医療の要となる職種であり、病院での看護を引き継いで在宅でのマネジメントを行う存在ですから、終末期患者にはできるだけ利用をすすめています。在宅チームを新しく結成する際には、在宅医と訪問看護師、ケアマネジャーが協働しやすいよう配慮し、病院の専門医の診療が必要であれば、役割分担を行います。

つなぐ方法は、患者の病状や在宅チームとの関係性を考慮し、適切な方法を選択します。たとえば、在宅チームが入院前から介入している場合には、病状やADL に変化がなく入院前のサービスを引き続き利用するのであれば、電話連絡や看護情報提供書で事足りるかもしれません。しかし、病状に変化がある場合や医療依存度の高い場合、また新規で介入を依頼する場合などは、退院前カンファレンス（表 3）を開催することが有効です。

◆ 退院前カンファレンス

退院前カンファレンスは効果的・効率的に行えるよう、事前の準備が必要です。カンファレンスまでに、患者・家族の思いや多職種からの情報や意見を得ておき、退院に向けた課題や退院後に必要な医療・ケアの内容を整理しておきます。診療

表3　病院における退院前カンファレンス

目的	①関係者が情報を共有し、退院後のサポートについて検討・確認・役割分担を行うことにより、患者・家族が安心感を得られるとともに、スムーズに在宅療養に移行できるようにする ②病院と地域の関係職種同士の“顔の見える関係”づくりをすすめる ③在宅チーム結成の場とする
準備	①患者の状態に合わせて、日程、参加者、場所を調整する ②院内の関係者間で事前の打ち合わせ（院内カンファレンス）を行い、方向性を統一しておく ③地域の関係職種に事前に情報を伝えておく（患者の基本情報・病状、家族背景、ADL、退院後の課題などをまとめた診療情報提供書や看護サマリーをFAXするなど） ④患者・家族にカンファレンスの目的や診療報酬上の負担について説明し、同意を得ておく
内容	・今後の治療方針、病状の変化予測の確認 ・患者・家族の病状理解・意向の確認 ・病状・療養生活上の課題と目標の共有 ・サービス内容と役割分担の確認 ・退院日の決定

　情報提供書や看護情報提供書を送信してあらかじめ情報を共有しておくと、当日の話し合いがスムーズです。在宅チームが支えるのは、患者・家族の“生活”です。生活のあり様に直結する医療管理や今後の病状予測、食事・排泄・清潔・家事などの生活支援について、在宅チームへきちんと伝えます。また、患者・家族が参加する場合には、病棟看護師は不安を軽減できるようにそばに座り、専門用語の説明をしたり、気持ちを代弁したりと配慮します。

　利用できる制度や優先される制度は患者の年齢や診断名、病状、居住地などによって変わってきますので、MSWに相談し、制度に合わせて地域の連絡窓口や調整担当者と連携します。

●退院後の支援―緊急対応への備えとモニタリング

　退院支援は、患者の退院とともに終了するというわけではありません。退院調整部署などの地域の関係機関からの窓口となる部署は、在宅療養開始期から支援体制が整うまでの療養状況を把握し、緊急時に備えるとともに、入院中の退院支援の評価を得るための継続的な支援を行います。ターミナル期においては、在宅死以外は再入院となるため、病状変化時の対応への準備が不可欠です。そのため、退院調整部署では再入院時に患者・家族の意向に沿えるよう、その状況に合わせた病院の受け入れ態勢を調整し、地域との連携窓口としての役割を果たします。

●参考文献

・宇都宮宏子，山田雅子編：看護がつながる在宅療養移行支援．日本看護協会出版会；2017.
・福井トシ子，齋藤訓子ほか編：診療報酬・介護報酬のしくみと考え方：第6版．日本看護協会出版会；2022.
・大阪府福祉部高齢介護室介護支援課：入退院支援の手引き．平成30年3月．2018.〈https://www.pref.osaka.lg.jp/attach/29443/00309358/nyuutaiinnshiennnotebiki.pdf〉［2024.6.6確認］

第5章　入退院支援の進め方と実際

2 入退院支援の実際

1 がん患者への入退院支援

> **事例 1　働く世代のがん患者への支援**
>
> **┃Aさん　40歳代　男性　肺がん　多発骨転移　肝転移**
>
> ### 背景
> 　妻、長男（7歳）、次男（5歳）との四人暮らし。幼い頃に両親が離婚し、引き取ってくれた祖父母は高校生のときに他界。頼れる親戚もなく、苦労の多い生活だった。1年前まで工場で働いており、一軒家（2階建て）を建てたばかり。妻は飲食店で働いていて帰宅が20時頃になることもあり、子どもの世話は近所に住む友人に頼むこともある。
>
> ### 経過
> 　Aさんは3年前に肺がんと診断され、手術や化学療法を受けてきたが、半年前に自覚した四肢の痺れと歩行障害が徐々に増悪し、頸椎転移によるものと診断された。今回、膀胱直腸障害が出現したため入院し、リハビリテーションを行いながら精査を受け、その結果、予後数カ月と診断された。

● 退院に向けた課題

　Aさんは入院当初、積極的治療を受けることを期待していましたが、それが難しいと伝えられてからは、リハビリテーション病院への転院を希望していました。歩行障害のため身の回りのことができなくなっており、介護力の乏しい自宅に帰るのは無理だと考えたからです。医療者側は、予後数カ月という精査結果をAさんにどのように伝え、療養場所の選択についての意思決定支援をどのようにしていくかが最初の課題でした。また、妻は仕事で忙しいのか面会が少なく、入院前はイライラして子どもに当たることもあったようです。

◆ 医療管理上の課題

　入院時に訴えていた両肩の痛みはフェンタニル®パッチ剤の使用により緩和され、呼吸状態も安定していました。しかし、手指の痺れと感覚障害があり、薬袋の開封などの細かい作業は難しい状況でした。また、便秘傾向のため緩下剤が投与されており、軟便が頻回にある状況で、排便コントロールが必要でした。

178

2　入退院支援の実際

◆ 生活・介護上の課題

一番の問題は排泄動作でした。尿便意はかろうじてありましたが、膀胱直腸障害により失禁もしばしばありました。

尿器使用やトイレ移乗の動作は日によってムラがあり、看護師に対して依存的になる場面も見られました。看護師は膀胱留置カテーテルの挿入を提案しましたが、Aさんは「絶対にいやだ」と希望されず、「歩いてトイレに行きたい」と話していました。また、自宅の環境は寝室やトイレなどのある2階が生活の中心であり、歩行が不安定な状況での生活動作を検討する必要がありました。

● 入退院支援のプロセス

◆ 入院前の支援─早期からの情報収集と外来・病棟の連携

外来通院中にAさんを支援していた外来看護師とMSWは、体調管理や生活面の相談を受ける中で、Aさんが積極的治療をできるだけ続けたいと考えていることや、家族をとても大切にしていることを感じていました。入院が決まってから、それまでのAさんの様子や思いを病棟看護師に申し送りました。

◆ 第1段階：合わせる─退院支援の必要性のアセスメントと目標の共有

病棟看護師は、まずAさん夫婦との面談の場を設定しました。ADL向上のためのリハビリテーションを期待していたAさんに対して、予後も含めた病状について知りたいか尋ねると、Aさんは「自分のことだし、家族の今後のことも考えたいので、すべて知りたい」と答えました。主治医より「肝転移、肺動脈腫瘍塞栓があり、半年先のことはわからない」と伝えると、Aさんは「家に帰りたい。できるだけ自宅で家族といい時間を持ちたい。自然なかたちで過ごしたい」と話し、妻も「家に連れて帰ろうと思います。経済的なこともあるので仕事は減らせないけれど、何とかなると思う」と応じました。

◆ 第2段階：整える─療養の場に移行するためのチームアプローチ

薬物療法により症状緩和が図られており、継続的な投薬と管理が必要でした。フェンタニル®パッチ剤の貼り換え時間を妻が可能な時間帯に変更し内服薬は朝夕の2回にまとめました。また、排便についてはやや硬めになるよう緩下剤の量を調整し、便失禁を減らせるようにしました。

自宅退院を目指すことが決まると、Aさんはリハビリテーションに一層励むようになりました。自宅の居室が狭いため、車いすは使用できないとのことでしたので、あちらこちらにつかまりながらでもトイレまで歩行できるようになることと、夜間や調子の悪いときは転倒予防のため、尿器を使用できるよう尿器での排尿方法を習得することを目標としました。

Aさんは当初、「自由に過ごしたいから、在宅サービスを入れたくない。しんどくなってから、サービスを使おうと思う。自分で何でもする」と話していました。そこで、病棟看護師が改めて病状変化やADL低下の可能性、転倒リスクに

179

ついて説明したところ、訪問看護などのサービス利用についての理解が得られ、介護保険を申請しました。また、妻の来院が少なく具体的な調整が進められなかったため、病棟看護師が電話で妻の思いを聞きました。退院調整看護師は、症状緩和と24時間対応が可能な在宅医と訪問看護ステーション（訪問リハビリテーションも含む）を選定し、MSWはケアマネジャーの調整を行いました。

リハビリテーションによってAさんの歩行状態は徐々に安定してきましたが、病棟看護師は楽観的に構えているAさんとの間で在宅療養のイメージにギャップを感じていました。Aさんが本当に厳しい病状を理解しているのかがわからず、好きなように動いて転倒するのではないかと危惧しました。そこで院内の関係職種でカンファレンスを開催し、Aさんの思いや背景についてそれぞれが得た情報を共有し、支援の方向性を確認しました。理学療法士によると、Aさんは「今回は最後の退院だと思う。家族と旅行したい。動けなくなったら入院したい」と話していたとのことで、「できるだけ長く家族と過ごすための体制づくりと、子どもへの配慮や妻へのサポートも行う」ことを話し合いました。

◆ 第3段階：つなぐ―必要な医療・ケアをつなぐ

退院に向けて、在宅医、訪問看護師、ケアマネジャーとの退院前カンファレンスを開催しました。まず、医療者間での情報共有を行い、病院スタッフが危惧している転倒のリスクなどを在宅チームに伝えました。在宅医からは、「転倒することを心配していたら、家では何もできない。転倒したときにどう対応するかを考えよう」との助言を受け、在宅ではある程度のリスクはやむを得ず、安全管理が重要視される病院との違いについて考えさせられました。

その後、Aさんと妻も同席し、在宅チームの紹介とサポート体制、予測される症状への対応方法や緊急時の連絡方法について説明し、具体的なサービス内容について話し合いました。Aさんも妻も、「すべてが不安。何が必要かは帰ってみないとわからない」と話しましたが、訪問診療と訪問看護、訪問リハビリテーション、電動ベッドと車いすのレンタルの利用は希望しました。妻が不在時の訪問介護については、退院後に必要と感じたら利用することになりました。経済的な負担を気にしてのことのようでした。

Aさんはカンファレンスの3日後に退院しました。退院の際、病棟看護師が妻に「頑張ってくださいね」と声をかけたところ、ポロポロと涙を流しました。退院する喜びより、不安でいっぱいだったのかもしれません。そして、「いよいよご退院ですね」と声をかけた退院調整看護師に、Aさんはとても寂しげな笑顔を浮かべて「あとどのくらい生きられるんですかね？」と尋ねました。「それが一番気がかりなことなんですね」と返すと、Aさんは黙って目を伏せました。

退院当日には在宅医、訪問看護師、ケアマネジャーが自宅を訪問し、契約や訪問頻度の相談を行いました。

2 入退院支援の実際

◆ 退院後─緊急対応への備えとモニタリング

　診療については在宅医にバトンタッチし、病院は在宅医の依頼があれば検査や緊急時の受け入れを行うことになりました。介護力が十分でない状況ですので、ADL が低下すれば（特に排泄動作が難しくなれば）、在宅生活の継続が困難になることが予測されます。在宅チームからの相談窓口は地域医療連携センターですが、時間外にも確実に対応できるよう、電子カルテには緊急時の救急外来での受け入れを依頼しました。

＊

　A さんは、約 3 カ月間自宅で過ごしたあと、下肢麻痺の進行により歩行が困難になりホスピスに入院、2 週間後に亡くなりました。自宅では、何度か転倒し訪問看護師がかけつけたこともあったそうですが、息子さんに車いすを押してもらい買い物に出かけるなど、家族との時間を楽しむことができたようです。

　「自然なかたちで過ごしたい」という A さんの言葉はどのような意味だったのでしょう。幼少時には家族に恵まれなかった A さんがやっと手に入れた家庭での最後の時間。さまざまなサービス提供者が入り込まずに、普通の生活を営みたかったのかもしれません。その人らしさを守るために、終末期でもできる限り自立を目指し、起こり得るトラブルへの対応方法を関係者で共有し、必要最小限のサポート体制を構築することの大切さを考えさせられた事例でした。

2 非がん疾患患者への入退院支援

事例 2 ｜ 慢性閉塞性肺疾患患者への在宅療養継続のための支援

B さん　90 歳代　女性　間質性肺炎、慢性呼吸不全、肺動脈性肺高血圧症、認知症、慢性閉塞性肺疾患

背　景

　夫（90 歳代・要支援 2）と二人暮らし。要介護 2。夫は循環器疾患、軽度認知症があった。長男・次男はともに遠方在住であり、毎日電話で安否確認を行う、ときどき自宅を訪問する、受診時に同行するなど、可能な範囲で支援を行っていた。訪問診療・訪問看護・訪問介護・配食サービスなど利用しながら、B さん・家族の希望である、夫婦二人の生活を継続していた。

経　過

　2013 年 12 月～2014 年 1 月　在宅医からの紹介で、慢性呼吸不全急性増悪のため即日入院し、HOT 導入となった。

第5章　入退院支援の進め方と実際

● 今回の入院までの経緯

年月	Bさん・家族の状況	退院支援計画の内容
	Bさん・家族の意向	＊訪問看護へつないだこと 訪問看護の意見・実践など
1回目の入院 2017年9月	●慢性呼吸不全急性増悪にて即日入院し、NPPV導入 ・NPPVの装着方法など指導を行うが手技が曖昧。その都度指導が必要 ・筋力低下を認めるため、退院後もリハビリテーションの継続が必要 ・高齢者世帯であり、酸素管理が困難と予測	・地域包括ケア病棟のあるC病院に転院し、リハビリテーションとNPPV装着の練習を行ってから自宅退院を検討 ・退院後の生活に向けた医療処置（HOT、NPPV管理）、介護の指導 ・ケアマネジャーから入院前の支援上の課題を確認し、ADL評価や本人・家族が実施可能な内容について検討
	Bさん：自宅に帰りたいが、転院してリハビリをしてからでもいい。 長男：現在の状況では自宅に帰ることは難しいと先生から聞いた。元気なうちに家に帰って生活したい。	＊ケアマネジャーに、C病院地域包括ケア病棟からの退院後、訪問看護の導入を依頼
2回目の入院 2017年11月	家族の強い希望により訪問看護を導入して、C病院から自宅退院。長男夫婦が自宅に滞在し、NPPVをBさんと夫が使いこなせるように工夫と練習を重ねた。 ●1週間ほどで急性増悪をきたし、当院に緊急入院	・本人・家族の療養方法、場所などに関する意思決定支援 ・退院後の生活に向けた医療処置、介護の指導（NPPV管理指導継続） ・在宅支援体制の見直し（訪問看護・訪問介護・家族の連携）
	Bさん：家に帰りたい 長男：病状がよくなったのであれば、自宅に帰らせたい	＊本人・長男ともに自宅退院を希望。夫と二人暮らしの再開となる。 ＊体調は改善したが、服薬管理やNPPV、HOTの管理に見守りが必要。異常の早期発見や、体調の悪化をできるだけ最小限にとどめる支援が必要となる。 **訪問看護師**：Bさんの状態が終末期に入っているという認識を共有し、状態が安定している間に療養型を含めた施設入所を検討することが望ましい。 ・呼吸リハビリテーションや入浴介助、服薬管理などを実施。 ・Bさんや家族とともにNPPVの操作やHOTの流量変更の自立を目指した方法を検討。
2018年4月	・指導内容を忘れてしまい、自主的な呼吸リハビリテーションは難しい ・起床時間が遅く、服薬時間がずれる。内服忘れが非常に多い ・夫も物忘れが少し増える	**訪問看護師**：ケアマネジャーと相談の上、長男に施 ⬇　　　　　設入所を提案 **長男**：（療養の場の変更は）今は必要ではない
2018年5月	・会話の中で忘れていることが増える ・夫も物忘れが増え、血圧上昇・徐脈など体調が不安定	**訪問看護師**：Bさんと夫の状況を長男に報告し、施 ⬇　　　　　設入所の検討について相談 **長男**：（施設入所は）もう少し様子を見たい
3回目の入院 2018年6月	●呼吸困難感とSpO2低下を認め、当院に救急搬送 ・医師から長男の妻へ説明「肺は経過とともに徐々に悪化してきている。今回軽度の肺炎であるが、呼吸不全は重症化している。急変はあり得る。急変時にNPPVは行うが、挿管しての人工呼吸管理は行わない。心臓マッサージは家族が来るまで行うが、それ以上は行わない予定」 ・夫は緊急時の連絡等の対応は難しい	・本人・家族の療養方法、場所などに関する意思決定支援 ・退院後の生活に向けた医療処置・介護の指導 ・利用するサービス担当者との連絡・調整 ・急性増悪に伴いADL低下を認めたため、リハビリテーション目的でC病院地域包括ケア病棟に転院調整（自宅退院を目指す意向）

	Bさん：夫を一人にできない。二人で自宅で生活を続けたい。 長男：施設に入ると筋力が衰えるので、在宅で生活を継続できるようにしてほしい。まだ5年は大丈夫だから、施設の仮申し込みも行っていない。最期まで在宅を希望。	訪問看護師：今回の入院時に、DNARについての話し合いがあった。予後予測は難しいが、再度急性増悪をきたす可能性を考えた体制づくりが必要。長男は「最期は家で」と話すが、「あと5年は大丈夫」という発言もある。支援者は終末期に一歩近づいたと考えておくことが望ましいと考える。
2018年7月	・リハビリテーション目的でC病院に転院したが、Bさんの退院希望が強いため家族と相談のうえ、2週間後に自宅退院。 ・Bさんの認知症状は入院前よりも明らかに進行（冷蔵庫にヘルパーがつくった食事が入っていることを忘れ、夫が買い物に出る。Bさんが通信販売で商品を購入し大量に商品が届く。薬の飲み忘れは続く。酸素流量の変更を忘れる、カヌラの再装着を忘れる）。 ・両下肢浮腫、尿失禁の頻度が増加。椅子からずり落ちる。歯肉炎を発症。 ・Bさんは「大丈夫」と言うが、やや活気がなく、以前より口数が減る。数々の生活の困難さが増えた。	

● 入退院支援のプロセス

◆ 入院前の支援—早期からの情報収集と外来・病棟の連携

2019年3月、主治医はHOT調整と包括的呼吸リハビリテーションを目的とした入院をすすめましたが、Bさんは「主人を一人にできないから」と入院を断る状況が続きました。外来看護師は受診時のBさんと長男の病状に関する受け止めや理解を確認しながら、呼吸器疾患と生活に関するパンフレットを用いてリハビリテーションの必要性について説明しました。その結果、Bさんは「これならできると思う」と話し、長男は「家ではじっとしたままです。いいパンフレットをもらったから、とりあえず母に頑張らせます。父と二人暮らしだから継続するか不安ですけど、声をかけます」と話し、2019年7月に入院が決まりました。

入院申し込み時に、入院支援センター看護師が退院支援スクリーニングを行いました。①高齢者世帯であること、②退院後に医療処置（HOT、NPPV）が必要であること、③リハビリテーション目的の入院であり、在宅サービスを利用していることから、退院支援の必要性は「あり」と判定しました。

◆ 第1段階：合わせる—退院支援の必要性のアセスメントと目標の共有

包括的呼吸リハビリテーションは2週間のクリニカルパスで運用しています。ケアマネジャーからの入院時情報提供書、訪問看護師からの看護サマリーを基に、病状とあわせて生活に関する課題の情報収集を行いました。

ケアマネジャーからは「ご自分の身の周りのことで精一杯です。家事はすべてヘルパーやご主人がされています」という情報をいただきました。訪問看護師からは「自主的な呼吸リハビリテーションの実施は難しい。散歩や室内筋力運動を追加で行っており、疲労感を伴うが、息切れは安静にすることで軽快する。しばしば薬の飲み忘れがある。Bさんは大丈夫と言うが、前日のことは忘れていることが多い」などの情報をいただきました。

退院支援計画書は主に表4の内容で作成しました。

第5章　入退院支援の進め方と実際

表4　退院支援計画書の内容

○退院に係る問題点、課題など	●退院へ向けた目標設定、支援概要、期間
・再入院の可能性がある、または病状が不安定である ・継続したリハビリ・療養が必要である ・介護や医療処置に準備や練習が必要である ・必要に応じて在宅支援チームと情報共有し連携をはかる	〈退院計画の目標〉 ・安心した療養生活が送れるよう、在宅支援体制を整える ・訪問看護の内容を確認し、入院中の支援内容を引き継ぐ 〈支援概要〉 ・Bさん・ご家族の療養方法、場所などに関する意思決定支援 ・利用するサービス担当者との連絡・調整 〈支援期間〉 2019年7月○日〜退院まで

◆ 第2段階：整える─療養の場に移行するためのチームアプローチ

●病棟カンファレンス

　入院1週目に主治医、病棟看護師、理学療法士、作業療法士、薬剤師、管理栄養士、患者支援センター看護師でカンファレンスを行いました。

主治医：細菌性肺炎を繰り返しており、緑膿菌保菌者。在宅酸素は安静時1L/労作時2Lに変更。NPPVはIPAP：14、EPAP：6、RR：18、吹き流し：4L。SABA吸入後、スパイロ1秒率68.9％。COPDも確認されたため、今回の入院でLABA開始。

病棟看護師：内服薬・吸入薬管理、酸素やNPPVの管理に声掛けが必要。

理学療法士：座位での軽作業などで呼吸困難感（＋）。カヌラ1LではSpO$_2$：80％台持続する様子あり。修正Borg4。酸素カートを押してトイレ移動可能であるが、カヌラの付け忘れなどあり。自宅でも酸素流量の調節はしていなかった。安静時でも吸気時に肩甲骨挙上がみられやすく、腹式呼吸を指導すると改善あり。呼吸仕事量軽減のため、可能な範囲で腹式呼吸を意識するように指導。外泊中に家族付き添いのもと、自主トレーニングを実施することや、腹式呼吸を意識すること、活動量確認のため万歩計を装着することを指導している。

　これらの状況を踏まえて、次のように退院（試験外泊）に向けた課題と目標を共有しました。

〔退院に向けた課題〕

　酸素流量は減量になったが、新たにCOPDが確認され、吸入薬が増えている。入院時のケアマネジャーや訪問看護師からの情報提供と入院中の指導状況を併せて考えると、セルフケアの確立は難しそうである。

〔退院に向けた目標〕

　試験外泊中に今回入院時の指導内容がどこまで実施できているか、Bさんのセルフケア能力、家族の支援状況を確認する。

●試験外泊後

　2日間の試験外泊後、試験外泊中の様子について、Bさん、家族は次のように話されました。

〔Bさん・家族の意向〕

Bさん「家ではだいたい座っていました」

家族「万歩計は忘れてしまったのですが、トイレと食卓に行くとき以外はずっと座っていました。運動してほしいが、パンフレットを渡してもどこに行ったかわからなくなるし、壁にはすでにいろんな物を貼っているから、習慣付けて身体で覚えるしかないと思います」

試験外泊の結果から、次のように課題を共有しました。

【医療管理上の課題】

・症状マネジメント：試験外泊では指導内容を自宅で活かせている可能性は低く、家族の支援体制も変化は望めない。

・医療管理方法の調整：退院後の呼吸リハビリテーション目的の通院について、夫は運転免許証返納を検討していることがわかった。家族も1回/週の通院に対応することは難しく、訪問看護師が呼吸リハビリテーションを行い、受診時に呼吸状態の評価を行う。訪問看護師と当院理学療法士が連携し、情報共有を行う。

【生活・介護上の課題】

・自立支援：日常生活上の呼吸苦について尋ねると、回答内容がよく変わり、実際には食事動作にやや呼吸苦があった。入浴などの日常生活の動作指導は覚えにくく、混乱する様子も見受けられたことから、ゆっくりと動作を交えながら指導を行う。疲労があると間違いが多くなる傾向にあり、介助者がBさんの状態を理解し、より安楽で安全な介助方法を習得することが現実的である。

・介護体制の構築：基本的には入院前の支援体制と大きく変更はないが、介助者はBさんの安楽な動作についての理解が必要である。

◆ 第3段階：つなぐ—必要な医療・ケアをつなぐ

●退院前カンファレンス

出席者：Bさん、夫、長男、次男、訪問看護師、ケアマネジャー、主治医、研修医、病棟看護師、作業療法士、理学療法士、管理栄養士、薬剤師、外来看護師、患者支援センター看護師

〔Bさん・家族の意向〕

Bさん「リハビリをして、少しは動くのが楽になったように思います」

長男「訪問看護師さんの負担が大きくならないか、心配です」

〔入院中の経過、看護、介護について〕

・肺高血圧症は改善傾向。酸素流量設定を変更後も酸素化は良好である。

・今回の入院でCOPDを確認した。薬剤師が吸入薬（LABA）の指導を行い、病棟看護師は内服前後の確認、吸入薬の手技の見守り、HOT・NPPV管理の見守り・声かけを行った。

・理学療法士・作業療法士によるリハビリテーションを実施。運動機能は改善し

た。

・管理栄養士は低栄養状態改善に向けた指導を実施した。

●必要な医療処置・介護

・NPPV は上手く装着できている。在宅酸素への切り替えが上手くできていないときがあるため、注意が必要である。吸入薬の操作は見守りが必要である。

・自主練習メニューのパンフレットを作成した。1 人で実施は難しいため、自宅でのリハビリテーションに活用してもらいたい。

　基本的には他者による支援が望ましく、訪問看護師とケアマネジャーに日常生活の動作指導、代替法の伝達を行った。

・食事量不足とエネルギー消費量の亢進による慢性的なエネルギー摂取量不足の状態にあるため、長男に栄養補助食品の必要性と内容について説明し、1 日 2 本を目安に導入を依頼した。

◆ 退院後の支援─緊急対応への備えとモニタリング

　退院後のサービス内容は、訪問診療・訪問看護・訪問介護・配食サービスなどの利用に大きく変更はありませんが、訪問看護報告書に体重や吸入手技指導、呼吸状態などの観察内容が細やかに記載されていました。当院の理学療法士らと直接情報共有を行うなど、院内外の多職種連携が促進されています。

●病院と地域の連携に向けて

　肺疾患の終末期の特徴として、急性増悪を繰り返しながら、徐々に機能低下し、最後は比較的急な経過をたどることが挙げられ、終末期の判断は難しいと感じます。院内外の支援者には、栄養や運動、薬物療法や酸素療法を生活の中に取り入れながら体調を維持すること、急性増悪の兆候をとらえて早いタイミングで治療を行い、機能低下を予防すること、人生の最終段階を視野に入れた支援が求められます。

　B さんは包括的呼吸リハビリテーション目的の入院以外は、急性増悪による緊急入院でした。急性増悪を繰り返すたびに ADL が低下し、急性期病院の治療後、リハビリテーション目的に地域包括ケア病棟への転院を経て在宅療養生活を再開しています。この急性期病院⇒地域包括ケア病棟・回復期リハビリテーション病院⇒在宅⇒急性期病院…という、慢性疾患の経過の中に時々急性期の治療が必要になるサイクルが、非がん疾患患者の支援の特徴といえます。がん患者の終末期と比較すると、年単位で支援を行うことになります。

　いずれにしても、本人・家族の意思決定を基盤に、院内外の多職種が支援の方向性を検討するプロセスは欠かせません。訪問看護師やケアマネジャーは、病院という非日常での意思決定ではなく、日常の中で話される生活や生きることへの希望を知る存在であると思います。

　B さんの直近の 1 年を振り返ると、訪問看護師が体調変化に気づき、早期の抗

菌薬内服によって再入院を回避できた時期がありました。また、理学療法士による訪問リハビリテーションを導入するなど、体調変化へ細やかに対応されていました。

　包括的呼吸リハビリテーション目的の入院から1年後、Bさんと長男に話をうかがうと、2人とも「あの時（3回目の入院）が一番危ないと思った」と話されました。急性増悪は死を意識する体験です。また、Bさんは「2人とも90歳を超えています。主人は寝てばかり。朝起きて顔をのぞき、あ、息してるわって思うんですよ」と話されました。これがBさんの大切な日常なのだと感じました。長男は、「訪問に来てくださる人たちには本当にお世話になっています。今は何とか自分で考えて生活していますが、施設に入ると母は自分で考えることをやめてしまうと思うのです。『あと5年は大丈夫』と言ったのは、そう言わないと自分も父も母も頑張れないと思ったからです」と話されました。遠方に住み、同居は難しい状況の中で両親を支える長男の思いを感じました。

　不安定ながらも生活が継続できること、これは院内外の支援チームの連携の成果だと思います。Bさんの望む暮らしについて話し合いを繰り返し、徐々にBさんと家族、院内外の支援者は相互の理解を深めていったように思います。入退院支援は入院時だけでなく、長く寄り添う支援でありたいと思います。

第**6**章

エンゼルケアの実践

第6章　エンゼルケアの実践

1　エンゼルケア実践のための基礎知識

1　エンゼルケアとは

● エンゼルケアの定義と目的

「エンゼルケア」は、以前は「死後の処置」とも呼ばれ、死亡確認後に行われるケアを意味していました。「死後の処置」は、厚生労働省の検討会「在宅患者の死亡時における看護師等の関わり方について」では、「遺体を清潔にし、生前の外観をできるだけ保ち、死によって起こる変化を目立たないようにするための処置」[1] と定義されています。一方、「エンゼルケア」は現在では、「死後の処置」だけにとどまらず、遺体の整容などのケアを通して療養者の尊厳を保ち、家族の悲嘆に対するグリーフケアをも含むととらえられています（表1）。

● 訪問看護師がエンゼルケアにかかわる意義

エンゼルケアはターミナルケアから切り離されるものではありません。生前から療養者との関係を築き、その人らしく生きることを支えてきた最期に行うケアです。私たち訪問看護師は、療養者の希望や意思を反映した整容を行うとともに、かけがえのない家族を喪失する悲しみを抱えながら介護してきた家族が「看取ることができた」と思えることに、エンゼルケアの意義があると考えます。

訪問看護は、療養者の生活習慣、家族の関係性、生活の環境などがそれぞれ異なる生活の場で看護を行います。そのため、生前のかかわりの中で信頼関係を構築し、療養者自身の望むその人らしさとは何かを、しっかり理解することが重要です。人としての尊厳を保つには、その人が生前に大切にしてきたことに価値を置いてエンゼルケアを行うことが大切です。

また、家族にとってもエンゼルケアは最期のケアになります。今までの病気の進行による心身の苦痛から解放された療養者への労いとともに、安堵感、そしてとうとう別れのときが来てしまったという悲しみの中で行われます。訪問看護師

表1　エンゼルケアの目的

・遺体のケア（遺体管理・死後の処置）
・療養者の生前の尊厳や家族の尊厳を保つケア
・家族へのグリーフケア

1　エンゼルケア実践のための基礎知識

は家族のそれぞれが最期にしてあげたいことができるよう、援助することが大切です。そうすることで「皆ができる範囲で最善を尽くした最高の看取りである」ことが意識づけられ、家族の満足感や達成感を高めることにつながります。

2 遺体の変化に合わせた管理

● 遺体の変化

遺体は診療の結果であるといわれます。私たちは訪問看護を通して療養者の最期を迎える過程に寄り添っています。そして、亡くなる前に起きた身体の変化も理解しています。療養者（遺体）の尊厳を守るためにも、死によって起こる変化を予測し、できるだけ最小限にすることが重要です。そのためには、遺体の変化を正しく理解しておく必要があります。

「死」を迎えると生体を維持していた恒常性や免疫機能が失われ、遺体の内部では物理学的、化学的、微生物学的変化が時間の経過とともに起こります。在宅で亡くなった場合は病院と異なり医療の介入や補液量が少ないことが多く、緩やかに死に向かうこともあって腐敗などしにくく、一般的に"比較的よい状態"であるといわれています。

ここでは、遺体の主な変化とその特徴をまとめます。

◈ 体温維持機能の喪失

恒常性の喪失によって体温を維持する機能が消失し、熱はつくられないが下がりもしない状態となり、周囲の環境温度へ同化することになります。そのため遺体が安置されている部屋の気温や湿度、衣類、寝具に大きく影響を受けるようになります。

◈ 蒼白化、死斑

心臓停止により血液の循環が停止し、血漿と血球が分離して比重の重い赤血球が身体下部に集中します。そのため死後30～60分で顔面は蒼白化し、背面部に死斑が現れます。

◈ 色調変化（黄疸変化）

ビリルビン色素の変化（酸化）によって色調の変化が生じます。皮膚や眼球の白目部分は肉眼的に確認できます。顔全体、特に眉毛、ひげ、髪の生え際に強いクスミが現れます。死後24～36時間で黄色から淡緑色に変化します。

◈ 筋の弛緩と硬直

死によって中枢神経の支配が失われると随意筋が不随意状態となり、死後硬直前のわずかな時間に弛緩が発生します。このときの表情筋の弛緩が、穏やかな表情をつくるといわれています。

しかし、死後1時間後より硬直が始まります。一般的に最初に顎関節硬直が現

第6章 エンゼルケアの実践

表2 看護行為起因の遺体悪化処置

原因発生	看護処置内容	悪化発生原因	遺体悪化状況
死亡前	サージカルテープ	反復する角質層剥離	軽度の革皮様化発生
	チューブ類の接触	接触部位の表皮変化	発赤や形態の変化
	血圧測定時の過加圧	血管透過性の亢進	前腕部の点状出血
	穿刺ミス	皮下への出血	皮下への血液浸潤
死亡後	合掌・顎閉じ行為	バンド等での拘束	局所の浮腫が発生
	包帯や下着の交換	過度の圧迫，拘束	浮腫や水疱の発生
	遺体の髭剃り行為	剃刀での表皮剥奪	強い革皮様化現象
	遺体への末期の水	口唇部の乾燥亢進	口唇の変形・変色
	遺体への綿詰め	不適切な挿入処置	粘膜の損傷・出血
	カテーテル類抜管	表皮のみの縫合	多量の皮下血液浸潤

(伊藤茂：遺体管理の知識と技術：エンゼルケアからグリーフケアまで. 中央法規出版：2013. p.119.)

れ、その後上肢から下肢へ移行します。下顎呼吸は顎関節の筋硬直を早める因子であるため、生前に下顎呼吸がみられた場合は早期に口腔ケアや顎固定を行う必要があります。

◆ 乾燥

代謝機能の停止と水分補給停止によって、乾燥が進行します。遺体内の水分量は年齢による変化が大きいですが、遺体と周囲湿度との差が大きいほど乾燥が起こりやすくなります。安置場所は生体に快適な環境となっているため、乾燥の亢進を予防することが重要です。クリームなどにより人工的に皮膜を形成することや、温度や湿度による環境の調整が必要です（次項参照）。乾燥によって生じる変化としては、色素の濃縮、柔軟性の消失、変形、線維組織の収縮があります。

◆ 腐敗

健常な人であっても体内に多くの細菌が常在しています。死後、恒常性が失われることで酸素分圧の減少・炭酸ガス分圧の上昇によりアシドーシスが亢進し、急激に大腸菌などの嫌気性菌などが増加します。また、遺体内でも細菌増殖のための環境は整っており、腐敗が起こります。これは死亡前の状態や遺体の周囲環境によって大きく影響を受けるものであり、適切な処置が重要となります。

◆ その他

遺体自体の変化だけでなく、死亡前のケアや死亡後のケアによって生じる遺体の変化があります（表2）。可能な限り損傷が少なくなるよう、適切なケアの実施が大切です。

● 温度管理（冷却）と乾燥予防（保湿）

遺体自体の変化は不可逆的で止めることはできませんが、よりよい状態を保つためにできることがあります。それは冷却による温度管理（腐敗予防）と保湿による乾燥予防です。

◆ 環境調整

遺体にとって最もよい環境は「気温 4〜6℃」「湿度 70%」です。室温は低ければ低いほどよいですが、エアコンを使用すると必ず湿度が下がります。しかしこの環境は、寄り添っている家族にとっては決してよい環境ではありません。遺体の体幹部の冷却をしっかりすれば、周囲の人が「少し寒いかな」と感じる程度の室温でよいでしょう。湿度は加湿器の使用や布団などで覆うなどして、できる限り高い湿度（40%くらい）を保つようにすればよいでしょう。また、直接、エアコンや扇風機の風が当たらないように注意しましょう。

◆ 直接的なクーリング

遺体の胸腔内温度と腹腔内温度を下げることを目的に、体幹部に氷や保冷剤などをのせて冷やします（図1）。死亡直後からの冷却が重要です。

◆ 背面の粗熱を取る

背中とベッドとの密着度が高いと保温性が高く、クーリングの効果が下がります。特に死亡前まで発熱があった場合は要注意です。清拭や更衣、シャワー浴などで熱を取ります。

◆ 乾燥予防

清拭やシャワー浴などでますます遺体の油分は奪われ、乾燥が進みます。したがって油分の多いクリームを塗布するなど人工的に皮膜を形成する保湿ケアが重要になってきます。特に顔は常に外気に触れているため、念入りに行います。乾燥傾向が強いと口や目が閉じにくくなってしまうこともあります。口唇は、オリーブオイルなどを塗りラップ材でパックするとよいでしょう。目は眼球自体の

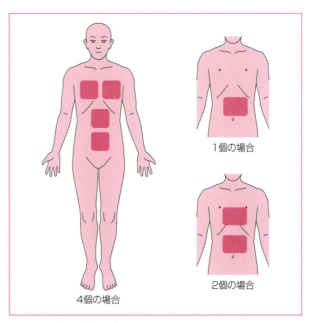

図1 保冷剤を置くポイント

水分量も減り、眼球の裏側が痩せて落ち窪んでしまうことや、乾燥により眼瞼が下がらず閉じないことがあります。その際には眼球にオイルを滴下したり、水で濡らした薄い綿花を結膜と眼球の間に挟むなどの方法があります。

●引用文献

1) 厚生労働省：在宅患者の死亡時における看護師等の関わり方について．第7回あらたな看護のあり方に関する検討会：資料2．2002．厚生労働省ホームページより．〈https://www.mhlw.go.jp/shingi/2002/11/s1119-2b.html〉[2024.6.3確認]

●参考文献

・伊藤茂：遺体管理の知識と技術：エンゼルケアからグリーフケアまで．中央法規出版；2013．p.66-75，p.87-91．
・角田直枝：癒しのエンゼルケア．中央法規出版；2010．p.2-9．

2 在宅におけるエンゼルケアの実際

1 エンゼルケアの流れ

　在宅のエンゼルケアは療養者の自宅で行うため、まず家族の意思を確認しながら進めます。臨死期を迎えたころ、エンゼルケアの意向について家族と相談する機会を持つことが重要です。最期にしてあげたいケアや家族の思いを事前に聴いておけば、エンゼルケアに活かすことができます。最期まで家族の思いに寄り添いながらケアすることが大切です。

　エンゼルケアに必要な物品は生前に行ってきたケアと大きく変わることはないため、自宅にある物を使用します。すべてのケアに家族が参加することが可能なので、看護師から積極的に声をかけ参加を促すことも必要でしょう。また、家族と行うことでその人らしさが出て、自然で穏やかな表情に整えることができるのだと思います。

　ここではエンゼルケアの主な流れとポイントを紹介します[1]。

①**家族に、エンゼルケアの手順と準備する物品の確認**
②**洗髪、頭皮のマッサージ**
③**顔の各部位の保清**
　・目、鼻、耳の汚れを綿棒、蒸しタオルなどで除去する。
　・髭の整え方は家族と相談する。剃る場合は電気カミソリを使用する。
④**顔全体の保清とマッサージ**
　・クレンジングクリームなどで汚れを除去後に蒸しタオルで清拭する。その後、油分の多いクリームでマッサージを行う。
⑤**口腔内の清掃**
　・遺体によっては下顎硬直が死後1時間で発生するため、最初に行うこともある。
　・歯ブラシ、綿棒などで汚れを除去する。必要に応じて含嗽液や食酢を使用して清拭する。義歯を装着する場合は、口腔ケア実施後、早めに入れる。
　・口唇の乾燥が強い場合はリップクリームやオリーブオイルなどをたっぷり塗り、ラップ材でパックするとよい。
⑥**身体の清拭（排泄物の処理なども含む）**
　・体位変換時にベッド柵にぶつけたり不自然な体位になったりしないよう、体

幹や四肢をしっかりと支え、身体の位置を安定させる。

・尿は恥骨上部から下に向かって手で圧迫し排泄させる。便は下腹部をマッサージして排泄させるが、排泄されない場合は摘便する。

・着衣から出る手や足先には油分の多いクリームを塗布する（乾燥予防）。

⑦更衣

・家族が準備した衣類に着替えさせる。更衣時は清拭時と同様、四肢や体幹の姿勢保持のため頭部や手足の支持に注意を払う。

⑧目と口の補整

目：眼瞼が開いたままの場合や目が落ち窪んでいる場合は、眼瞼のマッサージ後に結膜と眼瞼の間に綿花やティッシュを薄く伸ばしたものをはさみ、静かに眼瞼をかぶせる。また乾燥が強い場合はオリーブオイルを滴下する。

口元：義歯が装着できそうであれば調整する。歯肉が痩せ、義歯が安定しなければ綿花を薄く伸ばしたもので歯肉を覆い、厚さや高さを補整する。口唇のマッサージをし、歯に覆いかぶせるように唇を閉じる。

・口唇は乾燥していることが多いため、リップクリームやオリーブオイルなどを塗布しておく。

頬：頬がこけて見える場合は頬にも綿花などの人工物を加え補整する。球状の綿花を入れると一部だけが膨らみ不自然となるため、平らに伸ばしたものを何枚か重ねて入れる。

・口が開いてしまう場合は、早めに枕を高くし、顎の下に丸めたタオルを入れておくとよい。口が開かなくなったらタオルは取り外す。

⑨メイク

・ヘアスタイルを整える。

・メイクは家族中心に本人らしさが現れるように行う。生前と違って遺体の皮膚は水分や油分が少ないため、ファンデーション等は保湿効果の高いものや油分の多いものを使用するとよい。

・メイクをしない場合も乾燥を抑制するため、油分の多いクリームを塗っておく。

・時間の経過とともに遺体は変化すること、変化に応じてその都度葬儀業者が補整してくれることを家族に伝えておくとよい。

⑩クーリング

・家族に必要性を説明し、胸部と腹部を保冷剤などで冷やす。

2 実践 Q&A

Q1 エンゼルケアの話は家族にいつ、どのようにするとよいですか？

A 医師から家族に、生命に危険がせまっている状態もしくは最期の時が近づいているといった説明があったあと、看護師は家族がこの状況をどのように受け止めているのか思いを表出してもらうために、話をする機会をつくりましょう。その際に今後のケアのことを相談しながら、最期のケアについて提案するとよいでしょう。

Q2 綿詰めは行ったほうがよいですか？

A かつては体液や排泄物の漏出を防ぐために、あらゆる体腔（鼻、口、耳、肛門、膣）に綿詰めが行われてきましたが、亡くなる直前の状態に応じて必要性を判断するようにしましょう。

Q3 ストーマや創傷の手当てはどうしたらよいですか？

A ストーマや創傷の手当ては、それまで使用していたパウチや衛生材料を使用して処置します。汚染しているようであれば、新しいものに交換しましょう。ただし、死亡後は乾燥や体温低下によって交換したパウチなどが密着せず、もれる危険性があります。生前使用していたものが使用できそうであれば、交換しないほうがよいでしょう。

Q4 顎は結ぶほうがよいですか？

A 下顎が落ちて口唇が開いてしまうときに顎を結んで固定することは、かえって遺体に傷をつけることになります。下顎を上げるにはタオルと枕で傷をつけないように固定するとよいでしょう。また、頭部に高めの枕などを挿入し頸部を前屈させる方法もあります。併せて行うと効果が上がります。

第6章 エンゼルケアの実践

3 在宅における実践事例

> ### 事例 1 妻と娘といっしょに行ったエンゼルケア
>
> | Aさん　60歳代　男性　上葉肺腺がん　膵体部がん　多発性骨転移
> | 妻と次女と三人暮らし
>
> #### 経　過
> 　入退院を繰り返し、放射線治療、化学療法を継続しながら腹腔下での胃空腸バイパス術、閉塞性黄疸に対するPTCD（経皮的経肝胆管ドレナージ）チューブ留置が行われる。しかし、病状進行により全身倦怠感が悪化したため抗がん剤治療を終了、緩和治療に専念することとなる。妻と次女の介護を受け自宅で療養。痛みのコントロールは比較的良好、体調のよいときには念願であった句会に出席したり、高校時代の友人が訪れると一緒にビールを飲み食事をすることもあった。

◆ エンゼルケアの提案

　退院から2カ月、Aさんは徐々に食事がとれなくなり、るい痩状態となりました。体力低下が進み、トイレ歩行時にも転倒するようになり、妻も仕事を休み介護するようになりました。亡くなる10日前に急にAさんの意識レベルが低下し無呼吸も出現し排尿もなくなったため、「このまま最期を迎えるかもしれない」と家族は医師より説明を受けました。

　その後の訪問で、家族に今後のAさんの状態の変化やエンゼルケアについてパンフレットを用い説明しました。そのときには亡くなった際のケアについての希望も確認しました。家族は急な変化に動揺はありましたが、呼吸が止まったときの確認方法や亡くなったあと、どうすればよいかなどと質問され、現状を受け止めようとされていました。その後、毎日訪問しましたが、妻も娘も落ち着いて付き添っていました。

　そして最期の日がとうとう訪れました。「呼吸が止まった」と妻からの連絡を受け、エンゼルケアのために訪問しました。すでに医師による死亡確認は済み、PTCDチューブは抜去されていました。筆者はAさんにねぎらいと感謝の言葉をかけ、これから行うケアを家族に説明してタオルやお湯を準備してもらいました。

◆ エンゼルケアの実施

　洗髪や身体の清拭は家族が中心になって行ってもらいました。清拭中に「背中はまだ温かい」と先ほどまで生きていたことを確認し、「手がちょっと硬くなってきた」と亡くなったことを実感する場面もありました。旅立ちに選んだ服はAさんのお気に入りのシャツとスラックスでした。それにまつわる思い出話を

いくつも話され、泣き笑いの声が続きました。

　Ａさんはかなり痩せて頬がこけ、眼瞼も落ち窪んでいました。そこで顔のマッサージも丁寧に行い、眼瞼や頬の内側に綿を挿入し整えたところ、「こんなに変わるんですね。いい表情になりました」と驚かれました。

　夏の暑い日でしたのでエアコンの温度を下げ、葬儀業者が到着するまで腹部に保冷剤をのせてエンゼルケアを終了しました。

◆ グリーフケア

　看取りから１カ月後に訪問した際、療養中の思い出話をする中で娘さんは「看護師さんと一緒に死後の処置を行ったことで、父の死を受け入れることができたと思う」と、また妻は「最期まで夫を自宅で看ることができて幸せでした」と話されました。

4 おわりに

　訪問看護は療養者本人をはじめ家族の生活の中で行われます。在宅ターミナルケアにおいても同様です。日常生活を精一杯生きた延長線上に最期（死）があるのです。エンゼルケアは最期まで生きることを支え続けたケアの一部として存在するものであり、決して独立したものではありません。

　事例のＡさんも妻が短い昼寝をしている間に息を引き取りました。また別のケースでは、夕方エンゼルケアに訪れると、同居している孫が葬儀の打ち合わせなどで忙しくなることを考え、自分の４歳になる子どもを風呂に入れていました。一緒に暮らしている中で愛する人を失うことは悲しいことではありますが、特別なことではなく暮らしの一部になっているのです。だからこそエンゼルケアは前述のとおり独立したものではなくそのときを迎えるまで丁寧な看護を重ね、療養者や家族との信頼関係を構築していくことが大切なのです。訪問を重ねる中でその人らしさや家族の思いを理解し、家族にとって最期となるケアを、療養者の尊厳を保ち丁寧に家族の意向に沿ったものにすることが、家族に看取りの達成感や満足感を与えるのです。そして、エンゼルケアは、ケアを通して大切な人との死別を受け入れるグリーフケアの一つにもなるのです。

●引用文献

　1）角田直枝：癒しのエンゼルケア．中央法規出版；2010．p.116.

●参考文献

　・伊藤茂：遺体管理の知識と技術：エンゼルケアからグリーフケアまで．中央法規出版；2013．p.240-270.

第**7**章

看取りを支えるまちづくり

1 地域包括ケアシステムと看取りを支えるまち

1 地域包括ケアシステム：人生の最期まで地域で暮らし続ける

●地域包括ケアシステムの目指すもの

団塊の世代が75歳以上となる2025年を目途に、高齢者の尊厳の保持と自立生活の支援の目的のもとで、可能な限り住み慣れた地域で、自分らしい暮らしを人生の最後まで続けることができるよう、地域の包括的な支援・サービス提供体制（地域包括ケアシステム）の構築がすすめられています（図1）。地域包括ケアシ

○団塊の世代が75歳以上となる2025年を目途に、重度な要介護状態となっても住み慣れた地域で自分らしい暮らしを人生の最後まで続けることができるよう、住まい・医療・介護・予防・生活支援が一体的に提供される地域包括ケアシステムの構築を実現していきます。
○今後、認知症高齢者の増加が見込まれることから、認知症高齢者の地域での生活を支えるためにも、地域包括ケアシステムの構築が重要です。
○人口が横ばいで75歳以上人口が急増する大都市部、75歳以上人口の増加は緩やかだが人口は減少する町村部等、高齢化の進展状況には大きな地域差が生じています。
地域包括ケアシステムは、保険者である市町村や都道府県が、地域の自主性や主体性に基づき、地域の特性に応じて作り上げていくことが必要です。

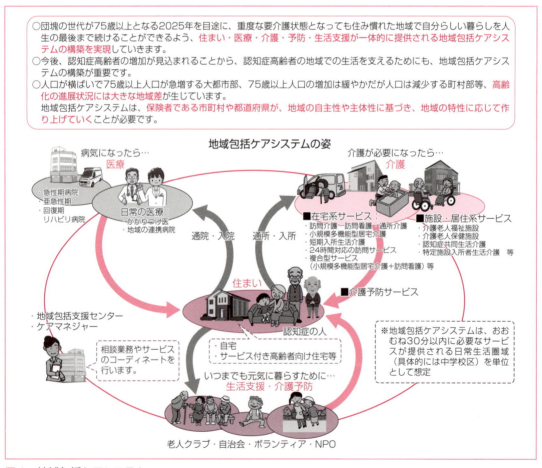

図1　地域包括ケアシステム
（厚生労働省：地域包括ケアシステム．厚生労働省ホームページより．）

ステムとは、重度な要介護状態となっても住み慣れた地域で自分らしい暮らしを人生の最後まで続けることができるよう、「住まい・医療・介護・予防・生活支援が一体的に提供される」包括的なケアシステムです。

このシステム構築は、高齢化率など地域の特性に合わせて、市町村や都道府県（保険者）と地域住民（被保険者）の自主性・主体性に基づき作り上げることが求められます。どこを強化し何を組み合わせていくか、地域ごとに考えていくことが重要なのです。

これは、住み慣れた地域でその人らしく最期まで（Aging in Place）を目指すことであり、住み続ける（Living in Place）を可能にすることです。つまり、ターミナルステージまで、この地域でいかに暮らすかを考えつくり上げることといえます。そして、この地域包括ケアシステムの基本理念や構成要素には、訪問看護や在宅ターミナルケアに共通するもの（考え方）があります。

● 地域包括ケアシステムにおける「5つの構成要素」

地域包括ケアシステムの植木鉢の図（図2）は、地域包括ケアシステムの5つの構成要素である「すまい」「医療」「介護」「予防」「生活支援」が相互に関係しながら、一体的に提供される姿として図示したものです。

土台となるのは、本人の選択であり、本人の選択が最も重視されるべきものです。そして、本人・家族がどのように心構えを持つかという地域生活を継続する基礎を皿と捉え、生活の基盤となる「すまい」を植木鉢、その中に満たされた土を地域の資源と相まって「介護予防・生活支援」、専門的なサービスである「医療・看護」「介護・リハビリテーション」「保健・福祉」を葉として描いています。

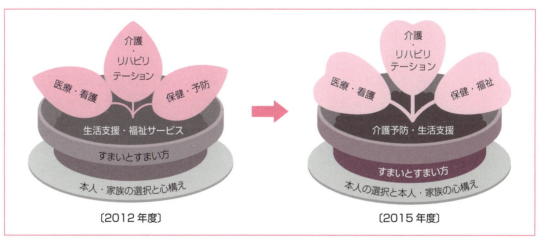

①土台となる皿の部分に注目：本人の選択が独立
②土の部分に注目：生活支援・福祉サービスが、介護予防・生活支援に。地域資源としての生活を支える要素を重視
③保健・予防から保健・福祉へ：「公助」をまとめて表現

図2　進化する地域包括ケアシステムの植木鉢
（地域包括ケア研究会：地域包括ケアシステムと地域マネジメント〈概要版〉．平成28（2016）年3月．より）

介護予防と生活支援は、地域の多様な主体によって支援され、養分をたっぷりと蓄えた土となり、葉として描かれた専門職が効果的にかかわり、尊厳ある自分らしい暮らしの実現を支援しています。

●療養者にとって最善の意思決定を導くためには

植木鉢の土台となる「本人の選択と本人・家族の心構え」に対して、節目節目によく話し合いを持ち、意思決定ができるよう継続的にかかわることが大切です。

療養者にとって最善の意思決定を導くためには、本人の意思を明確にするとともに、本人の最善に関する家族および多職種チームの見解を合わせ、対話に基づき、全員で合意を目指すことが重要です。

最終的に目指すところは、できるだけ穏やかな人生の終盤を迎えられるように、常に予防的な視点を持って、重装備にならないように本人の潜在的な力を引き出すこと。最期は家族の出番もあるように、家族へもアプローチし支援すること。

苦痛は最小限に軽減されるように心がけ、穏やかで満足した旅立ちと看取りができるようにプロとしての支援と、ケアに当たる人々への支援が必要となります。

そのためにも、日頃から自分はどうしたいのか、誰にケアされたいのか、どこで最期を迎えたいのかなどを話し合っておく必要があります。そのときには「〜したい」を引き出し、「〜したい」をかなえられるように、主体性を引き出すコミュニケーションと、関係性の構築が重要です。

●「ときどき入院、ほぼ在宅」から、 「ほとんど在宅、たま〜に入院」へ

地域包括ケアシステムが推進されると、「ときどき入院、ほぼ在宅」をすすめることが可能になります。「ほぼ在宅」で療養できるということは、高齢者が入院することで起きる廃用症候群や認知症状の悪化などのデメリットを、防ぐことができます。

さらに一歩進むと、「ほとんど在宅、たま〜に入院」という地域が実現します。

生活を支える介護による安心感が増し、地域に住み続けることができます。さらに訪問看護をはじめとして在宅医療の活用により、最期まで暮らし続けることができる「看取りを支えるまち（＝地域）」となります。

2 看取りを支えるまちを目指して

自宅での療養を希望する高齢者が多いにもかかわらず、一人暮らしが増え、一旦入院すると住み慣れた家に帰れない人が沢山います。このような人たちを地域で支える仕組みをつくることで、住み慣れた地域に戻れる人が増え、住み慣れた家での看取りも可能になります。

1 地域包括ケアシステムと看取りを支えるまち

筆者は、訪問看護師として在宅ターミナルケアに積極的にかかわってきた経験をもとに、看取りができるまちをつくろうとさまざまな試みを行ってきました。

● 看取りにかかわっていただいた方によるボランティアの会

まず初めとして、ボランティアの方が安心して活動できる拠点を確立したいと思い、東京都新宿区でNPO法人白十字在宅ボランティアの会を設立しました。そのボランティアの方の多くは、看取り経験のあるご家族です。ボランティアを積極的に養成し、活動できる人を増やしていき、そしてお互いがよいパートナーシップをもって連携することで、看取りができるまちに変わっていくと思います。

● シンポジウムの開催：在宅での看取りも選択肢に

在宅療養の普及・啓発を目指して、2007年から前述のNPO主催で市民向け公開講座「この町で健やかに暮らし、安心して逝くために」（通称「この町シンポ」）を開催しています。そこでは、在宅で看取りを経験した家族に体験談を語ってもらっています。在宅での看取りが理想論ではなく現実的な話として聴衆に響き、当事者意識が芽生えていきます。

このNPOの活動が評価され、2010年より新宿区主催となり、市民に加え、区内のケアマネジャーや病院関係者も参加するようになりました。このシンポジウムの聴衆の1人から空き店舗提供の申し出を受け、「暮らしの保健室」開設につながりました。

● 暮らしの保健室：地域の中の身近な相談機能

がんなどの療養者が日々の生活の困りごとや病気について悩みを話せず悶々としたまま過ごし、残された時間が少なくなってからやっと訪問看護につながる例を数多く見てきました。そのような折に知った英国・マギーズセンター（206頁参照）の活動をヒントに、訪問看護の立場から地域の人々の健康・医療・介護の相談を受ける場所として、2011年に「暮らしの保健室」を開設しました。運営は、母体である訪問看護ステーションと在宅医療・訪問看護を利用して看取りを経験したボランティアの協働作業です。

ボランティアが迎え入れる温かい雰囲気の中で、病院とは違った地域の中にある場所、一人暮らしも支える居場所へと発展していきました。「地域力」の活用にもつながりました。

● 坂町ミモザの家：地域で穏やかな看取りを

筆者の活動する新宿区は大病院は多いのですが、中間施設や家族の「レスパイト」の場が少ないという地域特性があります。ニーズに合った施設がないことに対して、訪問看護師としてチャレンジしていくステップとして、看護小規模多機

第7章　看取りを支えるまちづくり

能型居宅介護「坂町ミモザの家」を開設しました。訪問看護師として多くの看取りにかかわってきましたが、支えきれない人たちに泊まりの機能が提供できればと思っていました。そのような折に、十数年間、訪問看護や訪問介護を行い、娘さんが仕事をやめずにお母さんとおばさんを看取った方の家を「地域に役立てたい」との申し出を受け、開設につながりました。

　地域の中で「ミモザの家」を第2のわが家として活用してもらうことが、看取りを支えるまちにつながっていくと思います。ここを地域包括ケアの看護の拠点として、「地域が変わることに看護は何ができるか」を考えていきたいと思います。

● マギーズセンター「自分を取り戻せるための空間やサポートを」

　英国の造園家で造園史家でもあったマギー・K・ジェンクスさんが乳がん再発時に、医師との会話の中で自分自身の考えたことを話す時間が与えられないことを経験し、「自分を取り戻す空間が欲しい」と望みました。そこで受け持ち看護師のローラ・リーさんに話したことから実現した新しいスタイルの相談支援センターが、マギーズ・キャンサーケアリングセンターです。マギーさんは、自身が入院していた病院敷地内に、がんに直面し悩む本人、家族、友人らのための空間と専門家のいる場所をつくろうと計画しましたが、1995年に亡くなりました。その遺志が受け継がれ、1996年にエジンバラに第1号のセンターが誕生しました。2023年現在、英国では26カ所のセンターが運営されています。

　日本でも同様の施設を立ち上げるため、筆者らを中心に「マギーズ東京プロジェクト」を立ち上げ、英国本部と契約、2016年10月に、マギーズ東京センター（以下、マギーズセンター）を東京都江東区豊洲にオープンしました。

　マギーズセンターの柱は、①ほっとくつろぎ自分を取り戻せる居心地のよい「建築・環境」、②医療知識のある友人のようなナースや心理士のかかわりによる「ヒューマンサポート」です。がんに影響を受けているすべての人が、自分の気持ちや思いに気づき、がん以外のことを考えられるようになる、つまり自分に立ち戻り、自分の人生で何が大切かを考えられる場所が、マギーズセンターです。

● このまちで健やかに暮らし、安らかに逝くために

　訪問看護を同じ地域で実践し続けて20年になります。地域の中に在宅ケアを受けた経験のある人が少しずつ増えてきた、という手ごたえを感じています。

　医療の重装備を回避し穏やかに老化の過程をたどるには、予測をもった看護力を発揮する必要があります。重度化してからの訪問看護では遅いと感じています。穏やかに暮らし続ける工夫と、安らかに人生を終えられるためのガイドを、訪問看護師は療養者に寄り添いながら実践できると考えています。

　療養者本人にとって望んだ最期の時間を共有できた家族は、あの見送り方でよ

かったと思う満足感が得られます。多少の思い残しはあるものの、肯定的な感情のほうが上回ります。そのことを次世代へ伝えようとする思いへと変化し、そのような人たちによって「看取りの文化」が継承される「まち＝地域」が形作られていきます。そこに訪問看護がかかわれることを誇りに感じています。

● 参考文献

・地域包括ケア研究会：地域包括ケアシステムと地域マネジメント：地域包括ケアシステム構築に向けた制度及びサービスのあり方に関する研究事業報告書（平成 27 年度老人保健事業推進費等補助金老人保健健康増進等事業．平成 28（2016）年 3 月．
・Maggie KJ, et al.：A View From the Front Line. 2007.
・公益財団法人 SGH 財団：2017 SGH CANCER RESEARCH REPORTS Vol.28. SGH がん研究報告．平成 30 年 3 月．2018.

第7章　看取りを支えるまちづくり

2 訪問看護の役割とチームケア

1 看取りを支えるまちづくりにおける訪問看護の役割

● 在宅療養の長期化に伴う問題

◆ がん治療の長期化に伴う在宅療養上の問題

近年のがん治療の進歩とともに、がんは治るものとして、がん化学療法をはじめ、放射線治療法を外来や短期入院で繰り返しながら行い、長期にわたって生きられるようになってきました。そのため、切迫した末期状態になっているにもかかわらず、今後の病態の予測や対応について十分な説明や、十分な緩和的な治療がなされないまま、QOL が充たされているとはいえない末期のがん患者を、訪問看護で引き受けることが多くなりました。

また、やっとの思いで外来通院しているがん患者は多く、在宅療養中であるにもかかわらず、在宅チームにつながってこない現状があります。外来通院中から早めに在宅チームにつなぐ仕組みが必要です。

さらには、病院、在宅ケア、ホスピス・緩和ケア病棟のいずれでも同質のホスピスケアが提供され、病状によって療養の場が選択できる「ホスピストライアングル」を、地域全体でつくっていくことが求められています。

◆ 慢性疾患の長期に及ぶ在宅療養生活の問題

難病や慢性疾患を持ちながら在宅療養を続ける人も、長期にわたる療養生活が可能となりました。医療機器のコンパクト化や、在宅で使える薬剤の工夫も進歩を遂げています。また、胃ろう造設後、長期にわたる療養を暮らしの場でおくることが可能になっているという現実もあります。嚥下性肺炎を繰り返しながら、徐々に老衰の過程を経て、100 歳を超える方々を支えるということも、珍しくなくなりました。

高齢者のみならず、医療的ケアを受けながら生活する小児や小児がん末期の在宅生活も、訪問看護のターミナルケースとなることもあります。

このような長期にわたる慢性疾患のケアの中で、療養の場の選択やターミナル期をどのように支えるかなどの意思決定支援の問題に加えて、介護者側の過労や高齢化なども課題となっています。

● プロセスごとの先を見越したケア：予防の視点をもつ

ターミナルケアは、プロセスごとにケアのポイントがあります（第3章参照）。

準備期・開始期：本人・家族の意向を十分に聴き取り、病院からの説明をどのように受け止め、どのようにがんに向き合おうとしているのか、これまでのインフォームド・コンセントとのズレを確認します。そして情報収集・アセスメントにより初期の在宅チーム編成の調整を行いながら、信頼関係を築いていきます。

維持期：十分な緩和医療が行われるようにします。ライフイベントが計画されている場合は、主治医や他のチームメンバーと連携して実行できるようにします。

悪化期・臨死期：症状の変化に対応できる体制を組み、変化に対応できるよう処方はあらかじめそろえておきます。家族へはデス・エデュケーション（死への準備教育）を行っておきます。

死別期：家族が十分なお別れができるように、ケアへの参加を提案します。グリーフケアは、だれが、いつ行うか、相手に合わせて工夫します。

　これらのプロセスを通して訪問看護師に求められている役割は、①環境づくりと不安の除去、②症状コントロールと疼痛管理、③死への準備教育と在宅ケア継続の評価、④看取りとグリーフケア、です。いずれも、常に先を見越したケアを行うことがポイントであり、そこに訪問看護の意義があります。

● 家族への支援：張り詰めた家族の思いを軽減

　家族は療養者の最大の理解者・支援者として、常に療養者の思いに寄り添えるとは限りません。家族のほうがストレスに負けて「共倒れ」することもあります。

　家族は第2の患者と考え、心理面からのサポートが必要です。家族は想像以上に不安を募らせ、緊張している状態にあります。この張り詰めた家族の思いの聴き役になれるのは誰でしょうか。ここに、看護師の役割が発揮されます。

　また、療養者と家族を一単位としてみていきましょう。主体はあくまでも療養者と家族です。しかし、家族も多様であり、病気の受け止め方も家族の関係性の中で微妙な違いがあります。訪問看護師はあくまでも第三者であること、2人称の関係になり得ないことを自覚しながら、半歩踏み込んだケアが必要となります。つまり2.5人称という立ち位置をとる、これは難しいことでもあります。

● 在宅側からの積極的なチームアプローチ

◆ 医療やケアは、生活に合わせたシンプルケアに

　病院で医師や看護師の管理のもとでなされた医療やケアを、退院後の在宅療養に合わせてシンプルなケアに変更することが必要です。

◆「生活」が見えるような情報収集と支援

　身体介護の三大要素は、入浴・食事・排泄ですが、介護者が最も負担と感じるのは排泄の問題です。まず「介護力のアセスメント」を行います。老老介護や独居の場合は在宅療養の対象外と思わずに、社会サービスも含めたアセスメントを行い、生活を支えるための人的な資源の活用を検討します。そして、「療養環境

第7章　看取りを支えるまちづくり

の整備」、つまり生活を支える物的・人的資源の活用を検討します。生活の視点から情報収集を行うことにより、在宅療養は不可能ということはほとんどありません。また、症状緩和は薬剤コントロールだけが対策ではありません。生活支援や家族支援も併せて行うことで、療養生活全体の安定が図れるのです。

この2点について在宅チームからの積極的なチームアプローチが、療養生活のQOLと継続を左右します。そしてチームとしての連携には、主治医との密な情報共有と連携の必要性があり、訪問看護師が調整の要となりましょう。

2　地域でターミナル期や看取りを支えるチームケア

● 地域でターミナル期や看取りを支えるチームづくり

◆ 看取りを可能にするチームのマネジメント；
　その人の療養生活スタートのスイッチがどこにあるかを見極める

独居や老老介護、日中独居などの場合は、在宅療養は困難と思われがちです。しかし、本人の意思、家族の思い、地域の力を合わせてマネジメントしていくことで、地域での看取りも可能になる事例は数多くあります。

そのためには、まず、医療連携が進むことが必要です。24時間体制で応じられる在宅ケアチームづくりや、在宅医療チームや地域の緩和ケア専門医との連携がカギとなります。そして、介護チームとの連携、民生委員やボランティアなどの地域資源の開発も必要です。在宅ケアチームづくりとそれをマネジメントする訪問看護師の調整・連携力が求められます。

また、がんのターミナル期の特徴として、①病状の変化が激しい、②死期が近いぎりぎりの時期まで自立しているが最期は急速にADLが低下する、の2点が挙げられます。このことにより本人や家族は、在宅療養に対して不安を感じるようになります。さらに、これらの医療情報の解釈やそれに対応するためのチームの組み立て方がそれぞれの専門職ごとに異なるため、在宅ケアチームづくりは必ずしも容易ではありません。特に介護保険利用者の場合、ケアマネジャー自身が「死」にゆく人を見た経験が少ないこともあり、「ターミナル期の療養者は困難」と感じている場合が多く、この点への訪問看護師からのバックアップが必要となります。ターミナル期だからこそ、必要なサービスの柔軟なマネジメントが重要です。そして、身体症状だけではなく全体を見ることにより、療養者にとって何が一番大切かを見極め、そのために活躍するメンバーをチームの中から見出してくる調整力も必要です。

◆ 本人・家族の選択を支えるための情報共有：緩和ケア専門チームとの連携

本人が意思決定できるためには、十分な情報提供が行われることから始まります。それには、在宅ケアチーム全体で幅広い選択肢を提示できるような環境づく

りが必要です。特に緩和ケアにおいて、病院の緩和ケア専門チームとの連携は選択肢を広げる一助となります。

チームの連携は、「○○さん」「○○先生」と呼び合える "顔の見える関係" づくりが基本です。ここに ICT を利用した情報交換を加えることにより、病院の専門チームと在宅チームの連携がより可能になります。緩和ケアが実現できる地域づくりを、訪問看護師が中心になって進めていきたいものです。

◆ よりよいチームケアを行うためのコミュニケーション

●相手に伝わる言葉

相手の立場に立った言葉が、相手に伝わる言葉といえます。

たとえば、病院看護師は「今しか自宅へ帰すときがない」と思い、患者・家族は「病院を追い出される」と感じ、在宅チームは「元々いた場所に帰る」と考えます。つまり、同じ状態を見ているのに、それぞれのとらえ方が違い、それぞれのフィルターを通して起こる解釈が違うのです。そのことを踏まえて、相手の立場であればどのようにこの事態や言葉をとらえているのだろうか、と相手の思いを量り、その違いを認めて、コミュニケーションすることが大切です。

また、言葉は大事な看護のツールであることを意識しましょう。療養者である当事者のリアリティに、チームケアとして迫りきれていない現実があるのではないでしょうか。療養者に本当にケアの意図が伝わるように、「生活」に即して、「生活」を感じながら話しているでしょうか。同じように、「生活」に即してチーム内の情報交換をしているでしょうか。地域で在宅ターミナルケアを支えるための連携の意味やチームの意味を、今一度振り返ってみたいものです。

●つなぐ・つくる・紡ぎ、織りなす

人を「つなぐ」言葉、人と人との関係を「つくる」言葉、人と人との関係を「紡ぎ、織りなす」言葉が、コミュニケーションを豊かにします。

チームケアでは、3人称（彼、彼女など）ではなく、3人称と2人称（あなた）の間の2.5人称へと半歩、中へ踏み出す勇気も必要でしょう。しかしながら、家族と同じ2人称にはなり得ず、逆になってはいけません。その立ち位置は、経験を積みながら相手の個別性をとらえて体得されていくものです。先輩訪問看護師の日頃のコミュニケーションから学ぶことも大切です。

●顔の見える関係の大切さ

言葉がどう相手に伝わったか、チーム内のコミュニケーションを意識してみましょう。チームづくりは、顔が見える関係をつくり出すことが基本です。その上でツールとしての ICT を、コミュニケーションを深めるために活用してみましょう。便利ではありますが、ともすれば一方的なコミュニケーションに陥りがちな ICT を、双方向のツールにしていくことは、日ごろの "顔の見える関係" があるからこそ成り立つものです。

また、利用者が亡くなったあとに、かかわったチームメンバーでデス・カンファ

レンスを開き、そのケアのプロセスを振り返って学び合うことも、地域における在宅ターミナルケアの質向上に役立ちます。時間を調整し、是非その機会を持つことをおすすめします。

● よりよいチームケアの実現に向けて

チームケアは、単に多職種がケア会議に集まることで成り立つものではありません。つまり、メンバーを揃えたからよいというのではなく、その療養者にとって最も必要なものは何かを見極め、各々のメンバーが担う役割を明確にして認め合うことで、初めてチームケアが動き出します。訪問看護師には、このチームの組み方に対して本質をついた意見を述べ、チームをコーディネートする力が求められています。

それぞれの職種がどのような役割を果たし、療養者を取り囲むどの位置にいるのか？　それぞれのチーム員の特性を見分けて、それに合ったコミュニケーションをとり、調整することが重要です。そのためには、日ごろからのコミュニケーションとよい人間関係が必要です。

チームケアにおける多職種協働は当たり前になりました。これからは、"進化し続けるチーム"を目指していきましょう。

3 地域で支えるターミナル期の実際

3 地域で支えるターミナル期の実際

事例 1 家族の揺れる心情に共鳴した看取り支援

Aさん　90歳代　女性　不安神経症　慢性心不全　息子家族と同居

経　過

　20代で戦争により夫を亡くしてから、美容室経営で一人息子を育て上げる。60歳からは親族の家業や社員寮の管理などを任され、85歳まで一人暮らし。その後、息子家族と同居。習い事にボランティアにと活動的に過ごすが、94歳頃から在宅医療や介護が必要になる。年相応の認知症はあり、口数も少なくなっていたが、意思疎通は十分にできる状態である。

● 開始期：ひ孫のお披露目会を目標に

　94歳頃より徐々に全身状態が弱り、デイサービスやショートステイを使い始め、医療面は何かあれば病院の外来にかかっていました。しかし、夏の脱水症状や疲れが重なり、秋には食事が摂れなくなってしまいました。

　そこで通院していた病院からの紹介により、診療所からの定期訪問診療と、訪問看護による点滴と排便管理が開始となりました。初回訪問時、Aさんに希望することをお聞きすると「1カ月後のひ孫のお披露目会への参加」と話されました。このときAさんは、徐々に体が弱ってきていることを自覚して死期を感じていたようで、Aさん亡きあと読まれるよう「私のお願い」を書いたようです。

　介護を担う長男の妻も、「1カ月後のひ孫のお披露目会にはなんとか！」と願っていました。幸いAさんの筋肉は落ちておらず、連日の点滴で持ち直し、リハビリや健康回復に努め、このお披露目会には無事参加することができました。

　その後は週1回の訪問看護を継続。12月に誤嚥性肺炎により10日間入院となりましたが、退院後は体調が安定したため回数を減らし、月1回の訪問看護で見守りを続けることになりました。たまに熱を出すこともありましたが、自宅で日常生活を送っていました。

● 維持期：状態の安定と悪化を繰り返す中で、家族は在宅看取りを考える

　Aさんは97歳のとき、別荘のトイレで転倒してしまいました。痛みが続いたので、その夜、別荘近くの総合病院へ救急搬送となり、大腿骨頸部骨折と診断さ

213

れ、そこで関節置換術を受けました。2週間後に東京のかかりつけ病院に転院しましたがすぐに退院し、在宅での訪問リハビリを受け、2カ月後には歩けるまでに回復しました。その後は、リハビリ目的でデイケアへ週1回、デイサービスへ週2回通い、訪問看護は週1回、ショートステイを月に1週間程度利用することになりました。

Aさんは「下の世話はかけたくない」と、できるだけトイレでの排泄ができるようにとリハビリをがんばりました。排泄の自立援助は息子さんの妻が行っていましたので、トイレまでの移動・移乗が可能なように、訪問看護は排泄のうち排便がスムーズになるように援助しました。

99歳の春、40度近い発熱があり、肺炎と診断、在宅で点滴が開始となりました。訪問看護師はAさんのこれまでの生活や年齢も考慮して、家族に、在宅看取りの意思を確認したところ、息子さんも妻も「このまま在宅で看てあげたい」と、在宅看取りの意向を固めたようでした。

しかし、これまでの経緯をあまり知らない臨時往診の医師が、在宅看取りの意向を聞き、「病院でもベッドを空けて待っています。入院すれば生きられるのに放っておくのですか」と、入院をすすめました。息子さんは医師の言葉にかなり気持ちが揺れ、「在宅で看取るより、入院がよいのではないか」との思いが膨らんできました。

その後、主治医である在宅医とも連絡が取れ、主治医が「このお宅は在宅で看ようと決めている」と臨時往診の医師に伝え、本人・家族を支持しました。「やはり入院ではなく、家で看たい」という家族の意向が受け止められました。

Aさんの状態は落ち着きましたが、少しずつ全身状態が下降していきました。通所系サービスは利用できない状態になりましたので、訪問介護サービスを追加して、家族による在宅介護が続けられました。

◆ 急激な変化に新たに対応

100歳の9月、ショートステイ中に3度目の誤嚥性肺炎を起こし、救急搬送、入院となりました。退院後について息子さんとケアマネジャーも含め、訪問看護師、訪問介護スタッフで話し合う機会をもちました。息子さんは、「もし家だったら、前みたいに看ることができるのだろうか」と少し不安そうでした。これに対して訪問看護師は、「看ることができると思います」と伝え、自宅へ退院することになりました。

11月、ショートステイ中に今度は脳出血を起こし、再度、救急搬送、入院となりました。Aさんは半身麻痺となり、言語障害・嚥下障害が出て状況は一変。このまま看取りの方向であれば「家で」との思いを尊重して、在宅での生活ができる体制を話し合いました。訪問看護師は退院後の介護負担も考慮して、看護小規模多機能型居宅介護（以下、看多機）を利用して、まずは在宅介護を体験してから自宅へ戻ることを提案しました。

3 地域で支えるターミナル期の実際

息子さん夫婦は、看多機に4日間通いながら、半身麻痺のAさんの介助方法などを覚え、退院に合わせて訪問介護の回数を増やしました。

● 悪化期：状況に合わせて在宅サービスを増やしながら、Aさんの在宅介護を継続

翌年（101歳）の4月には看多機に登録し、訪問看護週2回、訪問介護週4回、看多機への通い週3回、ショートステイ月1回で、利用開始となりました（表1）。5月に、看多機での泊まり中に食後性低血圧で意識消失を起こしてしまったので、食事はベッド上で摂ることになりました。

息子さんは「ペースト食は見た目も悪く、かわいそう」と、常食を介助しながらいっしょに食べ、食事以外の時間を少しでも車いすで過ごせるようにと、Aさんの介護にも積極的にかかわっていました。

食事形態が合っていないのではとの懸念がありましたが、Aさんはときどき熱を出すものの、数日～1週間程度様子を見ると回復し、息子さん夫婦との在宅で落ち着いた生活が続いていました。この夏から、避暑地の別荘への移動が厳しくなり、夏も東京で過ごすようになりました。

Aさんの状態は徐々に下降してはいましたが、プロのサポートをその都度受けながら、息子さん夫婦が主体となってAさんの在宅療養生活は継続していました。

● 臨死期・死別期：最後まで揺れる家族の気持ちに寄り添う

103歳となった3月2日、38度の熱発がありました。家族は、またいつものことと捉えていましたが、喀痰が多いので心配になり、在宅医と訪問看護ステーションに連絡を入れました。訪問看護師は吸引器を持って訪問、在宅医も往診し、絶飲食、点滴となりました。

翌朝には、いったん熱は下がりましたが、午後には再び熱発し、訪問看護師が訪問しました。「絶食はかわいそうだ」と、息子さんが口から水分や流動食を与えてしまったようでした。訪問看護師は、看多機の泊まりを利用し、在宅医も看多機へ往診してもらい、状態が落ち着くまで看ることを提案、10日間の泊まり

表1 Aさんの週間計画（悪化期）

要介護5	月	火	水	木	金	土	日
訪問介護（60分）		訪問介護	訪問介護	訪問介護		訪問介護	
訪問看護（60分）	訪問看護				訪問看護		
訪問診療			訪問診療				
看多機へ通い		看多機		看多機		看多機	

・看多機へ泊まり　1回/月（金・土・日・月・火）
・福祉用具　ベッド・ベッド柵・エアマット・車いす・スロープ

215

となりました。

10日後の14日、Aさんは看多機から自宅に戻りました。経口摂取までは回復せず、看取りの時期が近づいている状況でした。息子さん夫婦と在宅医、訪問看護、訪問介護スタッフでAさんの看取りについて話し合い、点滴はせずにこのまま看取ることを提案しました。息子さんは「これまで何度も『もうすぐ看取りだ』と話し合ってきたので」と言い、このまま看取ることを納得したように見えました。

しかし、翌15日、息子さんの妻から訪問看護ステーションに、「まだ夫は納得していないようなのです。もう一度、話してほしい」と連絡がきました。看護師が出向き、「看取り」について話をしました。

息子さんは、「飲まず食わずでは、エネルギーが摂れなくて死んでしまう」「点滴を続けてほしい」「口から食べさせてほしい」と、つらそうに話しました。そこで看多機の介護スタッフが、好物をゼリーにして持参して口に入れてみましたが、Aさんは飲み込めず、ゼリーは口から出してしまいました。点滴は、息子さんの強い要望があり、在宅医も「ご家族が言うならば……」と、1日1本を続けることになりました。

17日、18日と息子さん夫婦の知らせで、親戚やAさんの実家の親戚も集まりました。中には90歳代の親戚もいらして、皆でAさんに声かけをしたり、手を握ったりしながら、お別れの時間をもちました。

19日朝8時前、訪問看護ステーションに息子さんの妻から「痰が吸引しきれないから来てほしい」と連絡が入り、すぐに訪問に向かいました。その後、「呼吸が止まったようだ」との連絡も入りました。最初の電話から10分後に訪問看護師がAさん宅に到着すると、すでにAさんは息を引き取っていらっしゃいました。息子さん夫婦に見守られながらの永眠でした。9時過ぎに在宅医も到着し死亡診断書を書き、息子さん夫婦と看護師とでエンゼルケアを行いました。

旅立ちの着物を息子さんが選んだところ、中から「私のお願い」という手紙が出てきました。Aさんへの訪問看護を開始した94歳のときに書かれた「お願い」でした。そこには、「みんな仲よく。ありがとう」と書かれていました。

＊

四十九日の法要に、訪問看護師や看多機のスタッフがうかがいました。息子さんは「俺が一番わからず屋だったな」と、振り返って話されました。そして、（以前、言われた）「『枯れるように』という言葉が一番こたえた」とも発言されました。

大事な母親を見送るときの思いも受け止め、共感することも重要だと、あらためて言葉の大切さを学んだ思いです。

◆ 人生 100 年時代の中で訪問看護が担う在宅ターミナルケア

　人々は健康寿命の延伸の掛け声のもとで、長生きを目指してひたすら「元気に」生きようとしています。しかしながら、老化の過程には歯止めはかけられません。

　予防の視点を持ちながら、看護師としてかかわる中で、病気や障がいを持つことになっても、その人らしく生ききることを支えることで、穏やかな経過で旅立てる・見送ることができるターミナルケアの実現が望まれます。その人の「～したい」を引き出してかなえ、「～ができない」「～が問題」としてのみではなく、日々の暮らしの中での日常を大切にして喜びが見出せる、そんな最期を迎えられたら、看取る家族も満足したものが残るのではないでしょうか。そのためにはできるだけ医療機器が付いた重装備にならないような配慮が必要です。そして、最期が近くなった場面では、家族にもケアに参加をしてもらい、自分たちもかかわったという実感が持てるようにすることも、後々のグリーフケアにつながるのではないでしょうか。

　訪問看護は常に、療養者本人・家族を中心に据えたケアの組み立てが望まれます。満足した看取りは、その地域の中によい事例として染みとおっていきます。

　看取りを一人ひとり丁寧に行い、振り返り、地域の財産にしていくことを、私たちはこれからのために続けていきたいものです。

株式会社ケアーズ白十字訪問看護ステーション

　前身は 1992 年開設の医療法人春峰会白十字訪問看護ステーション。老人訪問看護ステーション制度初年度のこの年は、訪問看護ステーションはまだ全国で 200 カ所しかなかった。東京都内 9 カ所のうち 7 番目に認可され、在宅ホスピス活動の先鞭をつけ、看取りの件数も多かった。しかし、医師の事情で 2001 年医療法人解散。地域でせっかく信頼を勝ち得たのを無にせず引き継ぎたいとの思いから起業し、ケアーズを設立。同じ地域・新宿区での活動を継続し、訪問看護・居宅介護支援・訪問介護事業を運営。併設するように NPO 法人のボランティアの会も立ち上げている。

　2011 年には在宅医療連携拠点事業の実施拠点として「暮らしの保健室」を開設。この暮らしの保健室は地域の中にあるよろず相談所として、訪問看護の実践知を生かし活動。NHK スペシャル「新宿人情保健室」としてドキュメンタリー放映された。

　2015 年には看多機「坂町ミモザの家」を開設。暮らしの保健室のモデルとなった新しい形のがん相談支援センター・マギーズ東京センターを、2016 年豊洲に開設。現在も東京都新宿区市谷で訪問看護活動を継続し、東京都の教育ステーション事業の委託を受け、数多くの研修生、実習生を引き受けている。

第7章　看取りを支えるまちづくり

事例 **2** 遠方の娘が独居の前立腺がんの父親を、看多機を
利用しながら自宅で看取った事例

> Bさん　80歳代　男性　前立腺がん
> 独居

経過

新聞受けに新聞がたまっていることに近所の方が気づき、遠方の娘さんに連絡。家で倒れているところを発見され、近隣の病院に救急搬送。前立腺がん術後多発骨転移との診断で、かかりつけ病院へ転院。加療とリハビリで状態が安定したため、遠方の娘さんへ退院支援が開始され、看多機が紹介される。

● 準備期：かかりつけ病院から看多機利用の提案

Bさんは、前立腺がん末期の多発性骨転移による腰痛のため、入院中のリハビリ評価でも立ち上がりがようやくできる程度で、移動は車いすが必要となりました。これ以上の治療は不可能とのことでしたが、「ホルモン療法は続けたい」との希望があり、通院しながら経過をみることになりました。膀胱留置カテーテルも挿入されたままの在宅生活では、到底、Bさん1人での生活が困難となることから、遠方の娘さんに介護の負担がかかることになりました。退院支援にあたりソーシャルワーカーから「娘さんの生活もあるため、よい方法はないだろうか？

看多機の利用は可能か？」と当事業所に相談がありました。そこで、看多機の仕組みを当事業所から直接娘さんに電話で説明し、家で過ごす方法を一緒に模索しました。

娘さんは、遠方に家族との生活があるため実家に生活の拠点を移すことは困難とのことでしたが、「家で暮らしたい」と願望する父親を蔑ろにはできないとの強い想いがありました。そこで、Bさんと娘さんの都合を考慮し、娘さんが自宅にいる間を「泊まり」利用とし、Bさんが家にいるときは娘さんが実家に戻り、訪問看護を利用し、緊急時の24時間体制を取って支援する方法を提案しました。このプランに娘さんの旦那さんも協力してくださるとのことで、娘さんは看多機を利用しながら自宅と実家を行き来する生活による父親の在宅介護を決断しました。

退院前カンファレンスで、Bさんと介護する娘さんの不安要素を聞き取りました。在宅での療養生活をするうえで、膀胱留置カテーテルの管理上の注意点と現在の状態などの説明を行い、起こり得る病状の変化や痛みへの対処など、退院に向けての支援を病院スタッフと一緒に行いました。Bさんが退院する前にケアマネジャーと福祉用具貸与業者と一緒に療養する家を訪問し、本人の安楽と娘さんの介護しやすさを考慮したベッド配置やレンタルする福祉用具の選定を行いました。そうして、看多機登録によるサービス利用に期待をしていただき、Bさんの

在宅を中心とした療養生活支援が整いました。

● 開始期：入退院を繰り返しながらの在宅生活への支援

いざ在宅での生活が始まると、さまざまな状態変化がおきました。多発性骨転移による腰痛や下肢痛、血尿による貧血、両下肢浮腫、呼吸苦痛などの症状緩和が必要でした。看多機に泊まっているときは、看護師が常時滞在しているので、痛みのコントロールやさまざまな状態変化に対して主治医の指示の下に即時対応ができましたが、家での生活は苦痛に対する不安がBさん・娘さん双方に生じるため、計画的な訪問看護のほかに緊急対応も徐々に多くなってきました。その都度、病院に送迎し、長時間の待ち時間を要することに、Bさん・娘さんともに心身の疲労の様子がうかがえました。

ある日の朝方、緊急電話が娘さんから入り、「呼吸が苦しそう。具合が悪そう」とのことで緊急訪問しました。Bさんは呼吸苦を訴え、酸素飽和度の低下、顔色不良、不整脈があり、救急搬送し数日間の入院となりました。そして、心不全との診断で酸素吸入が常時必要であるとのインフォームド・コンセントがありました。「もう入院はしたくない」との本人の意向で、最期まで診ていただける在宅医を紹介していただき、在宅酸素療法が追加され、在宅療養が再開しました。もちろんホルモン療法と疼痛緩和・心不全のトータルコントロールを在宅診療で担っていただくことになりました。

そこで看多機利用プランを組み直し、遠方の娘さんが実家に戻って介護を行う期間は24時間体制での訪問看護を利用、娘さんが遠方での自宅生活をする期間は介護スタッフが送迎を担当し看多機の泊まりを利用する生活スタイルを再構築しました。在宅診療日はできるだけBさんが家にいられるように調整して、主治医にもスケジュールを知らせるようにしました。

● 維持期：がんの進行よりも認知症への対応に苦悩の日々

家と看多機両方にHOTを設置してもらい、送迎中は酸素ボンベに切り替えて往来をしました。在宅医療に切り替えたことで、さまざまな症状を科別ではなくBさんをまるごと診てくださる在宅医に「本当に安心できます。在宅診療に切り替えてよかった」と、Bさんも娘さんも安定した生活ができることに喜んでいました（表2）。

主治医から利尿薬の処方があり、看護師による水分管理を行うことで、劇的に体幹から両下肢の浮腫や呼吸苦痛も改善され、ときどき酸素吸入も忘れるほどになりました。しかし、左下肢痛と痺れの訴えが強くなり、両下肢冷感やチアノーゼが出現し、鎮痛薬では効かない状態が出てきました。スタッフやリハビリスタッフにも症状緩和の手技を伝授し、スタッフ全員でケアを行っていきました。

そんな中、Bさんは徐々に怒りっぽくなり、何を言っているのか何をしたいの

かわからないなどの認知症の症状が現れ、Bさんの言動に娘さんを困ることが多くなってきました。全身の掻きむしりによる出血が散見されるので、在宅医と相談し保湿剤やステロイドクリームの塗布を試みました。しかし、自己抑制ができず、痂皮形成したところをまた掻きむしり、下着を血まみれにする行為を繰り返しました。「痒いの？」と聞いても、「何もない。何言ってるんだ」と声を荒げ、食事を準備しても「そこにおいてくれ。今は食べる時間じゃないだろう」など、時間の感覚もわからなくなりました。

看多機に泊まっているときも帰宅願望が強くなり、「娘は何をしているんだ。電話をかけてくれ」と言い、何度か遠方にいる娘さんと話したい気持ちが抑えられないことがありました。また、泊まりの夜間帯は車いすから立ち上がり荷物を出してはバッグに詰めるを繰り返し、朝方にようやく眠りにつくという状況で昼夜逆転となるなど、認知症の症状が強く出現するようになりました。一時期痛みや苦痛の訴えはなくなりましたが、これらの認知症の症状への対応に娘さんも苦悩の日々を過ごしました。

そのような中で、ある日を境に食事量の減少とともに状態が悪化し、無呼吸や血圧低下などが現れました。主治医から「正月を越せないかも」とインフォームド・コンセントがあり、在宅看取りを覚悟して看護師送迎で年末に帰宅しました。しかし、正月中に娘さん家族と過ごし、親族が会いに来てくれたことがきっかけで、少しずつ食事が摂れるようになり、重篤な状況を脱しました。

それから約1年の間は、落ち着いた状態で、看多機での生活も楽しみながら自宅との往来をすることができました。車いす自走も可能となり、四季折々のイベントにも参加し、機嫌よく歌を口ずさんだり若いときの出来事を笑顔で話してくださったりして、馴染みのスタッフと楽しく穏やかに過ごしました。

当事業所は、障がい児の受け入れもしているため、利用しているお子さんと一緒に昼寝をしたり遊んだりと、本来の優しいBさんの姿が戻ってきました。娘さんも看多機に預けている間は安心して自分のライフスタイルを変えずに、生活を継続することができました。

● 悪化期：苦痛に対するケアを中心に、娘さんの介護負担をシェア ──

看多機に登録してから2年目の年末を迎える頃、再び状態が悪化し、足の付け根からの強い痛みにオピオイドを使用するようになりました。食事も小さいおにぎり1個を1日かけてようやく食べ終わるなど、食事量や水分量の摂取が大幅に減少し、薬の影響もあり傾眠していることが多くなりました。それでも、看多機利用のお子さんがやってくると一緒にベッドで過ごす姿がみられ、そのときだけは足の痛みを訴えることなく笑顔で過ごされました。

ほとんど口から飲水もできなくなったとき、娘さんに看多機に来所していただき、最終期の過ごし方（アドバンス・ケア・プランニング）について話し合いま

3 地域で支えるターミナル期の実際

表2 Bさんの週間計画（維持期〜悪化期）

	月	火	水	木	金	土	日
訪問介護			訪問介護 （送迎介助）			訪問介護 （送迎介助）	
訪問看護	訪問看護 （医療）						
訪問診療		訪問診療					
看多機			通い	通い	通い	通い	
			泊り 訪問看護 （医療）	泊り 訪問看護 （医療）	泊り 訪問看護 （医療）		

福祉用具：介護用ベッド（3モーター）、介助バー　ポータブルトイレ、自走式車いす、スロープ2台

した。娘さんは「点滴をしても浮腫むだけだとわかっている。苦しいことはさせたくない。このまま何もしないで苦痛の緩和だけお願いします。最期は自宅で看取ってあげたい」と意思決定をしました。「父は、母の看病を1人で行いました。今、父のベッドが置いてあるあの部屋、あの場所に母が寝ていたので、今度は私が同じ場所で看取りたい。父には苦労をかけたので」と想いを話されました。その旨を主治医に報告したところ、娘さんの意向にそって状況に合わせ看多機・自宅ともに頻回に往診をしてくださいました。

● 臨死期・死別期：看多機での療養生活を中心に、最期は自宅へ

　自宅で看取りを覚悟した娘さんは、看取った後の実家の整理なども考えたうえで、遠方の自宅へしばらく帰れないことを鑑み、ギリギリまで看多機でのケアを希望されました。娘さんにはいつでも携帯電話がつながるようにお願いし、連日、状態の報告を行いました。お亡くなりになったときに着せてあげたい装いの準備や葬儀社への連絡などの確認も行いました。

　徐々に呼吸が弱くなり、手足の冷感・血圧低下・頻脈など最終期が近づき足底部にチアノーゼが少し出現したため、「家に帰します。覚悟をお願いします」と連絡をして、娘さんに戻ってもらいました。翌朝、在宅医に状況報告の上、看多機で最後の入浴を行い、看護師とケアマネジャーの2人で状態観察しながらストレッチャーに乗せて住み慣れた家に最後の送迎をしました。

　すかさず在宅医は往診に入ってくださり、「今日中に最期を迎えるでしょう」と娘さんに話されました。娘さんは落ち着いた行動で会わせたい親族に連絡し、少し意識のある父親のベッドを皆で囲み、お別れの言葉かけをされました。

　夜に一度連絡を入れた際は、「まだ呼吸はしています。足底は冷たく紫色が強まっています。意識はない感じです」とのことでした。これからの呼吸変化を電話で説明し、今夜中であろうことを伝えました。2時間後に「呼吸が止まりました」と静かに連絡がありました。看護師が駆けつけ在宅医とともに死亡時刻を確認し

221

第7章 看取りを支えるまちづくり

ました。「15分後であったら母と命日が一緒だったんだけど、父は同じ日はいやだったのかな？　それとも、母親が紛らわしいから早く連れて行ったのかな？」と娘さんは霊的な感情表出をして泣き笑いをしていました。その後、一緒にエンゼルケアを行い、準備していた装いに着替えてお別れをしました。

自分が妻を看取ったその場所で、今度は娘さんに看取ってもらった父親・Bさんの生きざまと生ききり方に、"素敵なご家族"と感じました。娘さんもそのDNAと生き方を引き継ぎ、素晴らしい人生を送ることができることでしょう。このようなケースにかかわれたことに必然なる出会いであるとの想いの中で、人としても専門職としても大変感謝しております。

● 家族看護を重視した看多機ならではのケアのポイント

Bさんは、前立腺がんの多発性骨転移でありながら心不全や認知症も併発し、予期せぬ症状が諸処に現れました。その都度のアセスメントや症状コントロール、精神的フォローが必要でしたが、看多機の柔軟なプランで看護と介護が専門的にかかわり、医療・生活の両方の側面から支援を行うことができました。Bさんの意向や人格を尊重し、身体的だけでなく精神的な痛みや苦痛をスタッフと娘さんで共有し、家に居ても看多機に泊まっていても同じ視点でケアを行うことができました。娘さんの家庭も大切にするためにBさんに我慢してもらうこともありましたが、丁寧にBさんの気持ちに耳を傾け皆で共有しながらかかわりを持つことで、娘さんも私たちを信頼してくださったことに、看多機ならではのサービスがあると思います。そして、父親が住み慣れたわが家で最期を迎えることができたことは、かかわるスタッフ全員と関係各所、娘さんのご家族の理解、そして何より娘さんの覚悟がすべてであったと確信しています。

この少子高齢化多死社会において、地域包括システムの新たな風となるべく看多機の立ち位置は、看護の気骨であると考えます。

看護小規模多機能型居宅介護事業所（共生型）在宅看護センター結の学校

2016年4月に既存の南東北福島訪問看護ステーション結と一体化し、看多機（在宅看護センター結の学校）を設立した。馴染みのスタッフでかかわり、訪問看護の24時間体制はもちろん、泊まり・通い・訪問看護・訪問介護を柔軟に組み合わせ、医療ニーズの高い利用者やがん末期の看取りなどに対応している。2024年4月より看多機共生型サービス事業所に更新し、日中一時支援も含め登録範囲内で障がい者・児（主に医療的ケア）を受け入れている。さらに、行政や多職種と連携を取りながら地域住民のあらゆる健康レベルに関与し、地域の中で最期まで安心して命と暮らしを護ることができる支援を心がけている。

3 地域で支えるターミナル期の実際

| 事例 **3** | ラピオン在宅サポートハウス（賃貸住宅）との連携による看取り |

Ｃさん　50歳代　男性　肺がん　脊椎転移
妻と二人暮らし　会社員

経　過

　2年前に肺がんと診断され、化学療法、放射線療法を施行。今年1月の定期検査で原発巣の局所再発と脊椎転移が発覚。肺の再発巣に対する放射線治療を行うが3月には下肢脱力感と電気の走るような痛みが出現し入院。入院後は急激に下半身麻痺が進行し、膀胱直腸障害が出現。主治医より治療の限界を告げられ緩和ケアへ移行となる。

●準備期：本人と家族が望む生活を実現する

　Ｃさんは、主治医から「治療の限界を迎えたので、これから先は緩和ケアが受けられる施設を探すように」と告げられました。妻と協力しながら緩和ケア病棟をいくつか見学されましたが、どこも自宅から離れていたため最愛の妻と一緒に過ごす時間が限られてしまうことがＣさんの一番の気がかりでした。そんなときに、筆者の運営する「在宅サポートハウス」の存在を知り、妻と見学に来られました。

　Ｃさんとの初めての面談で筆者は、Ｃさんの病状に対する認識と、これからの生活や医療に対する希望を確認しました。Ｃさんは、自分の残された時間が短いことを十分理解され、その時間を大切にしたいと話されました。そんなＣさんの一番の希望は、妻と一緒に過ごすことでした。自宅療養も検討されましたが、すでに自力では身の回りのことができず常時介護が必要な状況のため、妻が仕事を辞めない限り自宅療養は不可能でした。Ｃさんは妻が離職することには反対で、自分が死んだあとに妻が困らないように退院後も妻には今の仕事を続けて欲しいと話されました。妻と一緒に住み、妻が仕事を続けられ、必要な医療と介護が受けられる「在宅サポートハウス」は、Ｃさんと妻が望む理想的な生活環境でした。Ｃさんは、その場で入居を決め、「これからの生活が今から楽しみだ」と笑顔で病院に戻られました。

　偶然にも「在宅サポートハウス」から自宅、妻の職場、Ｃさんの職場は非常に近く、住み慣れた環境で友人や職場の方が訪れるのにも便利な場所でした。

　病院に戻ったＣさんは、「1日も早く退院したい」と医療ソーシャルワーカーへ話され、主治医もＣさんの希望を叶えるためすぐに在宅医に診療情報提供書を準備してくれました。病院が遠方であったこともあり、退院前カンファレンスは開催できませんでしたが、訪問看護師は主治医や担当看護師と電話で情報交換を行い、病状や背景、本人と家族の思い、予後予測など、退院前に十分な情報を得ることができました。

第7章　看取りを支えるまちづくり

● 開始期：本人と家族の希望を聞きながら支援体制を調整

　Cさんは見学から3日後には退院し、「在宅サポートハウス」での在宅生活が開始されました。自宅から使い慣れた身の回り品や家具が持ち込まれ、キッチンには調理器具が並び、今まで通りの生活環境が準備されました。妻にはパイプベッドを提供し、約8畳の部屋で2人の生活がスタートしました。

　がん末期で下肢の麻痺があり1人では動くこともできないCさんが、最愛の妻と一緒にいたいという願いを叶えるためようやくたどり着いたのが「在宅サポートハウス」でした。退院日に開催したサービス担当者会議では、ケアマネジャー、在宅医、訪問看護師、ヘルパー（サポートハウス常駐）、サポートハウスコーディネーターが集合し、本人と家族を交えて今後の支援体制について話し合いました。在宅医からは、「がん患者は1人で頑張らなくていいんだよ。周りに頼っていいんだよ」と声をかけられ、Cさん夫婦が涙ぐまれる場面もありました。

　Cさんは自分の病状を受け止め、これからのことなどを冷静に考え、非常に落ち着いて見えました。その場で「最期までここでお願いします。皆さんの支援を受けながら残された時間、妻や友人と有意義に過ごしたい」と話されたCさんに迷いはなく、むしろ覚悟を感じました。

　Cさん夫婦の生活スタイルは、朝食は妻の手料理を一緒に食べ、その後妻は出勤。昼食は妻のつくったものをヘルパーに介助してもらい摂取、夕方妻が仕事から帰宅すると一緒に夕食を摂り、ゆっくりと2人の時間を過ごす、といった感じでした。妻が仕事で不在になる時間帯はヘルパーが定期的に訪室し、体位調整や排泄、水分補給などの支援を行うこととしました。Cさんは麻痺のある下肢に痺れや痛みがあり、同一体位でいることが苦痛であったため、夜間も2時間ごとにヘルパーによる体位調整やマッサージを希望されました。当初、夜間は夫婦の時間を大切にしてもらいたいと考え、ヘルパーは定期的な巡視は控えようと話していましたが、Cさんは夜間の介護を妻ではなくヘルパーに依頼し、昼間働いている妻に負担をかけないようにと妻への配慮を語られました。

　訪問看護師は退院直後から週2回の訪問頻度とし、主に精神的支援、排便介助、症状コントロールを行いました。ヘルパーからの相談にも24時間体制で応じ、Cさん夫婦の希望に沿った生活が送れるよう他職種との調整役を担いました。

　Cさんは、退院し「在宅サポートハウス」に入居したことをとても喜ばれ、妻や友人、同僚に囲まれた楽しい療養生活がスタートしました。

● 維持期：病状は徐々に進行するも、在宅チームのケアで有意義な時間をつくる （表3）

　Cさんの症状は少しずつ進行し、下肢の痺れが強くレスキュー薬を使用する頻度が多くなりました。常にそばで寄り添っているヘルパーからCさんの細かな

表3 Cさんの週間計画

	時	0	2	4	6	8	10	12	14	16	18	20	22	
月	介護	巡視	巡視	巡視	朝ケア	巡視	巡視	昼食介助		巡視	巡視	巡視	夜ケア	
	医療その他								訪問看護					
	家族			6時起床 朝食（2人で）				出社			夕食（2人で） 入浴 23時就寝			
火	介護	巡視	巡視	巡視	朝ケア	巡視	巡視	昼食介助		巡視	巡視	巡視	夜ケア	
	医療その他								訪問入浴					
	家族			6時起床 朝食（2人で）				出社			夕食（2人で） 入浴 23時就寝			
水	介護	巡視	巡視	巡視	朝ケア	巡視	巡視	昼食介助		巡視	巡視	巡視	夜ケア	
	医療その他								訪問診療					
	家族			6時起床 朝食（2人で）				出社			夕食（2人で） 入浴 23時就寝			
木	介護	巡視	巡視	巡視	朝ケア	巡視	巡視	昼食介助		巡視	巡視	巡視	夜ケア	
	医療その他								訪問看護					
	家族			6時起床 朝食（2人で）				出社			夕食（2人で） 入浴 23時就寝			
金	介護	巡視	巡視	巡視	朝ケア	巡視	巡視	昼食介助		巡視	巡視	巡視	夜ケア	
	医療その他								訪問入浴					
	家族			6時起床 朝食（2人で）				出社			夕食（2人で） 入浴 23時就寝			
土	介護	巡視	巡視	巡視	朝ケア	巡視	巡視			巡視	巡視	巡視	夜ケア	
	医療その他						友人や親族の訪問や外出あり							
	家族			6時起床 朝食（2人で）			昼食（2人で）				夕食（2人で） 入浴 23時就寝			
日	介護	巡視	巡視	巡視	朝ケア	巡視	巡視			巡視	巡視	巡視	夜ケア	
	医療その他						友人や親族の訪問や外出あり							
	家族			6時起床 朝食（2人で）			昼食（2人で）				夕食（2人で） 入浴 23時就寝			

介護：朝・夜のケア（身体介護 30 分）昼食介助（身体介護 30 分）介護保険
その他：巡視（体位変換・排泄介助・水分補給・安否確認など）自費契約（上限 3 万）
医療：訪問看護・在宅医　24 時間緊急対応あり

病状の変化や日常生活の様子を聞き、訪問看護師が病状のアセスメントを行った結果を在宅医に相談する、といったチームケアが行われました。Cさんの「足の置き所がなくつらい」という訴えに対し、訪問看護ステーションに所属する理学療法士が訪問し、ポジショニングやマッサージのアドバイスを本人やヘルパーに行うことも苦痛緩和に効果的でした。「ヘルパーさんがやってくれたマッサージがとても気持ちよく、遊びに来た友人が真似してやってくれた。すごくよかったよ」「車いすで外に行けたのは奇跡だね。ありがとう」など、Cさんからは今の生活に満足しているといった発言が多く聞かれました。在宅サポートハウスはCさんの職場からも近く、毎日のように友人や職場の同僚が遊びに来られ、夜遅くまで語り合っている様子もありました。Cさんと妻にとってとても精神的に支えられたのではないかと思いました。

疎痛コントロールに関しては、訪問看護師でもある緩和ケア認定看護師が、痛みの評価、オピオイド鎮痛薬の評価、副作用の確認を行い、看護師間で何度となくカンファレンスを行い日々のケアを見直していきました。

妻は仕事を続けながら、仕事以外の時間をCさんと過ごすことができ「毎日がとても充実している。遠い病院にいたらこんな時間は得られなかった」と話し、「『自分が死んだらこうしなさい』とか、私のこれからの人生についても、いろい

ろと考えてくれているの」と夫婦で有意義な時間が過ごせていることをよく看護師に話してくださいました。

● 悪化期・臨死期：在宅サポートハウスでの看取り

退院後1カ月を過ぎた頃からCさんの病状は急速に進行し、呼吸苦が常時みられるようになりました。呼吸苦の自覚は「死」を感じさせるため、Cさんの恐怖感・不安感が強くなり、夜間眠れないことも多くナースコールでヘルパーが呼ばれる回数も増えてきました。訪問看護師からヘルパーに、そばにいて背中をさすっているだけでもCさんの安心感につながることを伝え、日中も含めて訪問する回数を増やしてもらうことにしました。また、訪問看護師は他の入居者への対応でサポートハウスに訪問した際にも、ヘルパーに困っていることはないか声をかけるようにし、ヘルパーへの支援を強化しました。

亡くなる2日前から意識が朦朧としてきたので、いよいよお別れの時が近づいていることを妻に伝え、その日から妻も仕事を休んでそばにいることができました。最期は妻とヘルパーが見守る中、静かに息を引き取り、訪問看護師と在宅医が呼ばれ、皆でお別れをすることができました。

● 死別期：妻の笑顔の中に満足感

エンゼルケアはヘルパーと訪問看護師、在宅医、家族が一緒に行いました。その際に訪問看護師からも在宅医からもCさんが自分らしく最期まで生きられたことや、それを支えた妻の頑張りをねぎらう言葉が自然に出ていました。

Cさんが亡くなって2週間後、妻にお会いしました。妻は、時々涙を浮かべながらも「今までの人生の中で一番中身の濃い2カ月間だった」「最期まで一緒にいられて幸せだった」「みんなに支えられて心強かった」と話され、「在宅サポートハウス」での生活に満足感と充実感を感じている様子でした。療養中は会うたびに泣いていた妻でしたが、すでに仕事に復帰し自分の人生を送り始めている姿に、ひとまわり大きく強くなった印象を感じました。

● Cさんのケアのポイント：在宅サポートハウスの活用

私たちがCさんのケアで一番大切にしたことは、"Cさんがどんな生活を送りたいか"ということでした。そのため、病状の進行に伴い、幾度となく本人・家族と話し合いを重ねました。苦痛が生じてきたときの医療についても、本人・家族が意思決定できるよう十分な時間をかけて情報提供し、希望を尊重しました。方向性を統一し、訪問看護師やヘルパー、在宅医、そしてその他の関係者が各々どんな役割を担うのかを常に考え連携し合う必要がありました。「在宅サポートハウス」では24時間ヘルパーが生活を支援しています。病状の変化や医療的なケアが必要な場合は「看護」が力を発揮し、患者の思いや願いをかなえる日常生

活の場面では「介護」が力を発揮します。Cさんの思いを実現するためには、「医療」と「生活」の両面からの支援が必要であるため、「看護」と「介護」の協働がここでの重要なポイントとなりました。介護と看護は昔から連携が難しいといわれます。そこには自然と指示・命令系統が生じており、上下関係をつくり出しているからだと感じています。

「在宅サポートハウス」では、それぞれの職種が専門性を発揮し、お互いを認め合い何でも話せる関係性を構築することで、よいケアの提供を心がけています。とはいっても、ヘルパーにとっては人の死は怖いものという印象が強く、多くの不安を抱えているため、訪問看護師の道しるべを必要としています。ターミナルケアの知識や経験の少ないヘルパーにとって、今の病状はどうなのか、苦痛の原因は何なのか、どうすれば楽になれるのか、鎮痛薬はどういうものなのか、臨死期の状態の変化はどうみていくのかなど、一つひとつ理解が得られるよう説明することが訪問看護師の果たすべき役割であるといえます。

*

療養者一人ひとりに「今までの生活」があるように「自分らしい生活」はみんな違うのが当然です。「在宅サポートハウス」は病院でも施設でもなく、あくまで賃貸住宅という「在宅」で、病院や施設では実現が難しい「その人らしく（自分らしく）カスタマイズした生活」を送ることが可能です。家族の中で誰かが介護の必要な状況になったとき、周りにいる家族が今までの生活スタイルを変えたり、無理をして頑張るのではなく、地域で支えることができるケアチームをつくっていくことが、これからの時代には必要なことではないでしょうか。そのときに訪問看護師は地域のケアチームをまとめ育む重要な役割を担っています。住む場所にこだわるのではなく、「生活の質」にこだわる支援方法をこれからも実践していきたいと思います。

ラピオン在宅サポートハウス（24時間支援付き賃貸住宅）

筆者が在宅療養をサポートする目的で2014（平成26）年5月に開設した賃貸住宅。室数13室。①がん末期の方への緩和ケアと看取り支援、②医療依存度の高い方のショートステイ、③退院直後を支える在宅移行支援の3つの機能を持つ。同建物内にあるヘルパー事務所は24時間スタッフが常駐し、生活面を支援している。医療面では地域の在宅療養支援診療所の医師と、訪問看護ステーションが24時間体制で支援。

開設から10年が経過し、多くの看取りを経験する中で、療養者一人ひとりの希望に沿った最善の生活が送れるよう支援する体制を構築している。

第7章　看取りを支えるまちづくり

> ### 事例 **4**　ホームホスピスで父親を看取る娘の葛藤
>
> | Ｄさん　90歳代　男性　誤嚥性肺炎、大腿骨骨折で入退院を繰り返す
> 在宅で妻を看取り、娘との二人暮らし
>
> #### 経過
>
> 　Ｄさんの妻の在宅療養中に在宅医であった医師が、死別後も遺族である父親のＤさんと娘の在宅医としてかかわり続けていた。Ｄさんに介護が必要になると、娘は4時間ほどかけて食事介助し、何とか栄養を摂らせようと必死になっていたが、現状は誤嚥性肺炎での入退院の繰り返しであった。在宅医や訪問看護師には、娘からわずかな変化や気がかりがあると頻繁に、ときには数分おきに電話があり、家の中は足の踏み場もないほどに散らかり、娘はＤさんの介護以外は考えられない状況であった。
>
> 　在宅関係者は、今後回復の見込みがないＤさんを娘1人で介護することは困難と考え、娘自身も不安を感じていたため、在宅医からの紹介で「なごみの家」に入居することになった。

● 準備期：意思決定支援として何度でも話し合い

◆ 娘の決断（不安）

　Ｄさんは退院直後に自宅で転倒し、大腿骨骨折でしたが手術をすることができず、肺炎治療目的で再入院し、肺炎が治癒した段階で退院予定となりました。

　在宅医との面談で娘も今後1人で介護を担うことへの不安を話して、入居を希望されました。在宅関係者よりこれまでの暮らしの状況について情報提供を受け、病院で初回面談を行いました。面談時の娘から唯一の質問は「何かあれば、すぐこの病院へ戻ってこれますか？」という医療への強い期待を寄せるものでした。

◆ Ｄさんの決断

　Ｄさんは面談時にせん妄もあり、つなぎの寝衣で下肢に点滴をうけていました。Ｄさんは「一度家に帰りたい」と希望されました。しかし、「今の娘さんが1人でお父さんの介護を担うのは難しい様子です。娘さんを24時間支える存在が必要ではないでしょうか」という説明にうなずき、以後最期まで「帰りたい」と口にされることはありませんでした。

　娘は2日ほどホームホスピスに泊まり込んでどのような世話をしてもらえるのか確認し、少し安心したのか夜は自宅に帰り、その後は毎日ホームホスピスへ通う暮らしが始まりました。

● 開始期・維持期：ホームホスピスでは希望すれば家族も一緒に食卓を囲む（入居から50日間）

◆ 社会の出来事にも関心を持つ

娘は昼頃に来所し、夜の様子をスタッフにたずね、昼間の出来事やスタッフの

対応なども細かくノートに記録していました。

　大腿骨の骨折部は治癒していませんが、幸い痛みもなく車いすでの座位は安定していました。Dさんはミキサー食を自分で食べることができ、全量摂取するDさんの姿を、娘も同じ食事を食べながら見守って嬉しそうでした。

　そしてそのうち、絶えず父親の体調について詳細な情報を求めていた娘から、テレビの話題や世間話が出るようになりました。

◆ 誤嚥性肺炎を予防し、余暇を楽しみ生活のリズムを整える（表4）

　父親は夜間熟睡できない日もあり、ベッドから足をおろして1人で起き上がろうとする行動やおむつ外しもあるため、夜間の安全確保を目的として低床ベッドで周囲にマットレスを敷くなど転倒に備えました。使用しませんでしたが、センサーマットも準備しました。また、生活のリズムを整えるために、昼間、特に15時以降は昼寝をしないようにリビングでおやつを食べ、好きな犬と触れ合う時間を持つように努めました。

　スタッフは食事前後の口腔ケアと姿勢の確保により誤嚥性肺炎予防に努め、食事時間を注意深く見守っていました。体力を見ながら座位時間に好きな犬に触れ笑顔が見られることで、娘も「よかった、ここに来て」と安心して夕方には帰宅する日々が続いていました。

表4　Dさんの週間計画

	要介護4	月	火	水	木	金	土	日
午前	訪問介護 30分	洗面・排泄ケア・更衣	洗面・排泄ケア・更衣	洗面・排泄ケア・更衣	洗面・排泄ケア・更衣	洗面・排泄ケア・更衣	洗面・排泄ケア・更衣	洗面・排泄ケア・更衣
	インフォーマル 看護介護	朝食 口腔ケア	朝食 口腔ケア	朝食 口腔ケア	朝食 口腔ケア	朝食 口腔ケア	朝食 口腔ケア	朝食 口腔ケア
		環境整備 足浴や保清	環境整備 足浴や保清	環境整備 足浴や保清	環境整備 足浴や保清	環境整備 足浴や保清	環境整備	環境整備 足浴や保清
	他事業所			訪問診療			訪問入浴	
	訪問看護 30分	状態観察 アロマ			状態観察 アロマ			
午後	インフォーマル 看護介護：リビングで過ごす	昼食・洗面	昼食・洗面	昼食・洗面	昼食・洗面	昼食・洗面	昼食・洗面	昼食・洗面
		排泄介助 おやつ	排泄介助 おやつ	排泄介助 おやつ	排泄介助 おやつ	排泄介助 おやつ	排泄介助 おやつ	排泄介助 おやつ
		排泄介助 夕食・口腔ケア	排泄介助 夕食・口腔ケア	排泄介助 夕食・口腔ケア	排泄介助 夕食・口腔ケア	排泄介助 夕食・口腔ケア	排泄介助 夕食・口腔ケア	排泄介助 夕食・口腔ケア
夜間	訪問介護 30分	更衣・就寝ケア	更衣・就寝ケア	更衣・就寝ケア	更衣・就寝ケア	更衣・就寝ケア	更衣・就寝ケア	更衣・就寝ケア
	インフォーマル 看護介護	体交・排泄介助・話し相手・マッサージ・見守り						

輸液実施時は特別指示にて訪問看護毎日　　インフォーマルは看護介護協働どちらか実施
その他：福祉用具 特殊寝台・エアマット・車いす・センサーマット

● 悪化（老衰の進行）期：最終段階の医療の選択

◆ 体重減少

　３カ月目頃から、食事は全量摂取していても体重減少が目立って進行するようになりました。娘からは、「栄養が足りないと思うので、もっと食事の量を増量してください」と希望がありました。「今の食事は、時間をかけて食べる限界のように思いますよ」という説明に、「そうですけど、父がやせてしまいます」と納得できないようでした。

◆ 老衰を理解する

　今後少しずつ進行する老衰に対して、娘とゆっくりと話をする時間を持つ必要を感じました。そこで、次のことについて、娘と話し合いの場をもちました。

①老衰とは、同じ量を食べていても体重減少が進む。たとえば経管栄養で同じカロリーを維持していても体重は減少する。それは年齢とともに細胞数が減少し、栄養の吸収も落ちてくる状態にあり、自然の経過でもある。

②無理やり多くを食べさせて肺炎を起こすことのほうが、体力を奪ってしまい、Ｄさんに苦痛を与えてしまうこともある。

③Ｄさんの持つ力に合った栄養の摂り方を考えて、穏やかな今の時間を大切にすることも選択肢の一つ。

　老衰について一緒に話し合う中で、「これまではあなたが頑張って時間をかけて栄養を摂れるように支えてきたと思います。今後は残っているお父さんの力に適した負担のない栄養で、お父さんの生命力で最期まで生きることも考えてみませんか。お父さんはとても穏やかな表情に見えるのですが……」と伝えると、一つひとつの説明に娘はうなずき、何とか理解しようと努力しているようでした。説明後は、入院を希望されたり、経管栄養を希望されることはありませんでした。

◆ 食べることができない：輸液の開始（入居から53日目）

　父親が毎日食事を全量食べていることが、娘には何より嬉しいことでしたが、摂取量は減少してきました。在宅医から、自然に看取ることは死別後の悲嘆に悔いを残すので最期まで500 mLの輸液をする医療の方針が提示されました。私たちも娘のために最期まで輸液をすることに異論はなく、１日500 mLを皮下点滴することになりました。娘も、食べることはできないので、輸液をすることには「よかった」と表現されました。

● 臨死期・死別期（看取りの時期）
　：穏やかな最期とは（最期の２週間）

◆ Ｄさんらしく

　Ｄさんは穏やかでウトウトして過ごしながらも、犬が部屋に来るとしっかりと覚醒し手を出して相手をし、その光景をながめる娘も笑顔がみられました。ス

タッフはその様子を写真に撮って部屋に貼り、これが話題となって笑い声が聞こえました。

Dさんは、スタッフたちが部屋に行って声をかけると必ず目をしっかりと開け、挨拶されました。また、処置をすると必ず「ありがとう」と手を差し出してお礼を言われました。物静かな理解のある父親だったらしく、「亡くなった母親の世話もよくしてくれた」と娘から聞いていたとおりの姿でした。娘の現状をよく理解しており、「家に帰りたい」と願う気持ちは二度と口にされることのない強さをあらためて感じていました。

◆ 臨死期

四肢の浮腫があり、痰を吸引しても全く反射がない状態になりました。それでも娘は「輸液のカロリーは少なすぎませんか？」「もう一度口から食べれませんか？」とたずねられました。それは娘の希望として受け止め、その都度状況を繰り返し説明しました。娘は、説明したことはすべてノートに記録されていました。

Dさんは苦痛を訴えることもなく、眠る時間が多くなっていきました。血圧が低下し、末梢の循環不全で四肢は紫色になっても娘は「どうですか」「大丈夫ですか」とたずね、私たちは1日に何回でも「今、どうですか」という質問に答えるようにしました。

しかしながら、これまで娘以外は誰も見舞いがなかったのですが、入れ替わり面会者が訪れ、増えてきました。娘が連絡していたようで、意外なたくましさに驚きました。また、銀行の用事や昼間に入浴を済ませるなど、自分の生活上の必要なことはきちんと遂行されており、娘の持つ力を発見しました。

◆ 看取り：遺族となった娘へのケア

Dさんの最期は、眠るように穏やかな人生の幕引きでした。娘はしばし泣きながらも母親のときと同じ葬儀社の準備をしており、自宅へ一度帰してあげようと決めていました。一緒に着替えをして準備を整え、夕食のおにぎりを持たせ、帰りたかった久しぶりの自宅へお見送りしました。

翌朝早くに電話があり、「○月○日の領収書が見当たりません」という娘の言葉に、きっと眠れないまま夜を過ごし、荷物に囲まれていたであろうその光景が浮かびました。

後日お会いした際に、「あなたはご両親ともに看取りという子どもの一大仕事を立派にやり遂げられましたね」と労いの言葉を添えました。娘は笑顔で「喜んでくれているといいのですが」と話し、昔の写真を持参されていました。その表情は明るく、これからどのように生きていかれるかはわかりませんが、少し安堵感もありました。

● 親子へのチームケアのポイント

本事例は両親と一度も離れないまま壮年期を迎え、引きこもりに近い状態で社

会とのつながりが希薄な娘へのケアが中心でした。娘にとって「なごみの家」の
ケアは、大切な父親が「一つひとつの行為に、とても大切にされている」と感じ
られる毎日だったようです。自宅で孤独に闘っておられましたが、24時間かた
わらにいて支えてもらえる存在が父親の現実を受け入れる力となり、看取りにつ
ながったと考えます。重要な決断には関係者がそっと背中を押し、不安な中では
一緒に見守りました。そして何よりDさんが娘の希望を聞き、何事も受け入れ
る姿は、最期まで寡黙で優しかった父親の姿であり、娘へのケアの重要なチーム
の一員だったと考えています。

　「なごみの家」では、看取りから1カ月経過後に、スタッフが遺族に絵葉書を
出すようにしています。その絵葉書の返礼に、娘が30年前に詠んだ句が添えら
れていました。「雨に濡れ　紫陽花愛でて　去りがたし」。「なごみの家」との別
れも雨の多い紫陽花が咲く季節でした。

　娘は今後も定期的に在宅医のもとへ通院を続ける予定となっています。約60
万人ともいわれる中高年の引きこもりの人は、遺族となってどのように生きてい
けるのか社会でも注目されている話題です。「なごみの家」では遺族への支援も
重要と考え、従業員としての短時間雇用で社会復帰支援も少しずつ行っています。

認定NPO法人ホームホスピス神戸なごみの家

　神戸なごみの家は、神戸市で最も高齢化率の高い兵庫区と長田区に各1軒、住宅街に
残る空き家を活用して運営している。開設から15年経過したが、2軒とも既存の家を
活用しており、街の風景を壊すことなく、緑豊かで日当たりのよい環境で、それぞれの
家の歴史を感じる佇まいである。

　なごみの家にはがんや脳血管障害、認知症、神経難病など病と共に生きる人が"とも
暮らし"をしている。看護や介護が常駐して支援する"とも暮らし"を営み、デイサー
ビス利用など、それぞれに希望する1日を過ごし、夕方になると「ただいま」の声が聞
こえる家である。

　病や障碍と共に生きる人が自らの力で癒し、余命に関係なく仲間として支え合って
日々を楽しんでいる。安心できる家という空間、自分で決める生活、"とも暮らし"を
する仲間、友人知人とのつながりが自らを癒す力の回復につながっているように思う。
また、24時間の暮らしには、フォーマルサービスが土台ではなく、個々のニーズに対
応するインフォーマルサービスが途切れることなく提供される仕組みが重要と考えてい
る。

第 **8** 章

ターミナルケアにかかわる法令

第8章　ターミナルケアにかかわる法令

1 看護師による医行為について

● 訪問看護師が居宅で医行為を行える根拠

◆ 医行為は医師法と保助看法で定められている

　訪問看護師は療養者の住まいを訪問し、必要に応じて点滴や注射、褥瘡の処置などを医師の指示に基づいて行っています。ターミナルケアにおいても、HPN（在宅中心静脈栄養法）やPTCD（経皮経肝胆管ドレナージ）のラインといった医療器具を療養者の生活に合わせて管理します。これらのいわゆる医療行為を、法律では「医行為」と呼んでいます。

　まず、看護職が医行為を行うにあたっての根拠となる法律を確認しておきましょう。医師や看護職の資格や業務については、それぞれ医師法と保健師助産師看護師法に定められています。医師法の第17条は、医行為を「業（＝仕事）」、つまり医業とすることを医師のみに限定しています。

> **医師法　第17条**
>
> 　医師でなければ、医業をなしてはならない。

　一方、保健師助産師看護師法の第5条には、看護師の業として「療養上の世話」と「診療の補助」が挙げられています。看護師が行う医行為は、「診療の補助」に含まれると解されています。

> **保健師助産師看護師法　第5条**
>
> 　この法律において「看護師」とは、厚生労働大臣の免許を受けて、傷病者若しくはじよく婦に対する療養上の世話又は診療の補助を行うことを業とする者をいう。

　この「診療の補助」について、保健師助産師看護師法の第37条は臨時応急のときなどを除き、医師または歯科医師の指示がなければ行ってはならないとしています。

> **1** 看護師による医行為について

保健師助産師看護師法　第37条

保健師、助産師、看護師又は准看護師は、主治の医師又は歯科医師の指示があつた場合を除くほか、診療機械を使用し、医薬品を授与し、医薬品について指示をしその他医師又は歯科医師が行うのでなければ衛生上危害を生ずるおそれのある行為をしてはならない。ただし、臨時応急の手当をし、又は助産師がへその緒を切り、浣腸を施しその他助産師の業務に当然に付随する行為をする場合は、この限りでない。

また、医師法の第20条では、医師が治療や処方を行う際には自ら診察しなければならないとされています。

医師法　第20条

医師は、自ら診察しないで治療をし、若しくは診断書若しくは処方せんを交付し、自ら出産に立ち会わないで出生証明書若しくは死産証書を交付し、又は自ら検案をしないで検案書を交付してはならない。（以下略）

医師法と保健師助産師看護師法が制定されたのは、共に1948（昭和23）年のことでした。約70年前と現在とでは医療の環境も内容も異なり、もちろん当時は現在のような在宅医療は想定されていません。1980年代に訪問看護が制度化された当初は、医師のいない療養者宅で看護師が血圧を測定することも、一部では問題視されたと聞きます。

今では医師や看護師が療養者の自宅を訪問し、医療を提供することは一般的にも知られるようになっています。しかし、療養者の住まい（居宅）が施設と並んで医療を提供する場として法的に認められたのは、訪問看護ステーションが制度化された1992年になってからのことでした。

医療法　第1条の2

2　医療は、国民自らの健康の保持増進のための努力を基礎として、医療を受ける者の意向を十分に尊重し、病院、診療所、介護老人保健施設、調剤を実施する薬局その他の医療を提供する施設（以下「医療提供施設」という。）、医療を受ける者の居宅等において、医療提供施設の機能（以下「医療機能」という。）に応じ効率的に、かつ、福祉サービスその他の関連するサービスとの有機的な連携を図りつつ提供されなければならない。

法律は、時代に合わせて改正されたり、「医政局長通知」として現状を踏まえた「法律の解釈」が発せられたりしています。「診療の補助」としての医行為を「居宅」で提供する訪問看護師は、根拠となる法律や通知を踏まえたうえで療養者のニーズに対応していく必要があります。療養者が必要とする医療を、法に基づいて安全かつ適切に提供することは、療養者を守るだけでなく、看護師自身を守ることにもつながります。

第8章　ターミナルケアにかかわる法令

● 看護職による静脈注射

◆ 静脈注射は「診療の補助」の範疇である

　看護職が行ってよいと法律的に認められる「診療の補助」や「医行為」の具体的な内容は、時代によって変わっています。その1つが静脈注射です。静脈注射は、以前から一部の医療機関では看護職が行ってきましたが、2002（平成14）年に「診療の補助」の範疇であると国の見解が新たに示されました。

厚生労働省医政局長通知（平成14年9月30日付　医政発第0930002号）
・看護師等による静脈注射の実施について 1. 医師又は歯科医師の指示の下に保健師、助産師、看護師及び准看護師（以下「看護師等」という。）が行う静脈注射は、保健師助産師看護師法第5条に規定する診療の補助行為の範疇として取り扱うものとする。

　この翌年の2003（平成15）年に、日本看護協会は「静脈注射の実施に関する指針」[1]を作成し、看護職による静脈注射の実施範囲をレベル1〜4に分類しました。指針では、「看護職が行えるのはレベル3までに分類された行為」とし、「看護職はレベル4の行為については実施しない」としています。

　これを基に、訪問看護で静脈注射を行う場合について、2004（平成16）年に、全国訪問看護事業協会・日本訪問看護振興財団（現 日本訪問看護財団）は「訪問看護における静脈注射実施に関するガイドライン」を作成しました（表1）[2]。このガイドラインには、医師の指示を受けて点滴や静脈注射を行う際の「点滴静脈注射管理協定書・医師への報告基準の一例」も掲載されています。

●引用文献

1) 日本看護協会：静脈注射の実施に関する指針. 2003年4月. 2003. 日本看護協会編：看護に活かす基準・指針・ガイドライン集 2021, p.116-172, 2021 より. ［2024.6.14 確認］
2) 全国訪問看護事業協会・日本訪問看護振興財団：訪問看護における静脈注射実施に関するガイドライン. 平成16年3月. 2004. p.6-7. 全国訪問看護事業協会ホームページより. 〈https://www.zenhokan.or.jp/wp-content/uploads〉［2024.6.14 確認］

I　看護師による医行為について

表1　訪問看護における 静脈注射実施に関するガイドライン

訪問看護師が行う静脈注射の実施範囲

　訪問看護師が行う静脈注射の範囲については、「看護師による静脈注射の実施範囲に関する基本的考え方」（日本看護協会『静脈注射の実施に関する指針』pp.6〜7）に準ずる。

　なお、日本看護協会では、訪問看護においては、「医師の臨場がなく、急変時の対応が困難であるため、レベル2の薬剤であっても、レベル3の知識・技術をもった看護師が行うことが望ましい。さらに、例えば、薬剤の種類や投与方法によっては、初回投与は医師が実施し、2回目以降に看護師が行うなど、患者の安全を保証した上での実施が求められる」としている。

　加えて、在宅においては点滴静脈留置針が主流になっていることから、訪問看護師は一定の臨床経験を有する者であり、また、輸液に関する何らかの研修や講習などの教育を受けることが望ましい。

　また、在宅に特有な「ヒューバー針のポート（リザーバー）への穿刺、抜去」がレベル3に含まれると考える。

看護師による静脈注射の実施範囲

> レベル1：臨時応急の手当てとして看護師が実施することができる
> レベル2：医師の指示に基づき、看護師が実施することができる
> レベル3：医師の指示に基づき、一定以上の臨床経験を有し、かつ、専門の教育を受けた看護師のみが実施することができる
> レベル4：看護師は実施しない

各レベルにおける看護師の実施内容やその条件については、以下のように考える。

- **レベル1：臨時応急の手当てとして看護師が実施することができる**
　医療行為の実施には保健師助産師看護師法第37条に基づき医師の指示が必要であるが、以下の行為は、患者のリスクを回避し、安全・安楽を確保するよう、臨時応急の手当として看護師の判断によって行う。
　○緊急時の末梢からの血管確保
　○異常時の中止、注射針（末梢静脈）の抜去

- **レベル2：医師の指示に基づき、看護師が実施することができる**
　以下の行為は、医師の指示に基づき、看護師が実施することができるものとする。
　○水分・電解質製剤の静脈注射、短時間持続注入の点滴静脈注射
　○糖質・アミノ酸・脂肪製剤の静脈注射、短時間持続注入の点滴静脈注射
　○抗生物質の静脈注射、短時間持続注入の点滴静脈注射（過敏症テストによって安全が確認された薬剤）
　○輸液ボトルの交換・輸液ラインの管理
　○上述薬剤投与時のヘパリンロック、生食ロック（生理食塩水の注入）
　○中心静脈カテーテル挿入中の患者の輸液バッグ交換、輸液ラインの管理
　○中心静脈カテーテルラインからの上述薬剤の混注

- **レベル3：医師の指示に基づき、一定以上の臨床経験を有し、かつ、専門の教育を受けた看護師のみが実施することができる**
　以下の行為は、一定以上の臨床経験を有し、かつ、一定の教育を受けた看護師のみが実施できるものとする。例えば、認定看護師、専門看護師の他、将来的には輸液療法看護師等の育成が必要である。
　○末梢静脈留置針（カテーテル）の挿入
　○抗がん剤等、細胞毒性の強い薬物の静脈注射、点滴静脈注射
　○循環動態への影響が大きい薬物の静脈注射、点滴静脈注射
　○麻薬の静脈注射、点滴静脈注射
　○ヒューバー針のポート（リザーバー）への穿刺、抜去*

- **レベル4：看護師は実施しない**
　看護師は以下の行為を実施しない。
　○切開、縫合を伴う血管確保、及びそのカテーテル抜去
　○中心静脈カテーテルの挿入、抜去
　○薬剤過敏症テスト（皮内反応を含む）
　○麻酔薬の投与

（出典：日本看護協会『静脈注射の実施に関する指針』pp.6〜7。＊は追加した項目）

（全国訪問看護事業協会・日本訪問看護振興財団：訪問看護における静脈注射実施に関するガイドライン．平成16年3月．2004．p.6-7.）

8

第8章　ターミナルケアにかかわる法令

2 看護師に求められる役割

● 新たな看護のあり方に関する検討会

2003（平成15）年、厚生労働省は「新たな看護のあり方に関する検討会報告書」をまとめ、発表しました（表2）。

この検討会は、「少子高齢化の進展、医療技術の進歩、国民の意識の変化、看護教育水準の向上などに対応した新たな看護のあり方について、看護の質の向上と在宅医療の推進の観点から、医師と看護師等との連携のあり方、医療技術の進歩に伴う看護業務の見直し、これらを推進するための方策等を検討課題として議論を開始」したものです。先ほど述べた「医師の指示に基づく看護師等による静脈注射の実施」も、この検討会の中間報告としてまとめられました。

「新たな看護のあり方に関する検討会報告書」では、「看護師等の専門性を活用した在宅医療の推進」がうたわれています。報告書は約20年前のものですが、現在活発に議論されている「看護職と医師との連携のあり方」や、看護職による医行為の範囲などについての検討の基礎にもなっています。報告書は書籍化されていますので、ぜひご一読ください（看護問題研究会監修：厚生労働省「新たな看護のあり方に関する検討会」報告書．日本看護協会出版会．2004年）。

報告書の2（1）では「在宅がん末期患者の適切な疼痛緩和ケアの推進」について述べられており、在宅でのターミナルケアにおける看護職の役割が政策としても検討・推進されていることがわかります。

● 医師との役割分担と看護師の責任

2007（平成19）年には厚生労働省医政局長から「医師及び医療関係職と事務職員等との間等での役割分担の推進について」[1] の通知が発せられました。

表2　新たな看護のあり方に関する検討会報告書（主要内容）

1 患者の生活の質の向上のための専門性の高い看護判断と看護技術の提供に向けて （1）看護をめぐる現状と課題 （2）時代の要請に応じた看護のあり方、医師等との連携のあり方 （3）望ましい看護のあり方の普及に向けて	2 看護師等の専門性を活用した在宅医療の推進 （1）在宅がん末期患者の適切な疼痛緩和ケアの推進 （2）在宅医療を推進するためのその他の関連諸制度の見直し 　・在宅で死を迎える患者への対応 　・必要な医療機器・衛生材料の供給体制の確保 　・在宅における注射の取扱い

（厚生労働省：新たな看護のあり方に関する検討会報告書．平成15年3月24日．2003．厚生労働省ホームページより作成．〈https://www.mhlw.go.jp/shingi/2003/03/s0324-16.html〉）

この目的としては、社会的な背景に医師の過重労働があり、「良質な医療を継続的に提供していくためには、各医療機関に勤務する医師、看護師等の医療関係職、事務職員等が互いに過重な負担がかからないよう、医師法（昭和23年法律第201号）等の医療関係法令により各職種に認められている業務範囲の中で、各医療機関の実情に応じて、関係職種間で適切に役割分担を図り、業務を行っていくことが重要である」と述べられています。

その中で、「医師と看護師等の医療関係職との役割分担」の1つに「薬剤の投与量の調整」があり、次のように述べられています。

「患者に起こりうる病態の変化に応じた医師の事前の指示に基づき、患者の病態の変化に応じた適切な看護を行うことが可能な場合がある。例えば、在宅等で看護にあたる看護職員が行う、処方された薬剤の定期的、常態的な投与及び管理について、患者の病態を観察した上で、事前の指示に基づきその範囲内で投与量を調整することは、医師の指示の下で行う看護に含まれるものである」。

つまり、看護師が医師による事前の指示に基づいて薬剤の投与量を調整することは、看護師の役割に含まれているということです。こうした医師と看護師との連携のあり方について、特に在宅における看取りのケアに焦点を当てた、在宅療養支援診療所と訪問看護ステーションによるモデル事業（研究）が行われました。その研究報告書には、事前約束指示等について定義が示されています（表3）。

在宅がん末期患者のつらい症状などに速やかに対応していくために、「事前約束指示」や「標準約束指示」「個別約束指示」といった概念を理解し、活用していくことは大変有効です。しかし、事前約束指示の範囲内であっても、患者の病態を判断する看護師には責任が伴います。

表3 「在宅療養支援診療所と訪問看護ステーションによるモデル事業」における事前約束指示の定義

事前約束指示
看護師などによる医行為の実施は、医師の診察とその結果に基づく指示に従ってなされるが、あらかじめ医師から示された指示に基づき、その指示の範囲内で一定の医行為を看護師の裁量で行う場合、そのようにあらかじめ示された指示のこと。
○標準約束指示
・一定の医行為に関し、医療機関が連携する訪問看護提供機関に対して、両者が共通した認識を持つために重要な、あらかじめ文書で提示する標準的な約束指示である。
・個別約束指示が出た段階で初めて、当該ケースで有効となる。
○個別約束指示
・医師が患者を診察し、将来必要になると判断した医行為に対して、あらかじめ具体的、個別的に出す約束指示である。
・この個別約束指示を出す場合には、標準約束指示の扱いについて言及しなければならない。
＊この指示体系は、在宅療養支援診療所と連携する訪問看護機関のみで使用できる

（川越厚（主任研究者）：巻末資料「末期がん患者に対する医療行為に関する事前約束指示書（例）」. 厚生労働科学研究「在宅療養者の看取りにおける訪問看護師と医師との連携に関する研究」. 平成20年3月. 2008より作成.〈https://mhlw-grants.niph.go.jp/project/14426〉）
（参考　特集 "はじめて" の在宅緩和ケア 準備編. 訪問看護と介護. 2011；16（1）. 特集 "はじめて" の在宅緩和ケア 実践編. 訪問看護と介護. 2011；16（2））

第8章　ターミナルケアにかかわる法令

表4　訪問看護における医行為の注意点

> 1) 当該医行為の危険性の程度
> 2) 患者の病態
> 3) 看護師の知識・経験に基づいた対応能力
> 4) 医師の指示のあり方
> ・看護師の能力以上の指示を出した場合、指示した処置に誤りがあった場合→**医師の責任**
> ・患者の症状の判断、指示された処置を誤った場合→**看護師の責任**

（平林勝政：訪問看護と法的責任～在宅医療のあり方と保助看法の最近の動向をふまえて～．東京都ナースプラザ主催「平成20年度訪問看護師育成基本コース」研修資料）

　看護師が行った医行為の結果に対する刑法・民法上の責任は、①現行の法令が守られていたか、②予見可能な危険への対応がなされていたか、について「事例ごとの事情」で判断されます。つまり、個々の医行為の内容だけでなく、医師の指示のあり方、個々の看護師の能力、そのときの患者の状況といったさまざまな要素が勘案されるのです。したがって、医師の指示内容の確認はもちろん、訪問看護師自身が自分の能力を把握し、能力の向上に努めること、管理者もスタッフの能力の把握と向上に努めることが求められます（表4）。

　医師による診察と事前約束指示に基づく「看護師の裁量権の確保」と、「医行為に対して医師が持つ最終責任制」には双方にとってジレンマがあります。

　療養者が必要とする医療を安全かつ迅速に提供していくために医師とどのように連携していけばよいのか、現場からの声をぜひ発信していきましょう。

● 特定行為に係る看護師の研修制度

　2009（平成21）年に厚生労働省で始まった「チーム医療の推進に関する検討会」は、看護師の役割の拡大について検討することをきっかけに開催されました。2010（平成22）年に公表された報告書「チーム医療の推進について」では、チーム医療推進のための基本的な考え方として①各医療スタッフの専門性の向上、②各医療スタッフの役割の拡大、③医療スタッフ間の連携・補完の推進、が挙げられています。

　その中で、看護師を「チーム医療のキーパーソン」として位置づけ、看護師の役割拡大の基本方針として①看護師が自律的に判断できる機会の拡大、②看護師が実施し得る行為の範囲の拡大、の2つが示されました。具体的な提言では、「特定看護師（仮称）」についても提案されました。特定看護師（仮称）は、一定の医学的教育・実務経験を前提に専門的な臨床実践能力を有する看護師が、これまで、一般的には看護師が行う「診療の補助」として行われていなかった一定の医行為（特定行為）を、医師の指示を受けて実施できるという、新たな枠組みです。

　検討会の提言を具体化するために、2010（平成22）年からは「チーム医療推進会議」が開催されました。また、特定行為の範囲や特定看護師（仮称）の要件

や教育について議論する「チーム医療推進のための看護業務検討ワーキンググループ」も設置されました。

2010（平成22）年には「特定看護師（仮称）養成調査試行事業」、2011（平成23）年からは「特定看護師（仮称）業務試行事業」が開始されています。試行事業では、2年間の大学院、または研修機関による認定看護師への付加教育を経て養成された看護師が、看護師としての専門性を活かしつつ、患者にとって必要な医療・ケアをタイムリーに提供できる、という実績が報告されています。その後、推進会議とワーキンググループでは、制度のあり方と特定行為の内容について議論が重ねられていきました。

2014（平成26）年6月には「地域における医療及び介護の総合的な確保を推進するための関係法律の整備等に関する法律」が成立し、保健師助産師看護師法の改正も含めた「特定行為に係る看護師の研修制度」[2]が創設されました。この制度は、特定行為を手順書（医師または歯科医師による指示として作成する文書）により行う看護師に、厚生労働大臣が指定する指定研修機関における特定行為研修を義務づけるものです。特定行為研修を修了した看護師は、患者の病状の範囲が手順書の範囲内にある場合に、手順書で指示された特定行為を実施し、実施後、医師又は歯科医師に結果を報告します（図1）。特定行為は、最終的に38行為が定められ、21の特定行為区分に分けられています（表5）。

当初「特定看護師（仮称）」として検討されてきたこの制度は、「特定能力認証制度」「手順書により特定行為を行うための研修制度」と、最終的な名称が大きく変わりました。その違いは、研修を受けた看護師個人の能力を担保するという制度から、看護師が特定行為を行うための研修制度となったことを意味します。これには、新たな資格制度の創設を避ける、という目的がありました。また、「資格がないとこれまで一部の看護師が実施してきた特定の医行為ができなくなるのではないか」といった臨床現場の混乱を防ぐため、特定行為の実施は研修を修了した看護師の業務独占とはしないかたちとなりました。

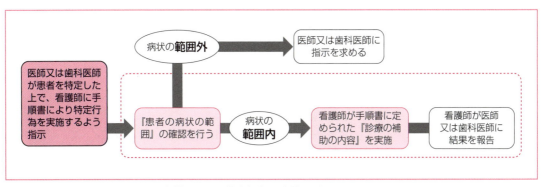

図1　特定行為研修を修了した看護師による特定行為の実施の流れ
（厚生労働省：特定行為に係る看護師の研修制度の概要．厚生労働省ホームページより．〈https://www.mhlw.go.jp/stf/seisakunitsuite/bunya/0000070423.html〉）

第8章 ターミナルケアにかかわる法令

表5 特定行為および特定行為区分（38行為21区分）

特定行為区分の名称	特定行為
呼吸器（気道確保に係るもの）関連	経口用気管チューブ又は経鼻用気管チューブの位置の調整
呼吸器（人工呼吸療法に係るもの）関連	侵襲的陽圧換気の設定の変更
	非侵襲的陽圧換気の設定の変更
	人工呼吸管理がなされている者に対する鎮静薬の投与量の調整
	人工呼吸器からの離脱
呼吸器（長期呼吸療法に係るもの）関連	気管カニューレの交換
循環器関連	一時的ペースメーカの操作及び管理
	一時的ペースメーカリードの抜去
	経皮的心肺補助装置の操作及び管理
	大動脈内バルーンパンピングからの離脱を行うときの補助の頻度の調整
心嚢ドレーン管理関連	心嚢ドレーンの抜去
胸腔ドレーン管理関連	低圧胸腔内持続吸引器の吸引圧の設定及びその変更
	胸腔ドレーンの抜去
腹腔ドレーン管理関連	腹腔ドレーンの抜去（腹腔内に留置された穿刺針の抜針を含む。）
ろう孔管理関連	胃ろうカテーテル若しくは腸ろうカテーテル又は胃ろうボタンの交換
	膀胱ろうカテーテルの交換
栄養に係るカテーテル管理（中心静脈カテーテル管理）関連	中心静脈カテーテルの抜去
栄養に係るカテーテル管理（末梢留置型中心静脈注射用カテーテル管理）関連	末梢留置型中心静脈注射用カテーテルの挿入
創傷管理関連	褥瘡又は慢性創傷の治療における血流のない壊死組織の除去
	創傷に対する陰圧閉鎖療法
創部ドレーン管理関連	創部ドレーンの抜去
動脈血液ガス分析関連	直接動脈穿刺法による採血
	橈骨動脈ラインの確保
透析管理関連	急性血液浄化療法における血液透析器又は血液透析濾過器の操作及び管理
栄養及び水分管理に係る薬剤投与関連	持続点滴中の高カロリー輸液の投与量の調整
	脱水症状に対する輸液による補正
感染に係る薬剤投与関連	感染徴候がある者に対する薬剤の臨時の投与
血糖コントロールに係る薬剤投与関連	インスリンの投与量の調整
術後疼痛管理関連	硬膜外カテーテルによる鎮痛剤の投与及び投与量の調整
循環動態に係る薬剤投与関連	持続点滴中のカテコラミンの投与量の調整
	持続点滴中のナトリウム、カリウム又はクロールの投与量の調整
	持続点滴中の降圧剤の投与量の調整
	持続点滴中の糖質輸液又は電解質輸液の投与量の調整
	持続点滴中の利尿剤の投与量の調整
精神及び神経症状に係る薬剤投与関連	抗けいれん剤の臨時の投与
	抗精神病薬の臨時の投与
	抗不安薬の臨時の投与
皮膚損傷に係る薬剤投与関連	抗癌剤その他の薬剤が血管外に漏出したときのステロイド薬の局所注射及び投与量の調整

（厚生労働省：特定行為区分とは．厚生労働省ホームページより．〈https://www.mhlw.go.jp/stf/seisakunitsuite/bunya/0000077098.html〉）

療養者の安全性を担保し、看護師がさらなる専門性を発揮していくためには、特定行為に限らず、個々の看護師が療養者や家族のニーズに対応する知識・技術を獲得していくことが必要です。療養者、家族、そして地域が必要とするケアを、医療と生活の視点を持った看護の視点から、よりよいかたちで提供していくことが求められています。

●引用文献

1) 厚生労働省：医師及び医療関係職と事務職員等との間等での役割分担の推進について（医政発第1228001号）. 平成19年12月28日. 2007. 厚生労働省ホームページより.〈https://www.mhlw.go.jp/stf/shingi/2r98520000025aq3-att/2r98520000025axw.pdf〉[2024.6.14確認]
2) 厚生労働省：特定行為に係る看護師の研修制度. 厚生労働省ホームページより.〈https://www.mhlw.go.jp/stf/seisakunitsuite/bunya/0000077077.html〉[2024.6.14確認]

●参考文献

・洪 愛子，他：「特集 特定行為に係る看護師の研修制度」始まる. 看護. 2015；67（9）：p.43-53.

3 がん対策基本法

　がん対策基本法は、2007（平成19）年に施行されました。この法律の成立には、患者やがんサバイバー（経験者）もかかわり、超党派でまとめられた法案が議員立法により全会一致で可決・成立したという背景があります（図2）。

◆ 目的

　がん対策基本法の目的は、第1条に次のように定められています。2016（平成28）年の改正では、第1条の目的規定に「がん対策において、がん患者（がん患者であった者を含む。）がその状況に応じて必要な支援を総合的に受けられるようにすることが課題となっていること」が追加されました。

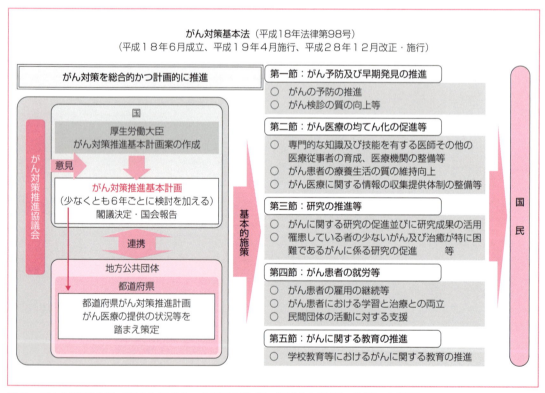

図2　がん対策基本法（2006年成立、2007年施行、2016年改正・施行）の概要
（厚生労働省健康局がん・疾病対策課：がん対策基本法一部改正と第3次がん対策推進基本計画の検討状況について．）

3　がん対策基本法

> **がん対策基本法　（目的）**
>
> 第1条　この法律は、我が国のがん対策がこれまでの取組により進展し、成果を収めてきたものの、なお、がんが国民の疾病による死亡の最大の原因となっている等がんが国民の生命及び健康にとって重大な問題となっている現状並びにがん対策においてがん患者（がん患者であった者を含む。以下同じ。）がその状況に応じて必要な支援を総合的に受けられるようにすることが課題となっていることに鑑み、がん対策の一層の充実を図るため、がん対策に関し、基本理念を定め、国、地方公共団体、医療保険者、国民、医師等及び事業主の責務を明らかにし、並びにがん対策の推進に関する計画の策定について定めるとともに、がん対策の基本となる事項を定めることにより、がん対策を総合的かつ計画的に推進することを目的とする。

◆ 基本理念

　がん対策基本法の基本理念は、第2条に下記の8つが挙げられています。近年、学校などの教育現場で子どもたちに対してがんに関する講演会やがんについて学ぶ機会が設けられるようになったのは、こうした法律が背景にあります。

　子どもたちががんについての知識を持つことで子どもたち自身の健康に関する意識を高めるだけでなく、子どもたちから親に働きかけることで親のがん検診率の向上や生活習慣の改善につながるという効果も期待されます。

> **がん対策基本法　（基本理念）**
>
> 第2条　がん対策は、次に掲げる事項を基本理念として行われなければならない。
> 1　がんの克服を目指し、がんに関する専門的、学際的又は総合的な研究を推進するとともに、がんの予防、診断、治療等に係る技術の向上その他の研究等の成果を普及し、活用し、及び発展させること。
> 2　がん患者がその居住する地域にかかわらず等しく科学的知見に基づく適切ながんに係る医療（以下「がん医療」という。）を受けることができるようにすること。
> 3　がん患者の置かれている状況に応じ、本人の意向を十分尊重してがんの治療方法等が選択されるようがん医療を提供する体制の整備がなされること。
> 4　がん患者が尊厳を保持しつつ安心して暮らすことのできる社会の構築を目指し、がん患者が、その置かれている状況に応じ、適切ながん医療のみならず、福祉的支援、教育的支援その他の必要な支援を受けることができるようにするとともに、がん患者に関する国民の理解が深められ、がん患者が円滑な社会生活を営むことができる社会環境の整備が図られること。
> 5　それぞれのがんの特性に配慮したものとなるようにすること。
> 6　保健、福祉、雇用、教育その他の関連施策との有機的な連携に配慮しつつ、総合的に実施されること。
> 7　国、地方公共団体、第5条に規定する医療保険者、医師、事業主、学校、がん対策に係る活動を行う民間の団体その他の関係者の相互の密接な連携の下に実施されること。

8

245

> 8　がん患者の個人情報（個人に関する情報であって、当該情報に含まれる氏名、生年月日その他の記述等により特定の個人を識別することができるもの（他の情報と照合することにより、特定の個人を識別することができることとなるものを含む。）をいう。）の保護について適正な配慮がなされるようにすること。

◆ 緩和ケア

法改正後のがん対策基本法では、第15条で緩和ケアについて下記のように定義しており、がん以外の疾病も緩和ケアの対象であること、緩和ケアとして看護が含まれていることが明記されています。

がん対策基本法　（専門的な知識及び技能を有する医師その他の医療従事者の育成）

第15条　国及び地方公共団体は、手術、放射線療法、化学療法、緩和ケア（がんその他の特定の疾病に罹患した者に係る身体的若しくは精神的な苦痛又は社会生活上の不安を緩和することによりその療養生活の質の維持向上を図ることを主たる目的とする治療、看護その他の行為をいう。第17条において同じ。）のうち医療として提供されるものその他のがん医療に携わる専門的な知識及び技能を有する医師その他の医療従事者の育成を図るために必要な施策を講ずるものとする。

（＊下線は筆者）

また第17条では、緩和ケアは診断時から提供されること、居宅においてもがん医療を提供する体制を確保すること、私たち医療従事者の研修の機会を確保することがうたわれています。

がん対策基本法　（がん患者の療養生活の質の維持向上）

第17条　国及び地方公共団体は、がん患者の状況に応じて緩和ケアが診断の時から適切に提供されるようにすること、がん患者の状況に応じた良質なリハビリテーションの提供が確保されるようにすること、居宅においてがん患者に対しがん医療を提供するための連携協力体制を確保すること、医療従事者に対するがん患者の療養生活（これに係るその家族の生活を含む。以下この条において同じ。）の質の維持向上に関する研修の機会を確保することその他のがん患者の療養生活の質の維持向上のために必要な施策を講ずるものとする。

（＊下線は筆者）

● 参考文献

・厚生労働省健康局がん・疾病対策課：資料1：がん対策基本法一部改正と第3期がん対策推進基本計画の検討状況について．厚生労働省ホームページより．〈https://www.mhlw.go.jp/file/05-Shingikai-10901000-Kenkoukyoku-Soumuka/0000168737.pdf〉［2024.6.14 確認］

4 麻薬の取り扱い

筆者が病院で勤務していたとき、麻薬はアンプル（注射剤）が主流で、鍵付きの金庫で保管されており、勤務交代ごとに看護師2名が残数の確認を行っていました。現在、麻薬は低用量の錠剤やパッチ剤などさまざまな形態や薬効の製品が流通しています。使い方が簡便になり、医療者だけでなく療養者自身や家族でも取り扱えるようになりました。

2011（平成23）年4月に厚生労働省より発行された「病院・診療所における麻薬管理マニュアル」[1]は、譲受け・譲渡し、保管、廃棄など麻薬の取り扱い全般について規定しています。

● 運搬について

在宅での麻薬の取り扱いについて、私たち看護師はどのように対応すればよいのでしょうか。厚生労働省（旧厚生省）は、2001（平成13）年5月10日付で「在宅医療における看護婦の麻薬の取扱について」[2]の照会に対して回答しています。

麻薬は、原則的には患者または家族に直接渡されます。しかし、療養者や家族の状況によりやむを得ず訪問看護ステーションの看護師が運搬する際には、下記のような条件が挙げられています。

> ◎身分証明書、麻薬施用者が患者に交付した麻薬であることを証明する書類または指示書を携帯すること
> ◎紛失、盗難、患者の取り違えを予防するため、すみやかに患者宅に届けること
> ◎届けたら受領書を受け取り、麻薬を交付した麻薬施用者または管理者にすみやかに提出すること

Column

医療用麻薬を服用中の療養者が海外渡航を希望する際の手続き

国籍にかかわらず、自己の疾病の治療目的で医療用麻薬を服用している者が、出国または入国する場合には、事前に地方厚生（支）局長の許可を受ける必要があります。

申請には医師の診断書も必要になり、出入国の2週間前までに申請書を提出しなければいけません。時間的余裕がない場合は、地方厚生（支）局麻薬取締部に電話で相談します。

第8章　ターミナルケアにかかわる法令

　また、万が一、搬送中の麻薬について紛失などの事故が起きた場合には、すみやかに指示をした麻薬施用者または麻薬管理者に報告し、麻薬管理者が麻薬診療施設の所在地の都道府県知事に麻薬事故届を提出します。

● 保管について

　麻薬は、届け出を行っている医療機関、薬局の鍵をかけた堅固な設備内（金庫など）に保管しなければなりません。訪問看護ステーションや訪問介護事業所など処方された患者宅以外の場所で保管することのないようにします。

● 廃棄について

　貼用剤など使用後の麻薬製剤の廃棄方法は、処方した医師や医療機関、薬局、あるいは各市町村の指示に従います。家庭ごみ（可燃ごみ）として廃棄することが一般的ですが、薬剤の包装とともに処方した医療機関へ返却するよう指導している場合もあります。

　使用せずに廃棄する麻薬は、訪問診療や訪問薬剤管理指導の際に医師・薬剤師に回収してもらうか、交付した医師または調剤した薬剤師が所属する医療機関や薬局に返却するよう療養者や家族に伝えます。看護師が療養者・家族から麻薬の廃棄を依頼された場合は、麻薬を扱っている機関に直行し、麻薬施用者または麻薬管理者に手渡した上で、その旨を看護記録に記載します。

> **POINT**
>
> ● 薬剤が変更されたときや、療養者の緊急入院・死亡の際には、家に不用な麻薬が残っていないかを確認しましょう。在宅での麻薬の取り扱いが簡便になった一方で、「痛み止め」との誤解から、錠剤を人にあげたり、貼用剤を湿布のように使用したり、子どもやペットによる誤用・誤飲といった、思わぬ事故が起きる可能性があります。乱用のリスクも含め、麻薬はあくまで麻薬として取り扱うことを忘れないようにしましょう。

● 引用文献

1) 厚生労働省医薬食品局監視指導・麻薬対策課：病院・診療所における麻薬管理マニュアル．平成23年4月．2011．厚生労働省ホームページより．〈https://www.mhlw.go.jp/bunya/iyakuhin/yakubuturanyou/dl/mayaku_kanri_01.pdf〉[2024.6.14 確認]

2) 厚生労働省：在宅医療における看護婦の麻薬の取扱について（薬第935号　平成12年11月24日）回答（医薬監麻発第569号）．平成13年5月10日．2001．厚生労働省ホームページより．〈https://www.mhlw.go.jp/shingi/2002/08/dl/s0819-3b2.pdf〉[2024.6.14 確認]

5 死亡時の対応について

● 死亡の確認

死亡診断については、医師法第20条に定められています。

> **医師法　第20条**
>
> 医師は、自ら診察しないで治療をし、若しくは診断書若しくは処方せんを交付し、自ら出産に立ち会わないで出生証明書若しくは死産証書を交付し、又は自ら検案をしないで検案書を交付してはならない。但し、診療中の患者が受診後24時間以内に死亡した場合に交付する死亡診断書については、この限りでない。

◆「死亡診断書」の発行

この条文後半にある「受診後24時間以内に死亡した場合…」の部分について、医師・看護師共に誤解が生じていることがあるので確認しておきましょう。

この条文の意味するところは、①診療中の患者の死亡後は原則として医師が診察し、異状がなければ死亡診断書を発行する、②診療中の患者がその疾患が原因で診察後24時間以内に死亡した場合は、改めて診察しなくても「死亡診断書」を発行できる、ということです[1]。

なお、診療中の患者の死亡後、何時間以内に診察しなければならない、という規定はありません。そのため、24時間対応をしていない診療所が主治医であっても、死亡後の診察を外来の前後や昼休みなど往診可能な時間まで待って、死亡診断をしてもらうこともできます。そうなる可能性がある場合には、あらかじめ主治医と家族に死亡確認の方法について調整し、了解を得ておくようにしましょう。

◆「死体検案書」の発行

一方「死体検案書」は、診療中の患者以外の者が死亡した場合に、医師が死体を検案して異状がなければ検案した医師が発行できる、というものです。

たとえば、がん末期の患者が退院したあと、予定していた訪問診療医の初回訪問の前に患者が死亡した場合、死亡確認を目的として診療していた医療機関や救急病院に搬送することがあります。しかし、訪問診療医の同意が得られれば、死亡後に初回の診察を行い、「死体検案書」を発行してもらうことも法的には可能です。救急搬送先の医師が初診から24時間以内に患者の死亡を確認した場合でも、病死が明らかなときは死体検案書ではなく、「死亡診断書」として発行すること

第8章　ターミナルケアにかかわる法令

ができます。

　死亡診断書や死体検案書に記載される死因には、内因死（病死）と外因死（外傷・事故・火災・中毒・自殺・他殺など）、そして不詳死（内因か外因か不明）があります。このうち、外因子と不詳死を「異状死」と呼び、診療中の患者であっても死亡確認後24時間以内に所轄の警察署へ届ける義務があります。

　死の3徴候として、①心拍動の不可逆的停止、②自発呼吸の不可逆的停止、③瞳孔の散大、があり、これらは看護師も確認することができます。

　しかし、病死以外の死因が考えられる場合や死亡前の診察から24時間以上を経過した場合に、「異状死でない」ことを確認するのは診断行為であり、「医師の診察を要する」というのが現在の状況です。

♥POINT

- ●訪問診療医を導入できていないケースや、主治医の出張などで往診による死亡確認が難しいと予測される場合には、臨死期に至る前に医療機関へ搬送する際の民間救急等の手配やタイミング、主治医の代わりに往診できる医師の有無を確認しておきます。
- ●もし警察による検死が必要となった場合には、家族から主治医や訪問看護の連絡先を警察に伝えてもらい、在宅での療養の経過を説明します。

●死亡診断とエンゼルケア

　先に紹介した「新たな看護のあり方に関する検討会」では、死亡診断書の発行前に訪問看護師が「死後のケア」（エンゼルケア）を行うことについての条件も

Column

情報通信機器（ICT）を利用した死亡診断

　2016（平成28）年に閣議決定された「規制改革実施計画」において、在宅での穏やかな看取りが困難な状況に対応するため、医師が自らの診療下にある患者について、受診後24時間経過して死亡した場合であっても、要件を満たす場合には、医師が対面での死後診察によらず死亡診断を行い、死亡診断書を交付することができるよう、早急に具体的な運用を検討し、規制を見直すこととされました。これを受け、2017（平成29）年に「情報通信機器（ICT）を利用した死亡診断等ガイドライン」が策定され、医師による遠隔での死亡診断をサポートする看護師が受けなければならないとされている「法医学等に関する一定の教育」研修が開催されています。

　離島や僻地など、在宅療養者が亡くなった際に医師が随時往診して死亡診断することが難しい環境の場合、亡くなる前に自宅や故郷を離れ、病院等へ搬送しなければならないという状況があります。遠隔での死亡診断により、住み慣れた場所で最期まで過ごすことを支援できます。

検討されました。しかし、すべての条件を満たすには困難もあり、医師による「異状死でない」という診断の必要性との関係にも曖昧さが残っています。

　家族が呼吸停止を確認したあと、死亡診断を行う医師の到着が遅くなることが予測される場合には、あらかじめ家族や主治医と呼吸停止後に連絡する順番や、エンゼルケアをどのような段取りで実施するか話し合っておくとよいでしょう。死の3徴候を医師に報告した後は、医師にケアの実施について再度確認し、その旨を家族に伝えます。その後、保清など通常行うケアのみを実施し、肛門などへの充填剤の注入といった処置は医師の診断を待ってから行うことが多いようです。死亡診断前に点滴や酸素を止めたり、尿道カテーテルを抜いたりしてエンゼルケアを始めたりすることに家族が抵抗を感じるときは、家族の心情に配慮して対応します。

　死亡診断後は、死亡診断書に記載された死亡日から7日以内に「死亡診断書」と「死亡届」を市区町村長に提出します。

- 死亡診断書と死亡届は、「火（埋）葬許可書」を発行してもらうために必要な書類です。葬儀の準備や親戚などの対応の間に紛失してしまわないよう、ひと声かけておきます。
- 死亡診断書は、後日、生命保険の申請などでも使用することがあるため、市区町村に提出する前にコピーをとっておくとよいようです。

●引用文献

1) 東京都医師会：地域ケアにおける看取り・死に関する医師法の解釈．かかりつけ医機能ハンドブック．2009. 東京都医師会ホームページより．〈https://www.tokyo.med.or.jp/kaiin/handbook/linkdata/130-141.pdf〉

『生きた現場の在宅看護入門 ―ライブ感覚で学べる臨床のスキル＆マインド』
（吉田美由紀著、ライフサポート社、2009年）

　著者は地域看護専門看護師で、在宅ホスピスケアのコーディネーターとして活躍されています。訪問看護師は、しばしば療養者の身体状態や療養者・家族の気持ちを量りかねて悩むことがあります。同書では、訪問看護師が実際によく出会う訪問看護の場面をライブ感覚で振り返りながら、卓越した訪問看護師のコミュニケーションスキルとアセスメントのスキルを学ぶことができます。　　　　　　　　　（宮田乃有）

第8章 ターミナルケアにかかわる法令

6 法律や制度をどう考えるか

　法律や制度は、患者の安全を守り、専門職である私たち自身を守る一方で、規制もします。法律の改正は往々にして遅れがちで、時勢に即した行動が制限されることもあるため、訪問看護に携わる私たちは、ときに法律や制度と現実との狭間でジレンマを感じるときがあります。

　法律は守らなければならないものですが、決して不変なものではありません。1992（平成4）年に療養者の居宅が医療機関と同様に医療を提供する場として法的に認められたように、時代によって変わっていきます。

● 法律や制度は変わっていくもの

　訪問看護の始まりは、退院後の患者や外来通院の途絶えた患者を心配した看護師や、寝たきり老人の存在に気づいた看護師の有志たちによるものでした。夜間・休日の緊急連絡の対応も、在宅療養者と家族を支えるためには必要だと考えた訪問看護師たちが、当初は無報酬で始めました。

　私たちはどこかで、「制度にないことはしてはいけない」と思ってしまってはいないでしょうか。

　訪問看護という制度自体、はじめはありませんでした。その後徐々に追加されてきた報酬や加算には、必要に応じて対応してきた訪問看護の実績や、現場からの要望に応じて認められてきたものがたくさんあります。

　かつては筆者も、法律や制度はどこかで知らない間に決められ、気がつくと「上から降ってくるもの」のように感じていました。しかし、法律や制度は社会のニーズや私たちの実践に基づいて「つくられていくもの」「変わっていくもの」です。制度をつくったり変えたりするのは、政治家や役人やいわゆる有識者といわれる人々だけではありません。現場からも、意見や実状を反映させることができます。

● 日頃の実践、要望や意見を伝えていく

　その1つが、職能団体などが実施する実態調査やアンケートです。現場の忙しさの中では、ともすると煩わしく感じるかもしれませんが、一つひとつのデータは、職能団体が診療報酬や介護報酬に対する要望をまとめる際の大切な根拠となります。日頃の実践や要望を現場から伝える絶好の機会です。また、厚生労働省や各自治体が募集するパブリックコメントに、地域で働く専門職として意見を寄せることも1つの方法です。自治体独自のサービスなどは、意外に市民からの意見が功を奏すこともあります。

療養者に必要なケアを提供していくために、どのような法律や制度が新たに必要なのか、あるいはすでにある法律や制度について改正すべき点は何か。現場の訪問看護師が日々感じること、悩んでいることをまとめておき、伝えるべきときにきちんと伝えていきましょう。

法律や制度の改正は一筋縄ではいかないところもありますが、必要な変化を生み出す原点は、毎日の実践現場にこそ多くあるはずです。

索 引

◆ 数字・欧文

３段階除痛ラダー	98, 99
３本柱	45
５つの構成要素	203
ACP	9, 28, 35, 42, 43
ACP 実践指針	9
AD	30
Cancer Dyspnea Scale	138
CDS	138
DNAR	30
Faces Pain Scale	96
LW	29
mMRC 息切れ質問票	138
NRS	96, 137, 144
NSAIDs	101
VAS	95, 96, 137, 144
WHO がん疼痛ガイドライン	99
WHO による緩和ケアの定義	22
WHO 方式がん疼痛治療法	98

◆ あ 行

悪液質	148
悪性腫瘍随伴高カルシウム血症	146
アセトアミノフェン	104
悪化期	64
圧迫療法	164
アドバンス・ケア・プランニング	9, 28, 35, 42, 43
アドバンス・ディレクティブ	30
新たな看護のあり方に関する検討会	238, 250
安楽死	156
医行為	234
——に対して医師が持つ最終責任制	240
維持期	59
意思決定	204
意思決定支援	13, 42, 67, 85, 174
医師と看護師等の医療関係職との役割分担	239

医師法	234
異状死	250
遺体の変化	191
痛み	91
——による日常生活への影響	97
——の性質による分類	93
——の性状	96
——の増悪因子	97
——の強さ	95
——の定義	91
——の伝達のしくみ	92
——のパターン	96
——のパターンによる分類	94
——の部位	94
医療管理上の課題	174
医療管理方法の調整	175
医療処置	48
医療を提供する場	252
ヴィセロトーム	95
運搬	247
エトドラク	102
塩酸ペンタゾシン	113
エンゼルケア	72, 75, 77, 190, 250
——の流れ	195
エンド・オブ・ライフケア	24
嘔気・嘔吐	90, 144
オープン・クエスチョン	60
オキシコドン	107
オキシコドン塩酸塩水和物	110
オキシコドン塩酸塩水和物徐放剤	110
オキシコドン注射液	110
悪心・嘔吐	126
オピオイド	139
オピオイドスイッチング	119, 153
オピオイド製剤点滴指示箋	121
オピオイドの投与方法	116

温度管理 —————————— 192

◆ か 行

外因死 —————————— 250
介護者の疲労への対応 —————————— 61
介護者へのねぎらい —————————— 76
介護体制の構築 —————————— 176
開始期 —————————— 53
画像誘導放射線治療 —————————— 5
家族ケア —————————— 175
家族への支援 —————————— 209
がん悪液質 —————————— 150
がん悪液質症候群 —————————— 150
がん悪液質による倦怠感 —————————— 149
がん幹細胞 —————————— 6
看護師自身のケア —————————— 83
看護師の裁量権の確保 —————————— 240
乾燥予防 —————————— 192
がん対策基本法 —————————— 244
浣腸 —————————— 129
がん疼痛 —————————— 92
　　——のアセスメント —————————— 94
　　——の分類 —————————— 92
がん疼痛マネジメントの基本原則 —————————— 99
がんの動向 —————————— 4
がん療養者にみられる疼痛 —————————— 92
緩和ケア —————————— 22, 246
逆ピラミッド型人口構成 —————————— 2
胸腔鏡施術 —————————— 4
強度変調放射線治療 —————————— 5
緊急訪問看護加算 —————————— 56
グリーフ —————————— 78
グリーフケア —————————— 75, 77, 78, 88
　　——の機会 —————————— 81
クローズド・クエスチョン —————————— 59
ケアの目標 —————————— 47, 53, 59, 64, 70, 75
軽快因子 —————————— 97
経口腔粘膜投与 —————————— 118
経口投与 —————————— 116
経皮投与 —————————— 118

健康寿命 —————————— 2
倦怠感 —————————— 90, 148
口渇 —————————— 130
高カルシウム血症 —————————— 146, 153
口腔内ケア —————————— 146
高齢化率 —————————— 2
ゴールド・スタンダード・フレームワーク —————————— 9
呼吸介助法 —————————— 141
呼吸困難 —————————— 90, 91, 136
呼吸停止後の対応 —————————— 75
呼吸不全 —————————— 136
呼吸法 —————————— 141
呼吸抑制 —————————— 130
骨転移による痛み —————————— 101
コデインリン酸塩水和物 —————————— 104
個別約束指示 —————————— 239
コミュニケーション —————————— 47
コルチコステロイド —————————— 140

◆ さ 行

在宅医療推進政策 —————————— 2
在宅医療における看護婦の麻薬の取扱について —— 247
在宅患者緊急時等カンファレンス加算 —————————— 56
在宅患者連携指導加算 —————————— 56
在宅がん医療総合診療料 —————————— 68
在宅がん末期患者の適切な疼痛緩和ケアの推進 —— 238
在宅緩和ケア —————————— 7
在宅ターミナルケア
　　——のコーディネーター —————————— 85
　　——のプロセス —————————— 43
在宅ホスピス緩和ケアの基準 —————————— 20
在宅療養支援診療所と訪問看護ステーションによる
　　モデル事業 —————————— 239
在宅療養の長期化に伴う問題 —————————— 208
サポーティブケア —————————— 24
酸素消費量を抑えるための工夫 —————————— 142
酸素療法 —————————— 140
ジクロフェナクナトリウム —————————— 102
死後のケア —————————— 75, 77, 250
シシリー・ソンダース —————————— 19, 32

255

事前指示	36
事前約束指示	239
持続静注	119
持続痛	94
持続皮下注	118
死体検案書	249
死に至る道程の軌跡	7
死の3徴候	250
死別期	75
死亡診断書	249, 250
死亡届	251
社会的苦痛	33, 97
修正Borgスケール	138
終末期がん患者の輸液療法に関するガイドライン	151
終末期の輸液	151
準備期	46
消化管ドレナージ	146
消化管閉塞	147
症状緩和	53, 54, 64
症状（の）コントロール	48, 53, 87
症状の予測	62
症状マネジメント	185
情報の収集	47
静脈注射	236
——の実施に関する指針	236
初期訪問時の疼痛アセスメント	131
自立支援	175
侵害受容性疼痛	93
神経障害性疼痛	93
人生会議	9, 28
人生の最終段階における医療・ケアの 決定プロセスに関するガイドライン	10, 72
身体的苦痛	33
浸透圧下剤	128
診療の補助	234, 236
スクィージング	142
スクリーニングするために必要な情報	172
スピリチュアリティ	165
スピリチュアルケア	167
スピリチュアルペイン	34, 90, 97, 165

生活・介護上の課題	175
精神的苦痛	33, 97
制吐薬	127
セデーション	155
セルフケア能力	149
セレコキシブ	103
全人的苦痛	32
全人的ケア	88
全米ホスピス協会	19
せん妄	90, 130, 156

◆ た 行

ターミナルケア	18, 25
退院困難な要因	172
退院支援	14, 170
——の加算	50
退院支援計画書	183
退院調整	170
退院前カンファレンス	176
体性痛	93
大腸刺激性下剤	128
タイトレーション	121
退薬症状	130
対話	59, 60
地域における医療及び介護の総合的な確保を 推進するための関係法律の整備等に関する法律	241
地域包括ケアシステム	202
地域包括ケアシステムの植木鉢	203
チーム医療の推進に関する検討会	240
チームづくり	210
チームのグリーフケア	83
腸閉塞	147
直腸内投与	117
治療抵抗性	
——の苦痛	155
——の呼吸困難	140
鎮静	155, 156
鎮静の倫理的妥当性	157
鎮痛補助薬	101, 113
鎮痛薬	101

鎮痛薬使用の4原則 ——————— 101
低侵襲手術 ——————————— 4
摘便 ———————————————— 129
デスカンファレンス ——————— 83
デルマトーム ——————————— 95
点滴などの選択に対する支援 —— 65
トータルディスニア ——————— 136
トータルペイン —————————— 32
特定看護師（仮称） ——————— 240
特定看護師（仮称）業務試行事業 — 241
特定行為 ————————————— 240
　——に係る看護師の研修制度 —— 240
特定行為区分 ——————————— 241
徒手リンパドレナージ ————— 164
突出痛 ——————————————— 94
ドライバー変異 ——————————— 6
トラマドール塩酸塩 ——————— 105

◆ な 行

内因死 ——————————————— 250
内蔵痛 ——————————————— 93
亡くなった後のケア ——————— 80
亡くなるサイン —————————— 67
ナプロキセン ——————————— 103
日常生活の援助 —————————— 87
日常生活の支援 ——————— 48, 54
入院前の支援 ——————————— 171
眠気 ———————————————— 129

◆ は 行

廃棄 ———————————————— 248
排泄や入浴などへの支援 ————— 66
排痰介助 ————————————— 142
排尿障害 ————————————— 130
排便コントロール —————— 146, 161
ハフィング ———————————— 142
非オピオイド鎮痛薬 ——————— 101
非がん疾患 ————————————— 7
　——の緩和ケア —————————— 15

非ステロイド性抗炎症薬 ———— 101
悲嘆の共有 ———————————— 76
ヒドロモルフォン ———————— 110
ヒドロモルフォン塩酸塩水和物 — 110
病院・診療所における麻薬管理マニュアル ——— 247
病期としての「末期」 —————— 26
標準約束指示 ——————————— 239
病的な悲嘆のケア ———————— 82
フェンタニル ——————————— 111
フェンタニルクエン酸塩 ———— 111
腹腔鏡手術 ————————————— 4
腹水 ———————————————— 159
腹水穿刺 ————————————— 160
腹水濾過濃縮再静注法 ————— 160
腹部膨満 ————————————— 159
腹部マッサージ —————————— 129
浮腫 —————————————— 90, 162
不詳死 ——————————————— 250
ブプレノルフィン塩酸塩 ———— 113
フルルビプロフェンアキセチル — 104
分子標的薬治療 ——————————— 5
平均寿命 —————————————— 2
ベンゾジアゼピン系薬 ————— 139
便秘 ———————————————— 127
放射線治療 ————————————— 5
訪問回数 —————————————— 56
訪問看護における静脈注射実施に関する
　ガイドライン —————————— 236
保管 ———————————————— 248
保健師助産師看護師法 ————— 234
ポジショニング ——————— 141, 161
ホスピスケア ——————————— 19
補正カルシウム値 ———————— 147

◆ ま 行

マッサージ ———————————— 161
看取りに向けた家族への支援 —— 71
メサドン塩酸塩 —————————— 112
メロキシカム ——————————— 103
免疫チェックポイント阻害薬 ——— 6

257

「もしも」のとき ———————— 28, 86

モルヒネ ———————————— 106

モルヒネ塩酸塩水和物 ————— 106

モルヒネ塩酸塩水和物徐放剤 —— 107

◆ や 行

薬剤の投与量の調整 —————— 239

病の軌跡 ————————————— 7

予期的悲嘆のケア ——————— 78

予防の視点 ————————— 208

◆ ら 行・わ 行

利尿薬 ———————————— 160

リビング・ウィル ——————— 29

粒子線治療 ——————————— 5

療養者の居宅 ————————— 252

療養上の世話 ————————— 234

療養場所の選択 ———————— 67

臨死期 ————————————— 70

リンパ浮腫 ——————————— 162

レスキュー薬 ————————— 119

ロキソプロフェンナトリウム水和物 —— 103

ロボット支援手術 ——————— 4

綿詰め ———————————— 197

＊本書は「訪問看護が支える がんの在宅ターミナルケア」(2015年11月発行)
を改訂・改題しています。

訪問看護が支える 在宅ターミナルケア 第2版

2021年 2月20日　第1版第1刷発行　　　　　　　　　　　　　　　〈検印省略〉
2021年11月 1日　第1版第2刷発行
2024年 9月30日　第2版第1刷発行

編　集……………一般社団法人 全国訪問看護事業協会

発　行……………株式会社 日本看護協会出版会
　　　　　　　　〒150-0001 東京都渋谷区神宮前5-8-2 日本看護協会ビル4階
　　　　　　　　〈注文・問合せ／書店窓口〉TEL / 0436-23-3271 FAX / 0436-23-3272
　　　　　　　　〈編集〉TEL / 03-5319-7171
　　　　　　　　https://www.jnapc.co.jp

装　丁……………臼井新太郎
装　画……………アライマリヤ
印　刷……………株式会社 教文堂

●本著作物（デジタルデータ等含む）の複写・複製・転載・翻訳・データベースへの取り込み、および送信（送信可能化権を含む）・上映・譲渡に関する許諾権は、株式会社日本看護協会出版会が保有しています。
●本著作物に掲載のURLやQRコードなどのリンク先は、予告なしに変更・削除される場合があります。

JCOPY〈出版者著作権管理機構 委託出版物〉
本著作物の無断複製は著作権法上での例外を除き禁じられています。複製される場合は、その都度事前に一般社団法人出版者著作権管理機構（電話 03-5244-5088、FAX 03-5244-5089、e-mail：info@jcopy.or.jp）の許諾を得てください。

ⓒ2024 Printed in Japan ISBN978-4-8180-2901-9

●日本看護協会出版会
メールインフォメーション会員募集
新刊、オンライン研修などの最新情報や、好評書籍のプレゼント情報をいち早くメールでお届けします。

訪問看護 におすすめの書籍！

管理から臨床まで厳選の6冊をご紹介！

訪問看護業務におけるICT（情報通信技術）導入・活用の入門書！

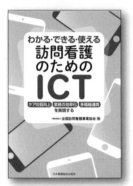

わかる・できる・使える 訪問看護のためのICT
ケアの質向上／業務の効率化／多職種連携を実現する

- 編：一般社団法人全国訪問看護事業協会
- ●B5判／142ページ
- ●定価2,090円
　（本体1,900円＋税10%）
- ISBN978-4-8180-2175-4

> 利用者との「情報共有ツール」は即活用でき、コラムも参考になりました（50歳代／管理者）

利用者の生活の幅を広げる福祉用具の使い方を体の動きに合わせて解説

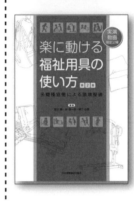

楽に動ける福祉用具の使い方 第2版
多職種協働による環境整備

- 編：窪田静・栄健一郎・樋口由美
- ●B5判／184ページ
- ●定価2,860円
　（本体2,600円＋税10%）
- ISBN978-4-8180-2179-2

「災害対策マニュアル」が作成できるように構成
災害に強い訪問看護ステーションに！

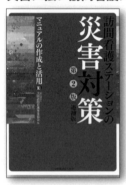

訪問看護ステーションの災害対策 第2版 追補版
マニュアルの作成と活用

- 編：一般社団法人 全国訪問看護事業協会
- ●B5判／200ページ
- ●定価3,300円
　（本体3,000円＋税10%）
- ISBN978-4-8180-2359-8

利用者・家族や関係職種・機関とスタッフのマネジメントに関する最新知識を凝縮！

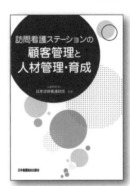

訪問看護ステーションの顧客管理と人材管理・育成

- 監修：公益財団法人 日本訪問看護財団
- ●B5判／244ページ
- ●定価3,960円
　（本体3,600円＋税10%）
- ISBN978-4-8180-2599-8

すべてのステーションにとっての必備書
最新情報を収載してリニューアル！

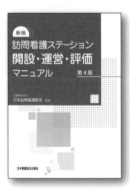

新版 訪問看護ステーション開設・運営・評価マニュアル 第4版

- 監修：公益財団法人 日本訪問看護財団
- ●B5判／412ページ
- ●定価4,840円
　（本体4,400円＋税10%）
- ISBN978-4-8180-2354-3

公認会計士×税理士×看護師の著者が経営管理に必須の知識と手法を解説！

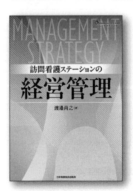

コミュニティケア・ブックス 訪問看護ステーションの経営管理

- 著：渡邉尚之
- ●B5判／200ページ
- ●定価3,300円
　（本体3,000円＋税10%）
- ISBN978-4-8180-2770-1

 日本看護協会出版会
〒112-0014 東京都文京区関口2-3-1
（営業部）TEL：03-5319-8018／FAX：03-5319-7213

［コールセンター（ご注文）］ TEL.0436-23-3271　FAX.0436-23-3272

https://www.jnapc.co.jp

営業部
X（旧Twitter）@HPjnapc